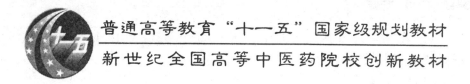

普通高等教育"十一五"国家级规划教材

新世纪全国高等中医药院校创新教材

中药材加工学

（第二版）

（供中草药栽培与鉴定专业用）

主　编　龙全江（甘肃中医学院）

副主编　刘春生（北京中医药大学）

　　　　李超英（长春中医药大学）

　　　　金传山（安徽中医学院）

主　审　万德光（成都中医药大学）

　　　　叶定江（南京中医药大学）

U0335780

中国中医药出版社

·北　京·

图书在版编目（CIP）数据

中药材加工学/龙全江主编. —2 版.—北京：中国中医药出版社，2010.12（2020.1 重印）
新世纪全国高等中医药院校创新教材
ISBN 978 -7 - 5132 -0249 -7

Ⅰ. 中… Ⅱ. 龙… Ⅲ. 中药材加工—中医学院—教材 Ⅳ. R 282.4

中国版本图书馆 CIP 数据核字（2010）第 255093 号

中 国 中 医 药 出 版 社 出 版
北京经济技术开发区科创十三街 31 号院二区 8 号楼
邮政编码 100176
传真 010 64405750
廊坊市祥丰印刷有限公司印刷
各地新华书店经销
*
开本 850 × 1168 1/16 印张 16.25 字数 377 千字
2010 年 12 月第 2 版 2020 年 1 月第 6 次印刷
书 号 ISBN 978 - 7 - 5132-0249-7
*
定价 48.00 元
网址 www.cptcm.com

普通高等教育"十一五"国家级规划教材

新世纪全国高等中医药院校创新教材

《中药材加工学》编委会

主　编　龙全江（甘肃中医学院）

副主编　刘春生（北京中医药大学）

　　　　李超英（长春中医药大学）

　　　　金传山（安徽中医学院）

编　委　（按姓氏笔画排序）

　　　　王秋红（黑龙江中医药大学）

　　　　乐　巍（南京中医药大学）

　　　　刘艳菊（湖北中医药大学）

　　　　杨梓懿（湖南中医药大学）

　　　　李　玮（贵阳中医学院）

　　　　吴平安（甘肃中医学院）

　　　　吴建华（陕西中医学院）

　　　　张庆芝（云南中医学院）

　　　　张朔生（山西中医学院）

　　　　金　策（浙江中医药大学）

　　　　钟凌云（江西中医学院）

　　　　彭艳丽（山东中医药大学）

　　　　裴　瑾（成都中医药大学）

主　审　万德光（成都中医药大学）

　　　　叶定江（南京中医药大学）

前 言

目前，我国大多数中医药院校均已开设有中药学专业，其培养方向主要立足于能进行中药单味药及复方的化学、药理、炮制和鉴定的生产、教学、科学研究等工作，就业方向主要是中医院、中药研究机构、药检所和制药企业。随着中药现代化及产业化的飞速发展，特别是国家颁布了中药规范化种植的条例（GAP）以后，该专业的课程设置和所培养学生的知识结构已不能完全适应社会需求，具体表现在有关中草药栽培的知识基本空缺，中药材鉴定方面的知识也缺乏深度和广度。截止 2000 年，国内所有高等院校无任何一家设置有培养中草药栽培与鉴定方面专门人才的专业。经努力，甘肃中医学院于 2000 年获国家教育部批准，设立中草药栽培与鉴定本科专业，填补了我国高等教育专业设置的空白。

该专业是中药学-农学-生物学结合的一门交叉边缘性技术学科，旨在培养从事中草药的科学栽培与解决中药商品流通过程中中草药原材料的质量问题、实施 GAP 和实现中药材规范化生产和管理等高级专门人才，因而课程设置以中药学、农学和生物技术为基础，使学生系统掌握中草药栽培和鉴定的基础理论、基本知识和技能，并养成创新意识和能力，以培养适应 21 世纪社会主义现代化建设和中药现代化发展需要，德、智、体全面发展，系统掌握中草药资源分布、栽培、科学采收加工及鉴定领域的基本理论、基本知识和基本技能，能胜任中草药栽培和鉴定方面的生产、科研、开发、研究和经营等方面的高级实用型人才。

由于中草药栽培与鉴定专业属国家教育部颁布的高等学校专业目录外专业，是中药学-农学-生物学交叉的一门新兴边缘学科，系国内首创，因而，国内外没有现成的适用教科书。而教学计划中含有较多的新型特色课程，其教学内容大多需通过将现有不同学科的专业知识和技能合理撷取、有机整合，从而自成体系。鉴于这一现实，根据教育部《关于"十五"期间普通高等教育教材建设与改革的意见》精神，由全国中医药高等教育学会、全国高等中医药教材建设研究会负责组织，甘肃中医学院牵头，20 多所高等中医药院校和农业大学等100 余名专家、教师联合编写了这一套"新世纪全国高等中医药院校创新教材——中草药栽培与鉴定专业系列教材"，计有《中药材鉴定学》《中药材加工学》《中药养护学》《中药成分分析》《药用植物生态学》《药用植物栽培学》《中草药遗传育种学》《药用植物组织培养学》等8部教材。

中草药栽培与鉴定专业的新世纪创新教材编写的指导思想与目标是：以邓小平理论为指导，全面贯彻国家教育方针和科教兴国战略，面向现代化、面向世界、面向未来；认真贯彻全国第三次教育工作会议精神，深化教材改革，全面推进素质教育；实施精品战略，强化质量意识，抓好创新，注重配套，力争编写出具有世界先进水平，适应21世纪中药现代化人才培养需要的高质量教材。编写原则和基本要求是：①更新观念，立足改革。要反映教学改革的成果，适应多样化教学需要，正确把握新世纪教学内容和课程体系的改革方向。教材内容和编写体例要体现素质教育和创新能力与实践能力的培养，为学生在知识、能力、素质等方面协调发展创造条件。②树立质量意识、特色意识。从教材内容结构、知识点、规范化、标准化、编写技巧、语言文字等方面加以改革，从整体上提高教材质量，编写出"特色教材"。③注意继承和发扬、传统与现代、理论与实践、中医药学与农学的有机结合，使系列教材具有继承性、科学性、权威性、时代性、简明性、实用性；同时注意反映中医药科研成果和学术发展的主要成就。

本系列教材的出版，得到了全国高等中医药教材建设研究会、中国中医药出版社领导的诚心关爱，全国高等中医药院校和吉林农业大学在人力、物力上的大力支持，为教材的编写出版创造了有利条件。各高等院校，既是教材的使用单位，又是教材编写任务的承担单位，在本套教材建设中起到了主体作用。在此一并致谢。

由于本教材属首次编写，加之时间仓促和水平有限，教材中难免存在一些缺点和不足，敬请读者和兄弟院校在使用过程中提出批评和建议，以便修订完善。

中草药栽培与鉴定专业系列教材编审委员会

2005年12月9日

修订说明

　　本教材是普通高等教育"十一五"国家级规划教材之一。是根据教育部《关于"十一五"期间普通高等教育教材建设与改革的意见》的精神，为适应我国高等中医药教育改革发展的需要，全面推进素质教育，培养21世纪高素质创新人才，由全国中医药高等教育学会、全国高等中医药教材建设研究会组织全国多所高等中医药院校的专业教师组成《中药材加工学》编写委员会，依据《中药材加工学》教学大纲，在前一版教材基础上编写修订而成。可供全国高等中医药院校中药资源学、中草药栽培与鉴定、中药学及其相关专业使用，也可供其余院校药用植物学、农学、中药材、中药资源与开发及其相关专业使用。

　　全书分总论和各论两部分，共17章。附录为中药材中文名笔画索引。

　　总论论述了中药材加工的基本理论、知识和基本技能等内容。各论采用以药用部位分类的方法，列举了各类有代表性的近170种中药材，阐述了其来源、产地、采收、产地加工、主要商品规格、包装与贮藏、质量要求等内容。在70余种中药材项下增加了"现代研究"项，充实了在加工学研究领域取得的研究成果和新进展。与上一版教材相比，本书在原教材的基础上对部分章节进行了修改，如为了顺应中药现代化发展的要求和中药材采收与产地加工的日趋规范，增加了中药材的包装以及茎木类、树脂类和其他植物来源类中药材的采收与产地加工等内容，其余部分章节也补充、调整了个别品种，并对产地加工过程中熏硫等问题进行了重新论述。

　　本书的编写分工为：绪论、中药材加工的传统理论及其对中药材质量的影响由甘肃中医学院龙全江（现在安徽中医药高等专科学校）编写；中药材的采收由安徽中医学院金传山编写；中药材的产地加工由安徽中医学院金传山、长春中医药大学李超英编写；中药材的包装由贵阳中医学院李玮编写；中药材的贮藏保管由长春中医药大学李超英编写；根及根茎类中药材的采收与产地加工由甘肃中医学院龙全江、北京中医药大学刘春生、长春中医药大学李超英、成都中医药大学裴瑾、黑龙江中医药大学王秋红、山西中医学院张朔生编写；叶类及全草类中药材的加工由北京中医药大学刘春生编写；皮类中药材的加工由成都中医药大学裴瑾编写；茎、木类中药材的加工由山东中医药大学彭艳丽编写；花类中药材的加工由安徽中医学院金传山编写；果实及种子类中药材的加工由云南中医学院张庆芝、湖南中医药大学杨梓懿、南京中医药大学乐巍编写；

藻、菌及地衣类中药材的加工由江西中医学院钟凌云编写；树脂类中药材的加工由湖北中医药大学刘艳菊编写；其他植物来源类中药材的加工由陕西中医学院吴建华编写；动物类中药材的加工由浙江中医药大学金策、南京中医药大学乐巍、江西中医学院钟凌云编写；矿物类中药材的加工由甘肃中医学院吴平安编写。

在本书的编写过程中，得到了参加本书编写院校的各级领导的热情鼓励与支持，并得到了本教材主审万德光教授、叶定江教授的大力支持和指导，在此一并深表谢意。

由于编者水平有限，不妥之处和错误在所难免，请各院校在使用本教材过程中，通过教学实践不断总结，提出宝贵意见，以便进一步修改、提高。

《中药材加工学》编委会

2010 年 12 月

目　录

总　论

第一章　绪论 ……………………………………………………………………（1）

第一节　中药材加工的起源与发展 ………………………………………（1）

第二节　中药材加工学的研究内容 ………………………………………（4）

一、经验和文献整理 ………………………………………………………（4）

二、理论与方法研究 ………………………………………………………（5）

三、中药材质量标准研究 …………………………………………………（5）

第三节　中药材加工学的研究方法 ………………………………………（5）

一、文献学研究方法 ………………………………………………………（5）

二、化学研究方法 …………………………………………………………（6）

三、多学科综合研究的方法 ………………………………………………（6）

第二章　中药材加工的传统理论及其对中药材质量的影响 ……………（7）

第一节　中药材加工的传统理论 …………………………………………（7）

一、"道地药材"说 …………………………………………………………（7）

二、"采收季节"说 …………………………………………………………（8）

三、"贮藏保管"说 …………………………………………………………（9）

第二节　加工对中药材化学成分的影响 …………………………………（10）

一、对含生物碱类中药材的影响 …………………………………………（10）

二、对含苷类中药材的影响 ………………………………………………（11）

三、对含挥发油类中药材的影响 …………………………………………（11）

四、对含有机酸类中药材的影响 …………………………………………（11）

五、对含鞣质类中药材的影响 ……………………………………………（12）

六、对含糖类中药材的影响 ………………………………………………（12）

七、对含无机化合物类中药材的影响 ……………………………………（12）

第三节　加工对中药材质量的影响 ………………………………………（12）

一、采收对中药材质量的影响 ……………………………………………（13）

二、产地加工对中药材质量的影响 ………………………………………（13）

三、特殊加工对中药材质量的影响 ………………………………………（15）

第三章　中药材的采收 ……………………………………………………（16）

第一节　中药材采收的目的 ………………………………………………（16）

一、适时采收，利于优质高产 ……………………………………………（16）

二、分离不同药用部位，使中医临床用药安全有效 ················ (16)
第二节 中药材采收的原则与方法 ································· (17)
一、中药材的传统采收原则 ································· (17)
二、中药材的现代采收原则 ································· (21)
三、中药材采收中的注意事项 ································· (23)

第四章 中药材的产地加工 ································· (25)
第一节 中药材产地加工的目的 ································· (25)
一、除去杂质和非药用部位，保证药材品质 ················ (25)
二、分离不同的药用部位 ································· (25)
三、进行初步处理，利于药材干燥 ····················· (26)
四、保持有效成分，保证药效 ························· (26)
五、整形、分等，利于按质论价 ······················· (26)
六、便于包装、贮存和运输 ··························· (26)
第二节 中药材产地加工的一般原则 ························· (27)
一、根及根茎类中药材的产地加工 ····················· (27)
二、皮类中药材的产地加工 ··························· (27)
三、叶及全草类中药材的产地加工 ····················· (27)
四、花类中药材的产地加工 ··························· (27)
五、果实类中药材的产地加工 ························· (28)
六、种子类中药材的产地加工 ························· (28)
七、动物类中药材的产地加工 ························· (28)
八、矿物类中药材的产地加工 ························· (29)
第三节 中药材的净制 ································· (29)
一、净制的方法 ································· (29)
二、中药材净制的一般要求 ··························· (31)
第四节 中药材的产地切制 ······························· (32)
一、中药材产地切制原则 ····························· (33)
二、切制方法 ··································· (33)
第五节 中药材的其他加工方法 ··························· (36)
一、蒸、煮、烫 ································· (36)
二、发汗 ····································· (36)
三、自然发酵 ································· (37)
四、煎汁浓缩 ································· (37)
五、搓揉 ····································· (37)
六、石灰拌 ··································· (37)
七、刮皮 ····································· (37)

第六节　中药材的干燥 …………………………………………………… (38)

　　一、中药材干燥的机理 …………………………………………… (38)

　　二、影响中药材干燥的因素 ……………………………………… (39)

　　三、中药材干燥常用的方法 ……………………………………… (40)

第五章　中药材的包装 …………………………………………………… (43)

　第一节　中药材包装的目的 ……………………………………………… (43)

　　一、保护中药材 …………………………………………………… (43)

　　二、便于流通 ……………………………………………………… (43)

　　三、促进销售 ……………………………………………………… (44)

　　四、方便使用 ……………………………………………………… (44)

　第二节　中药材包装材料的选择原则 …………………………………… (44)

　　一、相容性原则 …………………………………………………… (44)

　　二、协调性原则 …………………………………………………… (44)

　　三、适应性原则 …………………………………………………… (45)

　　四、对等性原则 …………………………………………………… (45)

　　五、美学性原则 …………………………………………………… (45)

　　六、无污染原则 …………………………………………………… (45)

　第三节　中药材包装材料与方法 ………………………………………… (45)

　　一、普通中药材包装 ……………………………………………… (46)

　　二、特殊中药材包装 ……………………………………………… (48)

第六章　中药材的贮藏保管 ……………………………………………… (49)

　第一节　贮藏中变异的因素与现象 ……………………………………… (49)

　　一、中药材变质的自然因素 ……………………………………… (49)

　　二、贮藏中常见的变质现象 ……………………………………… (51)

　第二节　中药材贮藏保管常用方法及新技术 …………………………… (53)

　　一、中药材贮藏保管常用方法 …………………………………… (53)

　　二、中药材贮藏保管新技术 ……………………………………… (55)

各　　论

第七章　根及根茎类中药材的采收与产地加工 ………………………… (58)

　狗脊 ………………………………………………………………… (58)

　细辛 ………………………………………………………………… (59)

　大黄 ………………………………………………………………… (60)

　何首乌 ……………………………………………………………… (61)

　牛膝 ………………………………………………………………… (63)

　川乌 ………………………………………………………………… (63)

附子·······················（ 64 ）

白芍·······················（ 66 ）

黄连·······················（ 67 ）

延胡索·····················（ 69 ）

甘草·······················（ 70 ）

黄芪·······················（ 71 ）

葛根·······················（ 72 ）

远志·······················（ 72 ）

人参·······················（ 74 ）

西洋参·····················（ 79 ）

三七·······················（ 80 ）

白芷·······················（ 81 ）

当归·······················（ 83 ）

羌活·······················（ 84 ）

独活·······················（ 85 ）

川芎·······················（ 86 ）

前胡·······················（ 87 ）

柴胡·······················（ 88 ）

北沙参·····················（ 89 ）

龙胆·······················（ 90 ）

秦艽·······················（ 91 ）

丹参·······················（ 92 ）

黄芩·······················（ 93 ）

地黄·······················（ 94 ）

巴戟天·····················（ 95 ）

桔梗·······················（ 96 ）

党参·······················（ 98 ）

白术·······················（ 99 ）

苍术·······················（100）

木香·······················（101）

泽泻·······················（102）

香附·······················（104）

天南星·····················（104）

半夏·······················（105）

百部·······················（107）

川贝母·····················（107）

浙贝母·····················（109）

黄精 ……………………………………………………………………… (110)

玉竹 ……………………………………………………………………… (111)

百合 ……………………………………………………………………… (113)

天冬 ……………………………………………………………………… (114)

麦冬 ……………………………………………………………………… (114)

知母 ……………………………………………………………………… (116)

山药 ……………………………………………………………………… (118)

干姜 ……………………………………………………………………… (118)

莪术 ……………………………………………………………………… (119)

姜黄 ……………………………………………………………………… (120)

郁金 ……………………………………………………………………… (121)

天麻 ……………………………………………………………………… (121)

第八章　叶类及全草类中药材的采收与产地加工 …………………… (123)

侧柏叶 …………………………………………………………………… (123)

大青叶 …………………………………………………………………… (124)

枇杷叶 …………………………………………………………………… (124)

紫苏叶 …………………………………………………………………… (125)

麻黄 ……………………………………………………………………… (125)

金钱草 …………………………………………………………………… (126)

广藿香 …………………………………………………………………… (126)

薄荷 ……………………………………………………………………… (127)

肉苁蓉 …………………………………………………………………… (128)

穿心莲 …………………………………………………………………… (128)

茵陈 ……………………………………………………………………… (129)

青蒿 ……………………………………………………………………… (130)

淡竹叶 …………………………………………………………………… (130)

第九章　皮类中药材的采收与产地加工 ……………………………… (132)

牡丹皮 …………………………………………………………………… (133)

厚朴 ……………………………………………………………………… (134)

肉桂 ……………………………………………………………………… (137)

杜仲 ……………………………………………………………………… (139)

黄柏 ……………………………………………………………………… (141)

五加皮 …………………………………………………………………… (141)

地骨皮 …………………………………………………………………… (142)

第十章　茎木类中药材的采收与产地加工 …………………………… (143)

桑寄生 …………………………………………………………………… (143)

川木通 …………………………………………………………………… (144)

大血藤 ·· (144)

苏木 ·· (145)

鸡血藤 ·· (146)

沉香 ·· (147)

钩藤 ·· (147)

石斛 ·· (148)

第十一章　花类中药材的采收与产地加工 ·································· (150)

辛夷 ·· (150)

槐花 ·· (151)

芫花 ·· (152)

丁香 ·· (153)

金银花 ·· (153)

款冬花 ·· (155)

菊花 ·· (156)

红花 ·· (160)

西红花 ·· (162)

蒲黄 ·· (163)

第十二章　果实及种子类中药材的采收与产地加工 ························ (165)

五味子 ·· (165)

八角茴香 ·· (166)

肉豆蔻 ·· (167)

木瓜 ·· (168)

山楂 ·· (169)

苦杏仁 ·· (170)

桃仁 ·· (170)

乌梅 ·· (171)

金樱子 ·· (172)

补骨脂 ·· (173)

枳壳 ·· (174)

枳实 ·· (174)

陈皮 ·· (175)

化橘红 ·· (176)

吴茱萸 ·· (177)

巴豆 ·· (178)

酸枣仁 ·· (178)

山茱萸 ·· (179)

连翘 ·· (180)

女贞子 ··· (182)

马钱子 ··· (182)

枸杞子 ··· (183)

栀子 ··· (184)

瓜蒌 ··· (185)

槟榔 ··· (186)

砂仁 ··· (186)

豆蔻 ··· (187)

薏苡仁 ··· (188)

益智 ··· (189)

第十三章　藻、菌及地衣类中药材的采收与产地加工 ··············· (191)

冬虫夏草 ··· (191)

银耳 ··· (192)

灵芝 ··· (193)

茯苓 ··· (194)

猪苓 ··· (195)

第十四章　树脂类中药材的采收与产地加工 ······················· (197)

苏合香 ··· (197)

乳香 ··· (198)

没药 ··· (198)

安息香 ··· (199)

血竭 ··· (199)

第十五章　其他植物来源类中药材的采收与产地加工 ··············· (201)

青黛 ··· (201)

儿茶 ··· (202)

冰片 ··· (203)

五倍子 ··· (204)

芦荟 ··· (206)

第十六章　动物类中药材的采收与产地加工 ······················· (208)

地龙 ··· (209)

水蛭 ··· (210)

石决明 ··· (211)

珍珠 ··· (211)

全蝎 ··· (212)

蜈蚣 ··· (213)

土鳖虫 ··· (214)

斑蝥 ··· (214)

僵蚕 ·· (215)

蜂蜜 ·· (216)

蟾酥 ·· (217)

哈蟆油 ··· (218)

龟甲 ·· (218)

鳖甲 ·· (219)

蛤蚧 ·· (219)

金钱白花蛇 ·· (220)

蕲蛇 ·· (221)

乌梢蛇 ··· (222)

熊胆 ·· (223)

阿胶 ·· (224)

麝香 ·· (225)

鹿茸 ·· (226)

牛黄 ·· (229)

紫河车 ··· (230)

第十七章　矿物类中药材的采收与产地加工 ······················· (232)

朱砂 ·· (232)

雄黄 ·· (233)

自燃铜 ··· (233)

炉甘石 ··· (234)

石膏 ·· (235)

芒硝 ·· (235)

龙骨 ·· (236)

附录 ·· (238)

中药材中文名索引 ·· (238)

总　　论

第一章

绪　　论

中药材加工是中药材生产阶段为中药饮片炮制、药剂生产提供商品药材所进行的一门独特的传统技术，又称中药材初加工或产地加工。早期文献称之为"采造"、"采治"、"采药"、"收采"、"采取"，现代文献一般称之为采制、采集、加工。它是指在中医药理论指导下，对作为中药材来源的植物、动物、矿物（除人工制成品及鲜品外）进行采收与加工处理的技术。主要按药材商品规格的要求进行加工，多在原产地进行，属原药材生产范围。

中药材加工学是专门研究中药材采收与加工处理的理论、方法、中药材规格、质量标准及其发展的学科。其主要任务是在继承传统中药材加工理论和技术基础上，运用现代科学理论与方法进行研究，以弄清理论，改进方法，提高加工效率及中药材质量，更好地为中药现代化工程和人类医疗保健事业服务。

第一节　中药材加工的起源与发展

人类为了生活、生存，就以大自然的动、植物为对象去探索食物。人们有时误食某些有毒植物和动物，以致发生呕吐、泄泻、昏迷甚至死亡；有时食后却使自己的疾病减轻或消失。这种感性认识积累多了便成了最初的药材知识。随着这些知识的不断积累，为了更好地发挥药效，又将这些天然药材进行一定的处理，诸如洗涤、打碎、劈成小块、截断等操作也应用于药材的简单加工。在人类历史的发展进程中，自发现火以后，人们又逐渐用火处理食物，同时把制作熟食的方法应用于药材，不仅方便应用，同时便于干燥贮藏。中药材在远古时期大多是利用当地天然可得的野生鲜品，而农业、畜牧业技术的发展和对药物性能认识的提高，使许多中药材的常用品种逐渐被人工引种或养殖，为满足防病治病时的用药需要，就必须进行一定的采集、加工和贮藏。随着社会生产力的发展，中药材的加工方法也更加丰富起来。

我国最早的药学文献可以追溯到商代。《礼记·月令》云："孟夏月也……聚蓄百药。"说明人们已经学会在初夏季节采集与贮存药材，这也是有关药材采集的最早文献记载。

西周、春秋时期，药材品种不断增加，用药经验也更加丰富。这一时期的《诗经》是我国第一部诗歌总集。在全书所收的三百多篇诗歌中，记载了大量的植物、动物，所载药物有

100余种之多，其中也记载了一些植物的采集、产地等。如"国风"篇中曰："春日迟迟，采蘩祁祁"；"八月剥枣"、"八月断壶"等。分别指出了白蒿、大枣、葫芦的采集季节。诗中记载的采荇、采苹、采杞、采菲、采麦、采薇、采葛、采艾等不下数十种。而采英（酸模）、采菖（旋花）、采艾（苦艾）、采卷耳（苍耳）多半是作药而用的。这些内容都被以后医家所推崇，也可以说是医家采药的始端，说明从商代到春秋时期，我们的祖先就已经有了采集药材方面的知识。

《五十二病方》是现已发现的我国最早的医方书，书中在记述一些方剂的煎煮法、服药时间、服药次数、禁忌的同时，还记述了一些药材的采集和收藏方法。例如："毒堇，以夏日至……阴干，取叶实并治。"干燥有阴干等，如"阴干百日"。

秦汉时期，我国最早的药学专著《神农本草经》系统地总结了秦汉时期本草学发展成就和民间用药经验，也记述了有关中药材加工的基本法则。如在其"序列"中指出："药有……有毒无毒，阴干，暴干，采造时月，生熟，土地所出，真伪新陈，并各有法。"其中，阴干、暴干是指产地加工，采造时月是指采收时间、季节。同时期还出现有中药材采收加工专著《桐君采药录》。

张仲景的《伤寒论》和《金匮要略》中共收载药物183种，其中73种都有药材的加工，如对药材就记载有去污、去芦、去节、去毛、去皮、去皮尖、去核、去翅足等初加工。在干燥方面有阴干和晒干两种，如王不留行、桑白皮等皆需"阴干百日"。

魏晋南北朝时期，中药学有了很大发展，此时的《吴普本草》在《神农本草经》基础上，体例上增设了采药时间，对大多数药材的采药时间都有了明确的规定。如石胆"二月庚子、辛丑采"；枳实"九月、十月采，阴干"；翘根"二月、八月采"等。而同时期的《名医别录》对药材的异名、产地、采收时间和采收条件等叙述又详尽一些。例如：泽泻"生汝南，五月、六月、八月采根，阴干。"石斛"生六安水傍石上，七月、八月采茎，阴干。"杜仲"二月、五月、六月、九月采皮，阴干"；牛膝"二月、八月、十月采根，阴干"；枸杞"冬采根，春夏采根，秋采茎实，阴干"等等。而这一时期，梁代陶弘景所著的《本草经集注》收载药物730种，是在《神农本草经》基础上整理补充所成。陶弘景十分强调药材的采收与加工，每药项下除对原有的性味、功能与主治有所补充外，还增加了产地、采集时间和加工方法等内容，对中药材加工做出了历史性的贡献。

唐代苏敬等修订的《新修本草》是世界上最早的药典，在其"本草"部分就有产地、采收等内容，如人参"生上党山谷及辽东，二月、四月、八月上旬采根，竹刀刮，暴干，无令见风"；大黄"生河西山谷及陇西，二月、八月采根，火干"；杜仲"生上虞山谷又上党及汉中，二月、五月、六月、九月采皮，阴干"等等。《新修本草》对中药材采收加工的重要性也有明确认识，指出"离其本土，则质同而效异；乖于采摘，乃物是而实非"。孙思邈所著的《千金要方》是我国最早的临床应用百科全书，也载有羚羊角加工"须末如粉"。孙思邈非常重视药材的采集时间，在《千金翼方》中记载了238种中药材的采集时间，并指出中药材采集时间、干燥方法、贮藏期限等与质量的关系。曰："夫药采取，不知时节，不以阴干、暴干，虽有药名，终无药实。故不依时采取，与朽木不殊，虚费人工，卒无神益。"《千金要方》和《千金翼方》中还出现了"药出州土"、"采药时节"和"药藏"等专论内容，并指出："凡药，皆须采之有时日，阴干、暴干，则有气力。若不依时采之，则与凡草不别，徒弃功用，终无益也。"证明唐代中药材采收加工技术已达到了较高水平。

宋代政府组织了全国药材大普查，又下令向全国征集各州郡所产药材标本及实图，标明开花结实、收集季节及功用，并将集中起来的药材标本和药图加以研究整理而成《本草图经》。收载的每味药都有药图和注文两部分，注文内容丰富，其中也包括药材的采收等加工学内容。如干漆"六月、七月以竹筒钉入木中取之"，记载了采收时间与采收方法。又如地榆"二月、八月采，暴干"，说明了其采收时间以及加工干燥的方法。而后出现的《本草衍义》中也将有关采收内容作为药材的论述内容之一，如山药"手用竹刀子刮去皮，于屋檐下风经处，盛竹筛中，不得见日色。一夕干五分，俟全干收之"。

金元时期李东垣的《用药法象》中指出："凡诸草木昆虫，产之有地，根叶花实，采之有时；失其地，则性味少异，失其时，则性味不全。"更是强调中药材的产地及采收时间对中药材的影响。

明清时期，《本草品汇精要》是明代唯一一部大型官修本草，材料收集广博，具体药物条目下内容分名、苗、地、时、收、用、质、色、味、性、气、臭、主、行、助、反、制、治、合治、禁、代、忌、解、赝等二十四则叙述，其中"地：载出处也"、"时：分生、采也"、"收：书蓄法也"。此三则分述各药道地产区、生长时月、采集季节及干燥方法。例如，丹参"时：〔生〕二月生苗；〔采〕五月、九月、十月取。收：暴干。"巴戟天"时：〔生〕春生苗；〔采〕二月、八月取根。收：阴干。"款冬花"时：〔生〕春生苗；〔采〕十一月取花。收：阴干"等等。李时珍的《本草纲目》可谓一部内容丰富、影响深远的医学巨著，载药1892种，对每种药材的性味、产地、形态、采集、炮制、药理、配方等也都详加叙述，是16世纪以前中国人民用药经验和药学知识的总结，也是药材采集加工的重要文献。云："生产有南北，节气有早迟，根苗异收采，制造异法度。"而每味药物列有"集解"专目，系统归纳了前代本草有关药材产地、采收、加工等内容的资料，许多品种也加入了李时珍自己的个人经验。因此，后世方便了解药材在上述方面的历史演化。例如麦冬，"别录曰：'生函谷川谷及肥土石间久废处。二月、三月、八月、十月采根，阴干。'弘景曰：'函谷即秦关，处处有之，冬月作实如青珠，以四月采根，肥大者为好。'时珍曰：'古人惟用野生者，后世所用多是种莳而成。四月初采根，于黑壤肥沙地栽之。每年六月、九月、十一月三次上粪，夏至前一日采根，洗晒收之。'"又如沙参，"别录曰：'二月、八月采根暴干。'吴普曰：'二月生苗，如葵，叶青色，根白，实如芥，根大如芜菁，三月采。'李时珍曰：'参处处山原有之。二月生苗……八月采者，白矛头，春月采者，微黄而虚。'"再如白术，"别录曰：'二月、三月、八月、九月采根暴干。'弘景曰：'十一月、十二月采者好，多脂膏而甘。'苏颂曰：'二月、三月、八月、九月采，暴干用，以大块紫花为胜。'李时珍曰：'以秋采者为佳。春采者虚软易坏。'"陈嘉谟的《本草蒙筌》总结出中药采制的原则，并专列出"出产择地土"、"采收按时月"、"藏留防耗坏"等采收加工专论，曰："实已熟，味纯；叶采新，力倍。"朱橚的《救荒本草》，收载了可供荒年食用的植物414种，每种植物按名称、产地、形态、性味、加工烹调法等依次论述，另辟"救饥"一项，说明其可供采集的部分。缪希雍的《炮制大法》叙述了439种药物的炮制方法，也述及了产地、采集时节等内容。

新中国成立后，先后出版了《中药炮制经验集成》、《历代中药炮制法汇典》和各省市中药炮制规范等，将散在民间和历代文献中的中药材加工、炮制方法进行了系统整理。上世纪50年代，在学习和交流传统中药材加工技术的基础上，对中药材加工经验也作了整理，更在医疗和生产实践中认识到，要提高药品质量，改进中药材产地加工技术是其重要环节之一。此时出版的《中药志》、《中药材手册》、《药材学》等对传统中药材加工技术的基本内容和方法进行了整理，收载有品种、产地、产季、加工方法、贮藏等内容。各地方性"药材志"中也将各药材的主产区、采收、加工、贮藏保管等加工学内容编入其中。

70年代出版的《中药大辞典》共收载中药5767种，每药项下也有基源、栽培、采集、制法等内容。这一时期又相继出版了有关中药材采集的著作，如《常用中药材采集法》、《采药参考手册》等。

80年代出版的《中国药用植物栽培学》、《中国道地药材》、《中药材及鉴别手册》、《中药采集收购鉴别手册》等对中药材的采收加工技术进行了较系统的总结。

90年代出版的《中药现代研究与应用》、《中国药材学》、《中国药材商品学》等对中药材采集加工设专章讨论或收集了国内外有关中药材的产地、采收等方面的研究进展。

进入21世纪，随着中药学科不断深入与广泛发展，以及新技术的交叉渗透，相关著作如《中华本草》、《新编中药志》、《中药采制与炮制技术》等均收载有中药材加工或反映其现代研究新进展内容。

目前，随着中药学科不断向深度和广度发展，有关中药材加工研究也取得了一定成绩，如人参、附子、川贝母、黄连等。但总体来说，该领域的研究还较薄弱，有些研究成果与传统观点有些出入，还有许多工作要做。随着中药材生产规范化进程的不断发展，中药材加工研究已受到人们普遍重视，其研究必将深入，其工艺必将规范。

现在，在我国一些中医药院校已开设中草药栽培、中药资源等中药类新专业，并将《中药材加工学》纳入高等中医药学教育，设为该类专业的必修课，这些都将带动该学科不断向纵深发展。

第二节　中药材加工学的研究内容

中药材加工（采收与产地加工）是我国人民在与疾病作斗争的过程中，经过长期的生产实践逐渐积累和发展起来的加工技术，它对中药材商品质量和临床用药均有重要影响。基于上述特点和原因，对于中药材加工学内容的学习与研究，既要注意继承其传统的中药材加工技术及经验，又要通过现代研究剔除糟粕，汲取精华，用现代科学研究方法阐明其加工原理，改进加工技术与方法，最终保证与提高中药材质量。其主要研究内容有：

一、经验和文献整理

这是研究中药材加工的基础。要研究中药材加工，首先要搞清加工的历史与现状。就目前而言，进行中药材加工经验和文献整理研究还很重要。

中药材采收与产地加工经验的地域性较强，同一品种在不同地区的加工方法各不相同，有的还形成了本地区特色的加工方法，而这些特色的加工方法也成了道地药材形成的重要影响因素。因此，应通过拜师学艺，在老药工指导下认真实践，掌握其加工技术，并对其加工经验进行总结、继承。加工学的历史文献比较分散，对采收方法与产地的历代本草学文献中有关中药材加工的内容进行认真归纳分析后，使中药材加工方法的起源、演变和中药材加工与临床用药的关系更趋条理化、系统化、理论化。

二、理论与方法研究

中药材加工理论是将中药材加工经验总结上升到理性水平后所形成的规律性认识，对指导加工实践具有十分重要的意义。通过探讨在一定采收与产地加工工艺条件下，中药材在加工过程中产生的物理与化学变化，以及由此而产生的药理作用的改变，从而对加工方法作出科学评价，这也是中药材加工学研究的重要内容。

中药材品种繁多，各地加工方法不尽一致。要掌握中药材加工技术，包括弄清中药材采收的时间、季节及生长期限对中药材质量的影响，各品种中药材的采收、加工方法对中药材质量的影响。在搞清加工原理的基础上，使加工工艺向机械化方向发展，最大限度地利用药材，不断提高加工效率及加工质量。

三、中药材质量标准研究

中药材质量标准是控制中药材质量，保证临床所用饮片及药物制剂安全有效的重要内容。科学的加工理论与方法是确保中药材质量的前提条件之一，因此，要在科学、合理地采收与加工技术基础上，重视和强调中药材质量标准的研究。评价中药材质量应包括：真实性、纯度和品质优良度，它们可通过中药材来源、性状、浸出物含量、有效成分含量及相关鉴别及检查项目来衡量。中药材质量标准的研究必须将经验鉴别与现代技术手段紧密结合，可以从性状、净度、水分、灰分、浸出物含量、有效成分含量、有毒成分限量、重金属及农药残留量等方面加以研究。

第三节 中药材加工学的研究方法

一、文献学研究方法

中药材加工起源于古代，只有通过对加工历史沿革的研究，搞清其原始意图及来龙去脉，才能有目的地研究各种加工方法及其变化，这是加工学研究不可缺少的一种手段。历史上加工技术变化很大，其中有合理的，也有误传误用的，现代使用的加工方法并不完全正确，有些品种在不同地区的加工方法各不相同，单纯根据现代经验，往往不能反映加工的原始意图，得不到正确的结论。所以文献学研究方法仍然是重要的研究方法，通过文献学研究，再现加工学历史原貌及演化，是进一步进行加工学现代研究的基础。

二、化学研究方法

中药的疗效，是由中药材所含的化学成分所决定。中药材不同的生长年限、采收季节、采收时间、采收方法及加工方法等都会对中药材所含的化学成分有所影响，从而影响对中药的临床疗效。因此，研究上述因素对中药材化学成分产生的影响将有助于阐明加工原理，评价加工方法和指导加工运用。上述研究也将是研究制订中药材质量标准的基础。例如，通过对红花不同生长期中有效成分红花黄素含量的追踪测定，发现在开花后的第三天，红花黄素含量最高；而一天中又以 6：00～8：30 的时间内含量高。因此，可以将红花开花后的第三天早晨 6：00～8：30 花冠顶端由黄转红时确定为最佳采收时间。

三、多学科综合研究的方法

中药材加工是一门知识面较宽的综合性学科，需要运用药理学、生物化学、微生物学、免疫学、物理学、工艺学等多学科的综合研究的方法，对中药材加工的理论、方法、工艺等方面进行研究，可在多种传统方法中进行比较研究，优选出切实可行并行之有效的先进技术，制订出统一、规范的中药材加工新工艺。在研究过程中，运用化学检测手段、仪器分析方法及药理学指标等对各种中药材加工技术加以评价，并对优选出的规范化工艺制订出既符合中药材特点又能确保其安全有效的质量标准。

第二章
中药材加工的传统理论及其对中药材质量的影响

第一节 中药材加工的传统理论

中药材加工的历史非常悠久，传统的加工技术随着自然科学的发展而发展。古代农耕、栽种技术的进步，农副产品采集、加工技术的提高为中药材加工提供了技术基础和条件。随着我国农、耕、牧业技术的不断发展，在中药材引种、养殖的过程中，逐渐形成了中药材传统加工技术与理论。

如前所述，我国最早的药学专著《神农本草经》中就记述有药材加工的基本法则，指出药材有"阴干、暴干，采造时月"的不同。之后徐之才的《药对》又指出："古之善为医者，皆自采药，审其性体所主，取其时节早晚。早则药势未成，晚则盛势已歇。"唐代《新修本草·序》云："动植形生，因方舛性；春秋节变，感气殊功。离其本土，则质同而效异；乖于采摘，乃物是而实非。"《千金要方》、《千金翼方》中列出"药出州土"、"采药时节"和"药藏"等理论，指出中药材生长区域、采摘期限、干燥方法、藏贮期限等与其质量的关系。明代《本草蒙筌》也总结出"出产择地土"、"采收按时月"、"藏留防耗坏"等采收加工理论。中药材加工的传统理论，主要体现在道地药材、采收季节和贮藏保管等三方面。

一、"道地药材"说

我国最早的药学专著《神农本草经》对收载的绝大多数药物的生长环境都有记载，如"生山谷"、"生平谷"、"生丘陵"、"生平土"、"生田野"、"生平泽"、"生川泽"、"生池泽"等等，道地药材之名虽出现较晚，但《神农本草经》确已注意到药材的道地性。书中绝大多数药材条文下均只记载一个产地。这种一药一地的规定，更明确反映出道地药材的观念。如葱与薤生鲁山平泽、苦瓠生晋地川泽、干姜生牛建川谷等。又如铁及铁落等生牧羊平泽。据《续汉书·郡国志》，出铁的州郡有河内、河东、鲁国、常山国、泰山、东海、巴郡、蜀郡等数十处，而《神农本草经》独取东海牧羊所出者为道地。

《伤寒杂病论》中对药材产地也有记载，如大戟"生常山"（今河北省），旋覆花"生豫州"（今河南省），半夏"生槐里"（今陕西省），贝母"生晋地"（今山西省），王不留行"生太山"（今山东省），巴豆"生巴郡"（今四川省），败酱"生江夏"（今湖北省），白薇"生衡山"（今湖南省），黄柏"生永昌"（今云南省）等等。又如《吴普本草》记载黄连"或生蜀郡、太山之阳"，肉苁蓉"或生代郡、雁门"；防风"或生邯郸、山葵，琅琊者良"。

从《名医别录》开始，对药材分布的叙述不仅注意其生长环境，而且阐明其行政区域（地名），对一些药物还指出了主产地，如太山、嵩山、茅山等。

随着对药材知识的不断积累，对药材道地性的重要性又有了进一步认识。

梁代《本草经集注》中以"诸药所生，皆有境界……多出近道，气力性理，不及本邦……今诸药采造之法，既并用见成，非能自掘"。论述药材生长区域与药材质量的关系。唐代根据《千金翼方》记载，当时全国133州所产的519种道地药材可入药配方，"其余州土皆有，不堪进御"。《新修本草》中对药材道地性也强调："离其本土，则质同而效异。"而宋代《太平圣惠方》、《太平惠民和剂局方》明确提出中药材采收应"甄别新陈，辨明州土"。《本草衍义》亦云："凡用药，必须择州土所宜者，则药力具，用之有据。"明代李时珍在《本草纲目》中云："性从地变，质与物迁。"如对当归载："今陕、蜀、秦州、汶州诸处多栽莳为货。以秦归头圆尾多色紫气香肥润者，名马尾归，最胜他处"。又如对使君子载："原出海南、交趾。今闽之邵武，蜀之眉州，皆栽种之，亦易生。"《本草蒙筌》则曰："凡诸草本、昆虫，各有相宜地产。"清代《医学源流论》云："当时初用之始，必有所产之地，此乃本生之土，故气厚而力全。"这些理论成为后世遵循以"道地药材"指导辨别优质中药材之可靠依据。

道地药材在长期发展中经受了无数的临床验证，其栽培、加工技术日趋完善，逐渐得到人们的公认。独特而严格的质量标准，保证了道地药材的生存和发展。如主产于宁夏的枸杞以其粒大、色红、肉厚、质柔润、籽少、味甜的性状明显优于其他产地的枸杞。野生地黄植株瘦小，根如手指，而河南温县、博爱、武陟、孟州栽培的"怀地黄"，不仅植株粗壮，产量大，而且梓醇含量高，质量上乘。安徽铜陵等地生产的"凤丹皮"，其加工品连丹皮切口紧闭、肉厚粉足、亮星多、香气浓、久贮不变色、久煎不发烂，丹皮酚含量高。因此，道地药材一般在药名前冠以地名，如宁夏枸杞、川贝母、关黄柏、怀山药、密银花、宣木瓜、浙玄参、杭菊花、茅苍术、建泽泻、阳春砂仁等，以表示其道地产区。

现在看来，自古就倡导的道地药材，就是指在一定自然条件、生态环境的地域内所产出的药材，生产较为集中，并且栽培技术、采收加工也都有讲究。

二、"采收季节"说

梁代陶弘景云："本草时月……其根物多以二、八月采者，谓春初津润始萌，未冲枝叶，势力淳浓故也。至秋则枝叶就枯，津液归流于下。今即事验之，春宁宜早，秋宁宜晚，其华、实、茎、叶乃各随其成熟耳。"唐代孙思邈曰："凡药，皆须采之有时日，阴干、暴干，则有气力。若不依时采之，则与凡草不别，徒弃功用，终无益也。"

沈括在《梦溪笔谈》中对前人的认识有所发展，对药物的采收季节更有见解，亦对古时人们采药多集中在二月和八月提出异议，认为"二月草已发芽，八月叶苗未枯"，在这个时间采药是为方便人们认识，而不同药用部位的采收季节不应该一样。宋代《开元本草》则指出："草木根苗，阴之皆恶，九月以前采者，悉宜日干；十月以后采者，阴干乃好。"

明代李时珍在《本草纲目》中也强调采收季节对药材的影响，如紫草"三月逐垄下子，九月熟时草，春社前后采根阴干，其跟头有白毛如芽，未花时采，根色鳞明，过时采则根色黯恶"。又如地黄"本草以二月、八月采根，殊未穷物性。八月残叶犹在，叶中精气，未尽归根，二月新苗已生，根中精气已滋于叶。不如正月、九月采者殊好，又与蒸暴相宜"。《本草蒙筌》则称："茎叶花实，四季随宜。采未老枝茎，汁正充溢，摘将开花蕊，气尚包藏。实收已熟，味纯；叶采新生，力倍。"中药材不同采收季节，对其内在药效有一定的影响。上述理论是传统"采收季节"理论控制中药材品质的依据。

现代测定药材有效成分含量在不同生长期变化的结果反映出传统"采收季节"理论的重要性。如通过测定5～11月银杏叶及落叶中黄酮苷含量表明，叶中5月最高（0.96%），以后逐月降低，至8月后趋于平稳，而8～11月间略有波动；而落叶中仅含0.44%。叶中黄酮苷含量雄性植株明显高于雌性植株。对湖北武当地区盾叶薯蓣根茎中皂苷元积累动态的研究表明，盛花期及老龄植株根茎中含量最高，但盛花期根茎产量较低，故综合考虑应以植株枯萎期到翌年春植物萌动前采收为宜。芫花根皮中的二萜原酸酯类成分为其抗生育活性部位，不同生长期的含量分析表明，以5～6月含量最高。樟叶中樟脑含量随季节而变化，4月为0.2%，6月增至1.4%～1.65%，7～8月降至1.2%，至9月再次增加到1.4%～1.5%，并恒定至年末，到1月份又开始降低。麻黄中麻黄碱主要存在于地上草质茎中，对其不同物候期动态跟踪表明，春季含量甚微，夏季剧增，8～9月含量最高，10月又急剧降低。

现在对于"采收季节"理论的认识主要是研究同一物种、同一生产区域、不同物候期药用部位中可利用成分的积累动态，结合产量指标以确定最佳采收期。

三、"贮藏保管"说

南北朝时期，医药有了显著的进步和分工。如《百官志》载："……医师四十人……太医署有主药师二人……药圆师二人……药藏局盛丞各二人。"又云："药藏丞为三品勋一位。"可见，在当时就已专门设立贮药机构，明确了药物贮存保管的重要性与必要性。梁代陶弘景明确指出了药物产地、采收及加工方法、贮藏时间与其疗效的关系。正如其所说："凡狼毒、枳实、橘皮、半夏、麻黄、吴萸，皆欲得陈久良，其余喂须精新也。"

唐代孙思邈指出："合药所须，极当预贮。"又云："凡药，皆不欲数数晒暴，多见风日，气力即薄。"不仅讲求道地药材，对药材的贮藏保管也十分考究。"歇，宜熟知之。诸药未即用者，候天大晴时，于烈日中暴之，令大干，以新瓦器贮之，泥头密封。须用开取，即急封之。勿令中风湿之气，虽经年亦如新也。"又如"凡贮药法，皆须去地三四尺，则土湿之气不中也。"对中药干燥、贮藏方法、盛装容器，均考据精审，论说详明。特别值得称道的是提出贮药在离地数尺，则湿气方不中药，这些朴实有效的经验，扼要实用，流行很广，甚为后世推崇。

宋代中药品种发展比往代剧增。当时政府设"收卖药材所"辨认药材，以革伪劣之弊。如《本草衍义》载："夫高医以蓄药为能……防不可售者所须也，若桑寄生、桑螵蛸、鹿角胶、虎胆、蟾蜍……之类。"说明贮藏十分重要。尤其难得之品宜蓄贮留，以急病之所急。

元朝王好古所著《汤液本草》中曰："一二剂服之不效，予再候之，脉证相对，莫非药有陈腐，致不效乎，再市药之气味厚者煎服，其证减半，再服而安。"阐明了药物贮藏的新陈与临床疗效之密切关系。明代《本草蒙筌》亦云："凡药藏贮，宜常提防。倘阴干、暴干、烘干未尽去湿，则蛀蚀、霉垢、朽烂，不免为殃。"书中还记载如"人参须和细辛，冰片必同灯草；生姜择硇砂藏，山药候干灰窖"等对抗同贮之法。清代吴仪洛在《本草从新》中云："用药有宜陈者，收藏干燥处，不必时常开看，不会霉蛀。有宜精新者，如南星、半夏、麻黄、木贼、棕榈、芫花、枳实、佛手柑、秋石、石膏。诸曲、诸胶之类，皆以陈久者为佳。"使用陈久品之意，该书也有阐述："或取其烈性减，或取其火候脱。"又云："若陈腐而欠鲜明，则气味不全，服之必无效。"张秉成对用新药的意义又作了详明的补充："新者取其气味之全，功效之速。"这些"贮藏保管"理论又说明了中药材贮藏的容器、条件及贮藏、干燥与药效的关系。

第二节　加工对中药材化学成分的影响

中药材所含的化学成分是中药发挥临床治疗作用的物质基础，其成分组成相当复杂。中药的作用是综合性的，是由于中药材所含各类成分之间协同或对抗作用的结果。中药材加工环节，由于采收时间、季节的不同，以及药材经水洗、加热、干燥等处理后，亦可使中药材所含的化学成分不同或发生变化，或某些成分含量增加，或某些成分含量减少或消失，或产生新成分。研究中药材加工前后化学成分的变化，对探讨中药材加工原理、评价中药材加工方法及其质量具有重要意义。

一、对含生物碱类中药材的影响

生物碱是一类含氮的有机化合物，通常有似碱的性质，具有明显的生理活性。不但植物来源的中药材含有生物碱，而且动物来源的中药材有的也含有生物碱。

大多数生物碱不溶于水，但有些生物碱的同分异构体可溶于水，如季铵类生物碱以及大多数生物碱盐类。在中药材加工过程中，如用水洗、水浸等操作时，为避免可溶性生物碱的损失，应尽量减少与水接触的时间，如苦参中的苦参碱、黄连中的小檗碱、槟榔中的槟榔碱等。

各种生物碱都有不同的耐热性，高温情况下某些生物碱不稳定，可产生水解、分解等变化，加工时用蒸、煮、烫等方法，可改变生物碱结构，以起到降低或消除毒性的作用。例如附子，产地加工时经加水、加热处理，可使其剧毒的双酯型乌头碱 C_8 位上的乙酰基水解（或分解），得到毒性较小的苯甲酰单酯型乌头碱，进而将 C_{14} 位上的苯甲酰基水解（或分解），得到毒性更小的氨基醇类乌头碱；另外，乌头碱类生物碱 C_8 位上的乙酰基在较缓的加热条件下被一些脂肪酰基置换，生成毒性较小的脂生物碱类，从而降低其毒性。

不同药用部位所含的生物碱类成分及其生物活性可有不同，在净制加工时要严格区分不同的药用部位。例如麻黄，其茎中所含的麻黄碱及伪麻黄碱具有升高血压的作用，而根中所含的麻根碱则具有降低血压的作用。

二、对含苷类中药材的影响

苷是糖分子中环状半缩醛上的羟基与非糖部分（苷元）中的羟基失水缩合而成的环状缩醛衍生物，苷的溶解性常无明显的规律，一般易溶于水，溶解度受糖分子数目和苷元所含极性基团影响，若苷元极性基团多，则在水中的溶解度大，反之则小。

苷广泛存在于植物体中，尤其在果实、树皮和根部最多。由于苷类成分易溶于水，故在含苷类成分的中药材加工时，可尽量减少与水接触或快速洗涤。例如加工天麻时，煮法比蒸法可使天麻苷损失较多，应引起注意。

含苷类成分的中药材往往在不同细胞中含有相应的分解酶，在一定的温度和湿度条件下可被相应的酶所分解，从而使有效成分含量减少。如槐花、黄芩、天麻等含苷中药材，采收后若长期放置，则相应的酶可分解芦丁、黄芩苷及天麻苷，从而使这些中药材疗效降低，花类中药材所含的花色苷也可因酶的作用而变色脱瓣，所以含苷中药材可通过蒸、烫或暴晒以破坏或抑制酶的活性，从而便于贮藏，保存疗效。

三、对含挥发油类中药材的影响

挥发油通常也是一种具有治疗作用的有效成分，也称精油，常温下为油状液体，具有挥发性。挥发油一般具有芳香性，在常温下可自行挥发而不留油迹，可溶于多种有机溶剂中，但在水中的溶解度极小。

人们很早就知道加热对含挥发油类中药材产生的影响，并指出要尽量少加热或不加热。如《雷公炮炙论》中就提到茵陈"勿令犯火"。又如《本草纲目》在木香条下曰："凡入理气药，不见火。"

因为挥发油具有挥发性，所以对含挥发油的中药材如薄荷、荆芥、藿香、细辛、紫苏等多采用阴干或低温干燥，水处理时间不宜过久或尽量避免水处理，以免香气流失。

挥发油在植物体内，多数以游离态存在，对以此态存在的中药材，宜在采收后迅速加工，以免发酵变质或发热氧化而影响质量，如薄荷、荆芥等。有些中药材所含挥发油是以结合态存在，对此类中药材则宜经堆积发汗，即将药材堆积阴湿处，使水分自内部渗出，充分酶解（自然发酵）后使香气逸出，如厚朴、杜仲等必须经过堆积发汗后才能加工出优质的中药材来。

含挥发油类中药材如原加工方法可引起含量下降而影响质量者，应予以改进，以保存疗效。

四、对含有机酸类中药材的影响

有机酸广泛存在于植物细胞液中，特别是将要成熟的肉质果实内。通常随着果实接近成熟，其含量也逐渐降低。中药材中常见的有机酸有甲酸、乙酸、乳酸、琥珀酸、苹果酸、酒石酸、枸橼酸等。有机酸对人体营养及生理活动都有重要作用。

有机酸在植物体内有以游离态存在者，也有与钾、钠、钙、镁、锶、钡等离子结合成盐存在者。低分子的有机酸大多能溶于水,因此加工过程中用水处理时应注意防止该类成分的损失。有机酸对金属有腐蚀性,加工时应避免与金属器皿接触,否则易使中药材变色。

五、对含鞣质类中药材的影响

鞣质是一类复杂的多元酚类化合物,具有一定的生理活性,广泛存在于植物中。鞣质具有收敛止血、止泻、抗菌、保护黏膜等作用,有时也用作生物碱及重金属中毒的解毒剂。

鞣质含有多元酚羟基,极性较强,易溶于水,尤其易溶于热水。因而以鞣质为主要药用成分的中药材,水处理加工时要格外注意,如地榆、虎杖、侧柏叶、石榴皮等。

鞣质为强还原剂,暴露于日光和空气中易被氧化,颜色加深。鞣质与铁能发生化学反应,生成墨绿色的鞣质铁盐沉淀,因而,在产地切制加工时,要用竹刀或钢刀切、木盆洗,以避免鞣质与铁发生反应。

六、对含糖类中药材的影响

中药材所含的糖类成分过去不为人重视,随着科学研究的深入,糖类成分的生物活性愈来愈引起人们的注意,近年来发现许多中药材中的多糖具有良好的生理活性,如猪苓、茯苓、香菇中所含的糖类成分可明显的提高机体免疫力及较广泛的抗癌活性。

糖类成分占构成植物有机物质的 $85\%\sim90\%$,是植物细胞与组织的重要营养物质和支持物质,在植物体内的存在种类很多,有单糖、寡糖和多糖。

单糖及小分子的寡糖易溶于水,在热水中的溶解度更大,多糖难溶于水,但能被水解成寡糖和单糖。因此,在加工含糖类成分的中药材时,一般尽量少用水处理,尤其要注意与水的加热处理。

七、对含无机化合物类中药材的影响

无机化合物大量存在于矿物、动植物化石和甲壳类中药材中,在植物药中也含有较多的无机盐类,如钠、钾、钙、镁盐等,大多与有机酸结合成盐存在。一些无机盐类还与有机化合物配位结合后具有特殊的作用,如很多酶、蛋白质与无机离子形成的配合物在体内扮演重要角色,其活性大小与无机离子的存在有关。在加工过程中,若水处理时间过长,可使所含的无机盐类成分流失而降低疗效。

总之,中药材经过不同的加工处理后,各类成分的理化性质发生了不同的变化。其中有些已被人们所认识,但绝大多数还需研究。应用现代科学技术手段,弄清中药材加工方法对其成分理化性质的影响,从而明确其加工原理,必将使传统的中药材加工技术得到新的发展。

第三节　加工对中药材质量的影响

中药材的加工过程是将中药材进行采集、采收、采挖及必要的产地加工(包括产地切制)的过程。从中药材质量的角度看,除了田间的农业措施之外,采收与产地加工是影响中

药材质量的重要因素。

一、采收对中药材质量的影响

(一) 采收季节对中药材质量的影响

中药材的采收季节与中药材的质量密切相关。不同的药用部位有着各自一定的成熟期，有效成分含量也各不相同。根及根茎类中药材一般在秋冬季节植物地上部分枯萎时及初春发芽前或刚露芽时采收为宜。此时植物生长缓慢，根及根茎中贮藏的各种营养物质最丰富，有效成分含量也较高。例如，冬季收获的丹参，其丹参酮ⅡA、丹参酮Ⅰ及次甲丹参醌含量比其他季节收获的含量高2～3倍；石菖蒲挥发油中主要成分含量在秋冬季节采收时高于春夏季节。

一些中药材还有其特定的采收期。例如，丹皮和芍药均含有效成分丹皮酚和芍药苷，其有效成分在四月中旬和七、八月含量最低，以五、六月和九、十月含量最高；知母含有芒果苷，该成分于三月份萌芽初期含量低，四月份含量达到最高值，开花以后含量下降，而在十月以后又升至较高的水平；甘草有效成分甘草甜素在不同生长发育期的含量不同，在生长初期、开花前期、开花盛期及生长末期分别是6.5％、10.0％、4.5％和3.5％，所以甘草的最佳采收期应是开花前期；人参中人参皂苷的含量夏季是冬季的3倍。又如，果实类中药材枳实，经验以"蛾眼枳实"为佳，即在五月上旬至六月下旬采收，其所含各类药效成分含量最高，其中挥发油为1.13ml/kg，橙皮苷为6.32％，辛弗林为0.382％，N-甲基酪胺为0.036％。

(二) 采收时间对中药材质量的影响

大部分中药材质量受采收季节的影响较大，但有些中药材采收时间也会对中药材质量产生影响。例如，全草类中药材薄荷在小暑至大暑期间为开花盛期，此时的叶片肥厚，香气浓郁，薄荷油与薄荷脑的含量也最高。根据其生长特性，又以连晴数天后采收最好。薄荷连晴一周每天清晨朝露干后至下午两点钟采集的叶，挥发油含量最高，在阴雨后2～3天采收，挥发油含量下降约75％；番泻叶以生长90天左右的嫩叶的蒽醌类有效成分含量最高。又如，花类中药材多半是在含苞欲放或初开时采收，盛开后采收的有效成分含量下降。槐花、金银花等以花蕾中有效成分含量高，花盛开后含量下降；款冬花采收要在花蕾未出土时进行；红花是花由黄转红时采收，而且宜在晴天露水未干时进行。

二、产地加工对中药材质量的影响

(一) 对中药材外观质量的影响

1. 对中药材形状的影响 中药材经过产地加工过程，可使其形状、大小发生变化，传统对中药材形状的描述也是基于上述加工产生变化的。例如，巴戟天根本来是圆柱形，产地加工时将其挖出后洗净泥土，除去地上茎及须根，用沸水略烫后捞起晒至六七成干，轻轻捶扁，并切成7～15cm长段晒干。因此，巴戟天药材有了扁柱形、略弯曲、长短不等、有的皮部横向断离露出木质部的形状特征。而在浙贝母的产地加工过程中，因有用竹笼撞擦外皮，拌入贝壳灰，拌匀过夜后使贝壳粉吸去浆液，取出晒干或烘干的环节，所以才有"被有白色粉末"的形状特征等等。

2. 对中药材颜色的影响 中药材经加工后对其颜色有一定影响，有些药材外观颜色的改变还会引起其他性状特征的变化。如玄参加工时会有经反复堆润"发汗"的过程，可使其"质坚实，不易折断，断面黑色，微有光泽"，若不经反复堆润"发汗"，断面不会变黑。又如丹参产地加工时也有"发汗"过程，断面因此显褐色。再如天麻经洗净用烘干法加工后，外表类灰黑色，断面角质样不透明；洗净后水煮或蒸透心，外表呈灰色至灰黑色，断面角质样半透明。以外观质量来看，水煮或蒸较好，直接烘干法较差。

3. 对中药材气味的影响 中药材固有的气味往往是芳香性挥发油等有效成分的反映，所以对一些芳香性的中药材进行产地加工时必须注意保留其芳香气味。如薄荷、荆芥在产地采割后不宜趁鲜切制，不能暴晒，而以阴干为宜，丹皮、徐长卿等含丹皮酚有效成分的中药材也是如此。又如砂仁秋季果实成熟时，整穗剪下慢火熏焙，熏焙时上盖鲜樟树叶，经过熏制以后砂仁的香气较浓。白芷产地加工时有晒干和硫黄熏干两种方式，前者具有浓厚的白芷特殊气味。

4. 对中药材表面特征的影响 一些中药材由于产地加工方法的不同，可使其表面特征有所区别。有些中药材采挖后常常要去皮，如知母的两种商品规格：一种是挖取后只除去地上茎及须根、泥土，保留黄色毛绒和浅黄色的叶痕及茎痕，商品称为"毛知母"；另一种要趁鲜用刀刮去外皮，商品称为"光知母"。其他如"毛山药"与"光山药"、"粗丹皮"与"刮丹皮"等也均属此例。

（二）对中药材内在质量的影响

1. 对中药材化学成分含量的影响 日光与温度是影响中药材所含物质的两大因素，不同干燥方式对中药材有效成分的含量有明显影响。例如，绿原酸为中药材金银花的有效成分之一，产地加工时以蒸晒和硫黄熏制二法的绿原酸含量最高，而炒晒次之。又如，菊花的生晒品含挥发油0.58%，而烘干品含挥发油0.50%，熏晒品含挥发油0.49%，蒸晒品含挥发油0.48%，炕干品含挥发油0.25%，以生晒品含挥发油量为最高。再如，槟榔暴晒6小时干燥后含生物碱0.228%，而阴干品含生物碱0.313%，烘干品含生物碱0.320%，可见槟榔干燥方式以烘干为佳。青蒿中青蒿素的含量晒干品为1.00%，而阴干品为0.808%，烘干品为0.585%，故青蒿以晒干为好。天麻产地加工时采用蒸后再干燥的方法，成品天麻苷含量高，而采用水煮后再干燥则含量大为降低。

2. 对中药材化学成分质量的影响 不同加工方法对中药材所含化学成分的质量也有其影响，这是加工方法对中药材质量影响的重要体现。例如菊花的加工，挥发油除有上述量的变化外，蒸晒品和熏晒品较生品有两个组分显著增多，又有两个组分明显减少。烘干品又有两个组分增多和一个组分明显减少。菊花经蒸晒与烘干加工，其挥发油有质的变化。又如槟榔经暴晒后还会出现鞣质氧化成鞣红而变色的现象。

3. 中药材含水量对质量的影响　含水量过大会使其在存贮的过程中生霉生虫，引起质量变异，或使部分有效成分因水解而失效。《中国药典》对部分中药材的含水量做了规定。产地加工可通过晒干、阴干、烘干、熏干等不同的干燥方法控制其含水量。

三、特殊加工对中药材质量的影响

一些中药材有其特殊加工方法。例如，有些中药材经过传统"发汗"的加工方法，不仅有利于改变药材的外观质量，而且还会改变药材的内在质量，同时也会缩短干燥时间。厚朴经过传统"发汗"后呈单筒或双筒状，内皮平坦，呈紫红色或深紫色，具细纵条纹，刻画有油痕，质坚硬，油润而不易折断，香气极浓烈；未发汗的内皮灰白色，刻画无油痕，横断面不整齐，干枯，柴性强，无香气就属此例。

一些动物类药材为防止腐烂变质，产地加工时采用盐水煮的方法以便保存，但若方法不当会造成氯化钠含量过多。用硫黄熏制是一些中药材产地加工时惯用的方法，此法可使中药材的性状、规格得到改善。但引起二氧化硫的残留，甚至砷化物残留，严重影响中药材质量。一些加工过程中应用白矾，如对紫河车加工时用白矾水以增加紫河车重量，应引起人们的注意。

总之，产地加工可从不同环节对中药材外观及内在质量产生影响。目前对这方面的研究还远远不够。一些传统的产地加工方法必须经过研究才能产生新的认识，对不利于保证中药材质量的加工方法应进行替代方法的研究。对中药材加工的质量控制，还须将传统外观质量控制方法与现代有效成分含量控制方法相结合，并尽可能运用现代技术如分析化学测试手段结合药理学指标进行综合评价，全面控制中药材质量。

第三章

中药材的采收

中药材的采收具有一定的季节性，正如俗话所云："当季是药，过季是草。"因不同药用植物的根、茎、叶、花、果实、种子或全草都有一定的生长和成熟期，其中有效成分含量的高低，将随其不同入药部位和植物各部分的不同生长期而异，故采药时间应随着中药材的品种和入药部位不同而有所不同。

第一节　中药材采收的目的

药用植物生长发育到一定的阶段，入药部位的有效成分的含量积累已符合药用标准要求时，人们采取相应的技术措施，从田间将其采集运回的过程，称为中药材的采收。目前，随着农、耕、牧业技术的发展和防治疾病的需求，许多常用中药材渐被引种、养殖，并加以采集收藏，以备急用，而后逐渐形成了中药材的采收理论和技术，为中药材的采收积累了丰富的经验，如"春采茵陈夏采蒿，知母黄芩全年刨，秋天上山挖桔梗，及时采收质量高"。说明中药材采收具有很强的时间性和技术性。《千金翼方》中指出："夫药采取，不知时节，不依阴干暴干，虽有药名，终无药实，故不依时采取，与朽木不殊，虚费人工，卒无裨益。"由此可见，中药材采收是确保中药材质量的重要环节之一，因而也是影响药物性能和疗效好坏的重要因素。一般认为，中药材采收的目的有以下几个方面。

一、适时采收，利于优质高产

由于药用植物种类不同、栽培地区的气候条件和生长发育情况不同、药用植物生长年限和采收时期不同，因而药用部位的质量和产量也随之发生变化。只有在选择适宜的环境条件（道地药材）和先进的栽培技术的同时，根据药用植物生长发育时期和有效成分积累变化的规律，即考虑产量与质量两个方面，择优适时采收，才能达到优质高产的目的。例如，二年生党参质量比一年生的好。山东引种黄花蒿以 9 月中下旬采收，其青蒿素含量最高，其余各个时期采收时，其有效成分均较低。又如通过对三七最佳采收期研究发现，三七的药效成分（皂苷和多糖）的积累高峰期有两个，即 4 月和 10 月，黄酮的积累无明显规律性，但 4 月是积累最少的时期，10 月则是积累达到较高水平的时期，故将 10 月作为三七的最佳采收期。

二、分离不同药用部位，使中医临床用药安全有效

同一植物不同部位有的功效相同，有的功效相仿或相近，也有的功效不同或截然相反。

如旋覆花与旋复梗、何首乌与夜交藤、麻黄与麻黄根等。旋覆花与旋覆梗皆能理气祛痰。何首乌与夜交藤在功用上有不同，何首乌主要用其根，功能补益精血、截疟、解毒、润肠通便，治疗肝肾亏虚致发白、疟疾、疔疮及精血不足致肠燥便秘；夜交藤为何首乌的藤，功能养心安神、祛风通络，可治失眠、多汗、血亏、肢体疼痛。麻黄与麻黄根两者功效相反，麻黄主要用其茎，功能发汗解表、宣肺平喘、利水消肿，用于外感风寒表证，风寒外束、肺气壅遏的咳喘及水肿兼有表证者，对表虚自汗、阴虚盗汗者不宜使用，否则因汗出过多而误伤人体正气；麻黄根能收敛止汗，主要用于自汗、盗汗，有表邪者不宜使用。故在采收过程中，要分清药用部位，不要带有非药用部位及杂质。

第二节 中药材采收的原则与方法

中药材采收的合理性主要体现在采收的时间性与技术性。其时间性主要是指采收期和采收年限，其技术性主要是指采收方法、药用部位的成熟程度和有效成分积累状况等，两者相辅相成，不可孤立看待。二者直接决定了药材商品的形态、色泽、组织构造、有效成分含量、性味功能以及产量等。就植物类药材而言，不同药用植物的入药部位不尽相同，如根、茎、叶、花、果实、种子或全草等各自都有一定的成熟时期。植物在一年的生长过程中，大都是春天开始发芽，夏天生长茂盛，秋天逐渐萎缩，冬天枝叶凋谢，也即生、长、化、收、藏的过程。根据前人长期的实践经验，其采收时节和方法通常以入药部位的生长特性为依据。

一、中药材的传统采收原则

中药材的采收期直接影响中药材的产量、品质和收获效率，适期采收对药材的产量、品质和收获效率都有良好作用。由于大多数药用植物有效成分在其体内的消长规律还不甚清楚，故而通常根据传统经验，结合各种药材的生物学特性、不同药用部位的生长特点和成熟情况、采收难易程度和产量等不同因素，根据传统的采药经验决定每种中药材的采收时间和采收方法。

（一）植物类中药材

1. 根及根茎类中药材 这类药材一般以根及根茎结实、根条直顺、少分叉、粉性足者质量较好。古人经验以阴历二、八月为佳，认为春初"津润始萌，未充枝叶，势力淳浓"，"至秋枝叶干枯，津润归流于下"，早春二月，新芽未萌；并指出"春宁宜早，秋宁宜晚"。由于根及根茎为植物贮藏器官，采收时间应是深秋或次年早春时节，即在秋、冬季节植物地上部分枯萎时，以及初春发芽前或刚露芽时采收最为适宜。此时是植物生长停止或花叶萎谢的休眠期，植物生长缓慢，根或根茎中贮藏的营养物质最为丰富，通常有效成分的含量较高，所以此时采收药材质量好。在春季，当地上植株开始生长时，往往会消耗根中贮藏的养分。如地黄在秋末或冬季采收时，药材质地坚实，干燥后粉性也足。可到春天采收时，药材松泡，干燥后其性状干瘪如柴，没有粉质，不能入药。又如，传统认为天麻以"冬麻"质优，即在冬季植物地上部分枯萎至翌年清明前后茎苗未出土时采收，经洗、蒸、加工、干燥等处理后，质坚体重，有红色芽苞（俗称鹦哥嘴），外表黄白色，断面明亮角质样，无空心；但当花苗出土后再采时，称"春麻"，经加工干燥，残留茎基空瘪，无鹦哥嘴，质较轻，外表淡黄棕色，色较暗，皱纹也较多，断面有空心，质量较差。再如，延胡索立夏后地上部分枯萎，不易寻找，故多在谷雨和立夏之间采挖。有些药材由于植株枯萎时间较早，则可在夏季采收，如川贝母、半夏、太子参等。还有如白芷、川芎等为了避免抽苔开花，使其空心或木质化而失去药用价值，应在生长期采收为宜。而对于野生药用植物，由于在冬季地上部分枯萎后难以找寻，一般在秋末苗枯前采收为宜。这类药材的采收年限，因品种和生长习性不同而异，如牛膝、板蓝根等当年栽种当年即可采挖，而人参、西洋参、黄连等要栽培4～6年才能收获。

采收这类药材多用掘取法，通常选择雨后阴天或晴天土壤较松软、湿润时进行。一般用锄头或特制的工具先从地的一端挖沟，然后依次掘起。采收时，药用部位要力求完整，避免破损而影响药材质量。

2. 茎木类中药材 一般在秋、冬季落叶后或初春萌芽前采收，如大血藤、鸡血藤等；若与叶同用的茎木类中药材，则应在植物生长旺盛的花前期或盛花期采收，如槲寄生、忍冬藤等；有些茎木类药材全年可采，如苏木、降香、沉香等。

3. 皮类中药材 皮类中药材有树皮类和根皮类。多数树皮类中药材通常在清明至夏至间（即春、夏时节）剥取树皮。此时植物生长旺盛，树皮内养料丰富，不仅质量较佳，而且树木枝干内浆汁丰富并开始移动，形成层细胞分裂迅速，而使皮层和木质部容易剥离，刮皮操作也比较容易进行，剥离后的伤口较易愈合，有利于植物再生长，如黄柏、厚朴、杜仲等。

少数树皮类中药材在秋冬两季采取，如肉桂以往多在清明前后的雨天采收，此时油多容易剥离，现多在秋冬季采收，虽难剥皮，但品质好，皮中有效成分较高。

至于根皮，则与根和根茎类中药材相类似，以秋末冬初或早春萌发前采收为宜，并趁鲜抽去木心。此时养分贮于根部，采集后的皮中有效成分较高，如牡丹皮、地骨皮等。

皮类中药材多为木本植物的干皮或根皮，其生长周期长，如肉桂、牡丹皮、地骨皮等需生长5年左右，而厚朴、杜仲则要生长15～20年始能采收。采收时应尽量避免伐树取皮或环剥树皮等简单方法，以保护药源。

采收树皮类中药材多用剥取法，目前有砍树采皮法与活立树采皮法。

（1）砍树采皮法：又称砍树剥皮，即把需要间伐或主伐的树先行砍倒，再按一定的长度分节剥下枝皮和树干皮即可。砍树采皮法四季均可，一般结合林木采伐进行。

（2）活立树采皮法：也称为环割采皮或采割采皮，又称半环状剥皮。其方法是先分别在树基部离地20cm和树干120cm处各环割一刀，在上下割口间沿树干向下对齐割两条切口，之后慢慢将树皮剥下即可。

在活树上剥皮时，既要取皮，又要保护树干。因此，不应将树皮整个一圈剥下，而应分层、分次去取。目前杜仲等用环剥法已获成功。

4. 叶类中药材 这类中药材的采收时间，一般于植物的叶片生长旺盛、叶色浓绿、花蕾未开前采收，即在药用植物地上部分生长的全盛时期，如开花前盛叶期或盛花期或花开而果实未成熟前采收。此时，植物枝叶生长茂盛，养料丰富，植物光合作用旺盛，有效成分含量最高，如紫苏叶、艾叶、大青叶等；植物一旦开花结果，叶内贮藏的营养物质就向花、果转移，从而降低药材质量。某些药材宜在秋、冬二季采收，如功劳叶于 8～10 月采收。极少数叶类药材是在霜打后才采收的，如桑叶应在经过霜冻后采收较为适宜。另外，有的可与主产品的采收期同时进行，如人参叶、三七叶等。

这类中药材采收方法多用摘取、剪取、割取或拾取等，可分批进行采收，以增加其产量。

5. 花类中药材 作为药用的花类中药材，一部分是用花蕾，一部分是用花朵。对花蕾的采收，时间性较强，一般多在花蕾期（含苞待放时）或花朵初开时采收，这时花中水分少、香气足。不宜在花完全盛开时采收，更不可在衰败欲落时采收，因为此时不仅影响药材性状、颜色、气味，更重要的是药效成分的含量也会显著减少。如金银花、槐米、辛夷、款冬花、芫花、丁香等花在含苞待放时采收为宜，而月季花、腊梅花要求一定大小的花蕾，需在刚开放时采摘为好。若采收开放过久接近凋谢的花朵，不仅药材的颜色和气味差，有效成分含量显著减少，而且还容易散落与变色；过早采花则气味不足。

对以花朵入药的中药材，其采收时间一般在开花时或花朵盛开时采收，由于花朵次第开放，所以要分次采摘，故采收时间很重要。若采收过迟，则易致花瓣脱落和变色，气味散失，影响质量，如菊花、凌霄花、旋覆花、番红花等。

对以花粉入药的中药材，如蒲黄等，其采收时间须于花朵盛开时采收，但不宜迟收，过迟则花粉会自然脱落，影响产量。

对花期较长，花朵陆续开放的植物，应分批采收以保证质量。

采收这类中药材多用摘取法。采收时选择晴天分期分批进行，雨天不宜采收。采后必须放入筐内或器具中，避免挤压，并放置阴凉处，避免日晒变色。采收后应立即摊开晾晒在竹席上，撒铺要适中，过厚不宜晒干，过薄花易散碎。

6. 果实类中药材 果实类中药材多在果实成熟或将成熟时采收，如瓜蒌、栀子、花椒、薏苡仁等。少数宜在果实未成熟时采收，如枳实、枳壳、青皮、乌梅等。也有的需在果实成熟后经霜变色时采摘，如山茱萸宜经霜变红后采摘、川楝子经霜变黄时采摘。多浆果实，宜在近成熟时的清晨或傍晚采收为好，采摘后应避免挤压和翻动，如枸杞子、女贞子等。有些干果或蒴果成熟后会散落或果壳裂开，种子散失，故须在成熟以前适时采收，如茴香、急性子、牵牛子等。若同一果序的果实次第成熟，则应分次摘取成熟果实，如山楂、木瓜等要随熟随采。

采收这类中药材多用摘取法或剪取法。同一果序上的果实成熟期一致的，如女贞子、五味子等，可将整个果序剪取，放置若干天后摘取果实。

7. 种子类中药材 种子类中药材一般在其完全成熟、籽粒饱满、有效成分含量高时采收，如牵牛子、决明子、补骨脂等。一些蒴果类的种子，若果实完全成熟后则很快脱落，或蒴果开裂，种子散失，难以收集，故须提早采收，如急性子、牵牛子、肉豆蔻等。对种子成熟期不一致，成熟即脱落的药材，如补骨脂等应随熟随采。如果同一果序的果实成熟期相近，可以割取整个果序，悬挂在干燥通风处，然后进行脱粒。

采收这类中药材可用摘取法或割取后脱籽。干果类一般在干燥后取出种子，蒴果类通常敲打脱粒后收集。如核果类果肉不能作药用的，即可堆积发酵或蒸煮后去果肉，压碎种壳取出种仁，如郁李仁、苦杏仁、酸枣仁等。

8. 全草类中药材 全草类中药材多在植物充分生长、茎叶茂盛或花蕾初放而未开前割取，此时枝、叶均得以充分生长，有效成分含量高，如益母草于5～6月、紫苏于7～9月、紫花地丁于夏季果实成熟时采收。但有些种类，如佩兰、青蒿等应在开花前采；而马鞭草等要在花开后采；也有采集嫩苗者，如茵陈、春柴胡等。有部分品种以开花后秋季采收，其有效成分含量最高，如麻黄、细辛、垂盆草、紫花地丁、金钱草、荆芥等。有的一年能割采几次，如薄荷一年最好进行两次采收。

采收这类中药材一般用割取法或挖取法，有的割取地上部分，如薄荷、益母草等；有的带叶花梢，如夏枯草等。若以带根全草入药的，则应连根拔起全株，如细辛、车前草、蒲公英、紫花地丁等；茎叶同时入药的藤本植物，其采收原则与此相同，应在生长旺盛时割取，如夜交藤、忍冬藤等。

9. 藻、菌、地衣类中药材 藻、菌、地衣类中药材采收情况不一，茯苓在立秋后采收质量较好；马勃宜在子实体刚成熟时采收；冬虫夏草在夏初子实体出土、孢子未发散时采挖；海藻在夏、秋二季采捞；松萝全年均能采收。

10. 树脂或以植物液汁入药的其他类中药材 此类中药材可根据植物的不同采收时间和不同药用部位决定采收期和采收方法。如安息香多在4～10月，于树干上割成"S"形切口，其汁顺切口流出，凝固成香后采收；阿魏割取，由植物茎上部往下割，收集分泌出的白色胶状乳液。

（二）动物类中药材

动物类中药材因品种、药用部位不同而采收各异。具体采收时间，是以保证药效及容易获得为原则，一般动物及虫类药材大多在春、夏、秋三季，以其生命力旺盛、成熟健壮时捕捉为佳，尤以夏、秋季为好。因为此时食物多，能满足其生长需要。

动物类中药材除了根据其种类不同选择适宜的采收期外，还需根据各种药用动物的生长习性、活动规律而采取不同的捕获和采收方法，如诱捕、网捕、活体收取药用部分等。

1. 哺乳动物类中药材 由于品种不一，采收季节有所不同。但采收时既要注意季节，又要选择适当方法，如鹿茸须在清明后45～60天锯取（5月中旬至7月下旬），过时则角质化。

2. 两栖动物类中药材 应根据季节的变化适时采收，如蛤蟆油是雌性林蛙的输卵管，应在白露前后捕捉，此时雌性林蛙体壮肉肥，输卵管发育成熟；又如蟾酥是采集蟾蜍耳后腺或皮脂腺的腺液经干燥而成，宜在夏、秋二季捕捉，此时蟾蜍集结，而且腺液充足，收率高。

3. 贝壳动物类中药材 一般是该动物的贝壳入药。采集多在夏、秋二季，此时是动物发育最旺盛的时节，贝壳钙质足，如石决明、牡蛎等。

4. 蜕化皮壳类中药材 一般在春末夏初之际拾取。该类动物每年在此季节反复蜕化皮壳，以利其生长发育。该类药材必须及时拾取，过期则遭风袭雨淋，药材受损，药力下降，如蝉蜕、蛇蜕等。

5. 昆虫类中药材 此类中药材必须掌握其孵化发育的活动季节,随季节变化采收,因为昆虫的孵化发育都有定时。以卵鞘或窝巢入药的,多在秋季虫卵形成后或窝巢建成后摘取,采后必须立即采取加热、水烫、蒸制等方法杀死虫卵,以免虫卵孵化成虫,卵鞘遭损,影响其药效,如桑螵蛸、露蜂房等。以成虫入药的,均应在活动期捕捉,如土鳖虫等。有翅昆虫应在清晨露水未干时捕捉,因此时不易起飞,如斑蝥等。

6. 生理产物和病理产物类中药材 在捕捉后或在屠宰厂采收,如麝香、熊胆、牛黄、马宝等。有的可以在合适的时间内进行人工采集和精制加工,如虫白蜡、蜂蜜等。

(三) 矿物类中药材

矿物类中药材的采收一般没有季节性限制,本草多载"采无时",实际上是说矿物药采收时"不拘时节"。大多数与矿藏的采掘相结合进行收集和选取,如石膏、滑石、雄黄、自然铜等。矿物类药材质量的优劣在于选矿,一般应选择杂质少的矿石作药用。如来自盐湖中的大青盐,多系天然结晶而成,不需要加工。有些矿物类药材在开山、掘地中获得,如龙骨、龙齿等;有些系采用人工冶炼或升华方法制得,如密陀僧、轻粉、红粉等。

二、中药材的现代采收原则

中药材传统采收由于缺乏对有效成分含量的跟踪研究,一味追求产量,从而忽视了质量因素,在一定程度上影响了药材质量。中药材所含有效成分是药物具有防病治病作用的物质基础,而有效成分的质和量与中药材的采收季节、时间和方法有着十分密切的关系。例如,生长三、四年甘草中的主要有效成分甘草酸含量较之生长一年者几乎高出一倍;人参中人参总皂苷的含量,以6~7年采收者最高。植物在生长过程中随月份的变化,有效成分的含量也各不相同,如丹参以有效成分含量最高的7月采收为宜;黄连中小檗碱含量大幅度增高的趋势可延续到第6年,而一年内又以7月份含量最高,因而黄连的最佳采收期是第6年的7月份。再者,时辰变更与中药有效化学成分含量也有密切关系,如金银花一天之内以早晨9时采摘最好;曼陀罗中生物碱的含量,早晨叶子含量高,晚上根中含量高。植物类药材其根、茎、叶、花、果实各器官的生长成熟期有明显的季节性。因此,做到适时、合理采收中药材、是关系到中药材品质优劣、有效成分含量高低以及保护和扩大药材资源的关键。

现代科学认为,中药材疗效高低取决于其有效成分含量多少。中药材有效成分的形成与积累除了受遗传因子的调控影响外,同时受其药用部位、产地土壤、气候、生长年限、采收季节、采收时间、采收方法等多因素影响。因此,不同的药材品种、不同的药用部位以及不同物候期的药材所含有效成分的含量是不同的,加之受地理环境、栽培条件以及其他因素的制约,药用植物(或动物)体内化学物质积累和变化规律也是不同的。此外,药用植物有效成分的形成、积累与生态条件密切相关。中药材的现代采收一般应遵循下列原则:

1. 有效成分含量高峰期与产量高峰期基本一致时,共同的高峰期即为适宜采收期。

春初植物发芽前或刚露苗时,质量和产量均较高的,如莪术、郁金、姜黄、天花粉、山药等。又如金银花在花蕾期含有效成分绿原酸最多,产量也最高,而穿心莲则在花蕾期和花前期含量高。

2. 有效成分含量有显著高峰期，而药用部位产量变化不显著者，有效成分含量高峰期即为适宜采收期。

例如，中药材红花的花中含红花苷、新红花苷和醌式红花苷。它在开花的初期，花中主要含有无色的新红花苷及微量的红花苷，故花冠呈淡黄色。在开花中期，花中主要含红花苷，故花冠为深黄色。开花后期或干燥处理过程中，红花苷受植物体中酶的作用，氧化变成醌式红花苷，故花冠逐渐成红色或深红色。因此，红花的采集时间则应花冠由黄变红时进行。又如，麻黄含平喘有效成分麻黄碱，如果在春季采集麻黄，麻黄碱的含量较低，而从夏季到八九月含量渐高至顶峰，随后含量又逐渐降低，所以采集麻黄的最佳季节在八九月份。

3. 有效成分含量无明显变化，药材产量的高峰期应是其适宜采收期。

4. 当有效成分含量高峰期与药用部位的产量高峰期不一致时，应考虑有效成分的总含量高峰期即为适宜采收期。

例如，中药材青蒿含有青蒿素，青蒿素含量 4 月中旬（幼苗期）为 0.098%，5 月中旬到 6 月中旬（成苗期）为 0.181%～0.398%，7 月中旬至 8 月中旬（生长盛期）为 0.592%～0.651%，9 月中旬（花蕾期）为 0.673%，10 月中旬为 0.748%。结果显示：花（蕾）期和果期青蒿素比生长期分别高 3.38% 和 14.90%，但此时青蒿植株的主要营养体叶片重量明显下降，并且生长盛期叶片干品重量比花（蕾）期和果期分别高 15.41% 和 42.74%，故生长盛期的青蒿素获得率高于花（蕾）期和果期，因此，青蒿采收期应为生长盛期至花（蕾）期之前。

5. 有多种因素影响中药材，适宜采收期的确定是复杂的，可借助计算机确定其适宜采收期。

根据公式：有效成分的总量＝药材单产量×有效成分百分含量。分别计算出不同发育阶段药材的单产量、有效成分的百分含量及总含量、毒性成分的含量，或采用列表法或图像法进行分析，从中找出适宜的采收期。

例如，照山白具有止咳化痰的作用，其有效成分为总黄酮，并含有毒性成分榈木毒素。该药材在 6～8 月份产量最高，但此时总黄酮的含量最低，而榈木毒素含量却最高，故此时期采收不合理；5、9、10 月份其产量稍低，但总黄酮含量最高，榈木毒素的含量较低，此时即可确定为适宜采收期。

以上说明中药材的采收期与其所含有效成分是相关的，亦是传统用"采造时节"来控制药材质量的道理所在。采收时不但要考虑药材单位面积产量，而且还要考虑有效成分的含量，力求获得优质高产的中药材。从量化角度来评价药材质量，必须追踪药材所含化学成分的变化，搞清采收季节对药材质量的影响，以确定药材的最佳采收季节和时间。一般而言，在自然条件相对稳定的情况下，要确定适宜的采收期，必须把有效成分的含量、药材的产量以及毒性成分的含量这 3 个指标综合起来考虑，以找出适宜的采收期。

虽然用有效成分含量或有效成分总量来指导中药材的采收比较合理，但还需要做大量的科研工作，同时很多中药材的有效成分目前尚未完全明了。因此，利用传统的采药经验及根据各种药用部位的生长特点分别掌握合理的采收季节，仍是十分重要的。

三、中药材采收中的注意事项

我国中药材资源虽然丰富，但也不是取之不尽，用之不竭的。而中药材的采收，其目的在于利用。为达到此目的，就必须科学合理地采收，方能使药材资源永不枯竭。但如何才能做到长期可持续利用，这在采收中还有一个"适度"的问题。因为采收过度，则超越生态系统的负荷能力，违反了自然规律，影响到资源的更新与增长。因此，中药材采收应适时适度，以优质高产（有效成分含量最高时）、可持续利用为准则。

（一）加强科学管理，合理采挖野生药材

近年来，由于中药材用量不断上升，部分药农片面追求经济效益，致使滥采乱伐造成部分野生资源短缺。更为严重的是，由于滥采乱伐造成生态环境破坏，使一些山区水土流失严重。因此，野生药材的采集应坚持"最大持续产量"原则。应有计划地安排轮采与休闲，注意采收期与再生关系，合理采收。对多年生草本类药材，要挖大留小，采密留稀；对木本类药材，不到采收年限的要坚决保护。要注意当前利益与长远利益相结合，科学管理，不积压浪费，严禁乱砍滥伐，以利野生药材的更新与繁衍。濒危动、植物的采集应遵守国家及国际的有关法规。要有计划地变野生植、动物药材为家种、家养，以达到"可持续利用"的目的。

（二）注意中药材单位面积产量及产品质量的关系

根据植物单位面积产量（或动物养殖数量）及产品质量（外观的或内在的），参考传统采收经验、季节变换及劳动力调配等因素确定适宜采收期，并注意采收次数与产量关系，使之达到最大经济效益。

（三）灵活遵循"采药有时，但无定月"论

对特定产区的某种道地药材，特别是大面积的栽培药材，通过科学研究，了解其某个药用部位的有效成分含量在不同时月的高低变化，然后确定其最佳采收时间，这对中药材生产是非常必要和有利的。如果不了解这些变化情况，不能明确其最佳采收时间，则对中药材生产，特别是集约化大生产是不利的。鉴于同一品种在不同地区会有着不同的最佳采收时月，而药材生产的品种较多，产区有固定和不固定等情况的不同，药材又有野生和栽培、草本和木本等性质的不同，所以采收时月，可因药材种类、地域范围等不同情况区别对待，而不是在全国范围内一成不变，即遵循"采药有时，但无定月"原则，关键是掌握优质这个标准。例如，测定北方同一产地不同采收期的板蓝根中靛玉红与靛蓝含量，12月份靛玉红含量最高，11月份靛蓝含量最高，认为北方产的板蓝根宜在11～12月份之间采收。而南方产的板蓝根，其还原糖含量在12月下旬冬至后到翌年1月的"三九寒天"时达最高峰。因此，在初霜后的11月下旬采收，即可获含量高、质量好的板蓝根药材。

（四）注意采收时间及外界气候对药材质量的影响

有些植物体内有效成分的含量具有周期性变化的特点，同时，中药材在一天内不同时间

的有效成分含量亦有变化，因此采收药材时应注意这方面的因素。例如，薄荷在连晴一周后每天于朝露干后至下午 2 时采收的叶，其挥发油含量最高；金银花在花期内多于下午（17～21 时）自花枝的下部陆续向上开放花朵，因此一天内早 9 时采摘花蕾最好；红花的花冠一般在傍晚时开始伸展，至次日晨 6 时左右充分展开，8 时后停止生长，因此早上 6～8 时采摘最宜，此时花色鲜艳，质量好；青蒿在同一天的不同时间采收，有效成分含量变化很大，早上采收的样品中青蒿素含量为 0.415％，而中午 12 时和下午 4 时采收的样品中青蒿素含量分别为 0.577％、0.543％，光照强度对青蒿素含量变化有很大的影响。因此，选择最佳采收时间十分必要。

第四章

中药材的产地加工

中药材采收后，绝大多数为鲜品，其内部含水量较高，若不即时加工处理则很容易引起霉烂变质，中药材的有效成分也随之分解、散失，严重影响中药材质量、疗效及药农的经济效益。因此，除少数要求鲜用的如生姜、鲜生地、鲜芦根等外，大部分药材必须在产地进行拣选、筛选、风选、清洗、切剥等，然后去除非药用部位，再进行干燥处理等一系列技术措施，使其尽快形成商品药材，这种加工称为"产地加工"或"产地初加工"，是防止鲜品成分分解的有效手段。中药材经产地加工后，剔除了杂质和劣质部分，性状符合商品规格，也保证了中药材质量，同时可防止中药材霉烂变质，符合医疗用药要求。它是实施中药材生产质量管理规范（GAP）的一个十分重要的步骤，对于中药材进一步炮制加工起着决定性作用。中药材的产地加工技术将直接影响到中药饮片的质量与中医临床疗效。

第一节　中药材产地加工的目的

中药材经采收后，一般都必须进行产地加工。由于中药材品种繁多，来源不一，其形、色、气、味、质地以及含有的物质不完全相同，因此对其进行加工的要求也不一样。一般都应达到形体完整、含水量适度、色泽好、香气散失少、不改变味道（必须经加工改变味道者如玄参、地黄、黄精等除外）、有效成分破坏少等要求。产地加工对中药材商品的形成、中药饮片和中成药等产品的深加工以及市场流通和临床使用等方面具有重要意义。

一、除去杂质和非药用部位，保证药材品质

中药材在采收过程中，常混有沙土、杂质、霉烂品及非药用部位，因此，必须通过净选、清洗等加工处理，使其达到一定的净度，这对保证临床用药剂量准确有着重要的意义。如种子类药材要去沙土、杂质，根类药材要去芦头，皮类药材要去粗皮，动物类药材要去头、足、翅等。其他如五倍子煮后杀死内部蚜虫，虫白蜡水煮则是利用蜡水比重不同和热熔冷凝的性质，达到纯化蜡质的目的。

二、分离不同的药用部位

中药材中同一植物的不同部位有的功效相同，如以全草入药的中药材。有的功效有别，如紫苏在临床应用中，苏子化痰止咳、下气通便，苏叶发表散寒，苏梗理气安胎；又如莲子心养心安神，莲子肉补脾止泻。也有的功效截然相反，如麻黄与麻黄根。麻黄功能发汗解

表，宣肺平喘，利水消肿，用于外感风寒表证、风寒外束致肺气壅遏的咳喘证、水肿兼有表证者；麻黄根能收敛止汗，主要用于自汗、盗汗。两者功效相反，不得误用。因此，使用植物药常常要分清部位，一般在产地加工时，通过净选而将其分离。

三、进行初步处理，利于药材干燥

中药材采收后都是鲜品，含水量大，易于霉烂变质，药效成分亦易分解散失，影响质量和疗效，所以在产地通过初加工（初步处理和干燥），可防止霉烂、腐败，保证药材效用。对一些肉质茎含水量较高的，如马齿苋、垂盆草等，在产地采收后需用开水稍烫一下再捞出，易于干燥。

四、保持有效成分，保证药效

由于酶的存在，含苷类成分的药材中的苷在一定温湿度下易被酶分解，故采收后及时干燥（晒干或烘干等），抑制其活性。如槐米通过加热破坏其所含酶，使有效成分稳定。又如桑螵蛸采收后常含大量虫卵，需及时通过加热蒸制，有效杀死虫卵而防孵化，从而防止其变质。

五、整形、分等，利于按质论价

药材的等级是按加工后部位、形态、色泽、大小等性状要求制订出的若干标准，通常以品质最佳者为一等，较佳者为二等，最次者为末等，不分等级者称为统货。

药材规格划分的常用方法有：①按加工方法不同划分。如山药带表皮的称为"毛山药"，而除去表皮、搓光揉直等加工后则为"光山药"；又如附子分为"盐附子"和"附片"两类，其中附片又按加工时放入的辅料不同而划分为"白附片"、"黑顺片"等规格。②按入药部位划分。如当归分为"全当归"、"归头"；莲藕分为"荷叶"、"藕节"等。③按分布和产地划分。如白芍，产于浙江的称为"杭白芍"；产于安徽的称为"亳白芍"；产于四川的称"川白芍"。又如甘草，主产于内蒙古西部等地的称为"西草"；主产于内蒙古东部等地的称为"东草"等。④按成熟程度划分。如连翘分为"青翘"和"老翘"；鹿茸分为"初生茸"和"再生茸"等。⑤按采收季节划分。如三七分为"春三七"和"冬三七"。⑥按药材基原划分。如麻黄分为"草麻黄"、"中麻黄"和"木贼麻黄"。

挑选分等是将加工后的药材按药材商品区分规格等级的方法，是产地加工的最后一道工序。药材的规格等级是药材的质量标准，由于各地传统划分方法不一，目前仅有部分中药材商品有全国统一的规格等级标准，也有的综合以上各种指标进行分等。这些规格、等级标准是在传统习惯的基础上，结合产地现状制订的。中药材通过其产地加工，从而形成一定的商品性状及规格等级，利于按质论价。

六、便于包装、贮存和运输

中药材经产地加工后，既有利于按商品规格包装，也有利于贮存、方便运输与销售。

第二节 中药材产地加工的一般原则

中药材种类繁多，品种规格和地区用药习惯不同，加工方法也各不相同。中药材产地加工方法一般遵循以下原则。

一、根及根茎类中药材的产地加工

根及根茎类中药材采收后，一般须先洗净泥土，除去非药用部分，如须根、芦头等，然后按大小不同分级，趁鲜切片、切块、切段、晒干或烘干，便于加工，如白芷、丹参、牛膝、前胡、射干等。对一些肉质性、含水量较高的块根、鳞茎类及粉性较强的药材，如天冬、百部、薤白、北沙参、明党参等，干燥前应先用沸水稍烫一下，然后再切片晒干或烘烤，利于干燥。对于质坚难以干燥的粗大根类药材，如玄参、葛根等应趁鲜切片，再进行干燥。对于干燥后难以去皮的药材，如丹皮、桔梗、半夏、芍药等应趁鲜刮去栓皮。对那些含淀粉、浆汁较多的药材，如天麻、地黄、玉竹、黄精、何首乌等应趁鲜蒸制，然后切片晒干或烘干。此外，有些药材需进行特殊产地加工，如浙贝母采收后，要擦破鳞茎外皮，加石灰吸出内部水分才易干燥；白芍先要经沸水煮一下，去皮，再通过反复"发汗"晾晒，才能完全干燥；延胡索采收后先分大小，置箩筐中擦去外皮，洗净，沥干后转入沸水中煮至内心黄色，晒干，才能保证药材的色泽及质量要求。

二、皮类中药材的产地加工

皮类中药材，包括药用部位为木本植物茎、干或根皮部的一类药材。一般要根据中药材传统规格进行产地加工。在采收后，按规格趁鲜切成一定大小的片或块，再晒干即可。有些采收后要趁鲜抽去木心晒干，不需再进一步加工，如粗丹皮。有些品种在采收后应趁鲜刮去外层的栓皮，再抽去木心，进行干燥，如刮丹皮、椿根皮等。有些树皮类药材采收后应先用沸水略烫，并加码叠放，使其"发汗"，待内皮层变成紫褐色时，再蒸软刮去栓皮，然后切成丝、片或卷成筒（单卷筒、双卷筒状），最后晒干或烘干，如肉桂、厚朴等。

三、叶及全草类中药材的产地加工

叶及全草类中药材采收后应立即摊开、晒干，或放在通风处阴干或晾干。对于含芳香挥发油类成分的药材，如薄荷、荆芥、藿香等忌日晒，一般采收后应置通风处阴干，以避免有效成分损失。有些全草类药材在未干透前就应扎成小捆，使其形成一定重量或体积，再晾至全干，以免干燥后捆扎易碎，如紫苏、薄荷、荆芥等。有些可直接晒干，如穿心莲、金钱草等。一些含水量较高的肉质叶类药材，如马齿苋、垂盆草等应先用沸水略烫后再进行干燥。

四、花类中药材的产地加工

花类中药材为了保持其颜色鲜艳、花朵完整，宜选择晴朗天气于早晨或上午当花朵的香气尚未散失时采收。采收后一般可放置通风处摊开阴干或于较弱的阳光下晒干，也可在低温下迅速烘干，以保障质量，防止发生沤花及烂花。干燥时摊开撒铺要适中，过厚不宜晒干，过薄花宜碎散。晾晒时要使颜色鲜艳，并注意控制晾晒时间，以避免有效成分散失，保持浓郁香气，如红花、芫花、金银花、玫瑰花、月季花等。但尚有少数花类药材需先蒸后干燥，如杭白菊等。

五、果实类中药材的产地加工

果实类中药材的外表都带着一层外壳（果皮或种皮），外壳容易干燥，但内仁却不易干透，易出现发霉、变色、泛油等。因此，晾晒时一定要使内部干透为止。一般果实类药材采收后直接晒干或烘干即可，但也有需阴干的，如瓜蒌仁等。果实大又不易干透的药材，如佛手、酸橙、宣木瓜等应先切开后干燥。宣木瓜采摘后，趁鲜纵剖两瓣，置笼屉蒸 10～20 分钟取出，切面向上反复晾晒至干。以果肉或果皮入药的药材，如瓜蒌、陈皮、山茱萸等，应先除瓤、核或剥皮后干燥。山茱萸采摘后，放入沸水中煮 5～10 分钟，捞出，捏出籽仁，然后将果肉洗净晒干。此外，有极少数药材还需经烘烤、烟熏等方法加工，如乌梅采摘后分档，用火烘或焙干，然后闷 2～3 天，使其色变黑。

六、种子类中药材的产地加工

种子类中药材一般将果实采收后直接晒干、脱粒、收集。有的带果壳一起干燥贮藏，以保持质量，如砂仁等；有些药材要去种皮或果皮，如薏苡仁、决明子等；有些要击碎果核取出种仁供药用，如杏仁、酸枣仁等；有些则需蒸制，以破坏使药材易变质变色的酵素，如五味子、女贞子等。

七、动物类中药材的产地加工

动物类中药材是指入药部位为动物的全体或部分的一类药材。这类药材的来源和入药部位比较复杂，形体、质地等差异很大，所以药用动物捕获后进行产地加工的方法多种多样，往往因动物种类不同而异。而相同动物因产地、时间的不同，其产地加工方法也有差异。但就药用动物的特性而言，一般要求加工处理必须及时得当，特别是干燥处理要及时。常用的方法有洗涤、净选、干燥、冷冻等，有些还需加入适宜防腐剂。此类药材多数在捕捉后用沸水烫死并晒干，如斑蝥、土鳖虫等。有些药材在加工过程中还需进行特殊处理，如全蝎在产地加工时，通常用 10％食盐水浸泡后加热煮沸，至全蝎脊背抽沟、全身僵挺、色泽光亮时取出，置通风干燥处晾干即得。又如蜈蚣在捕后烫死，及时选用与虫体长宽相近的竹签，将虫体撑直，然后暴晒使其干燥，若遇阴雨天，可用无烟炭火烘干，温度一般不宜超过 80℃。一般动物鳞甲、骨骼等必须在干燥前去筋肉，如鳖甲、龟甲等。对于药用虫卵或虫瘿者，则需经过蒸煮后，杀死内部虫体，以免来年春暖花开时孵化成虫，破坏药材，影响疗效，如桑螵蛸、五倍子等。此外，部分动物类药材还需分别进行去头、尾、足、翅、鳞片、内脏、残肉、皮膜等的加工，如乌梢蛇、蕲蛇等。

八、矿物类中药材的产地加工

矿物类中药材的产地加工主要是清除泥土和非药用部位，以保持药材的纯净度。

第三节 中药材的净制

中药材采收后，除了少数以鲜药应用外，绝大部分都要进行产地加工。产地加工时应注意加工场地清洁、通风并设遮阳棚、防雨棚，也应有防鼠、鸟、虫及家禽（畜）的设备。同时应继承对"道地药材"的传统加工方法，如需改变传统加工方法，应有充分实验数据说明，并经药材监管部门批准。由于中药材种类繁多，品种规格及地区用药习惯不同，其加工方法也有差异。

净制是中药材产地加工的第一道工序，是中药材制成饮片或制剂前的基础工作。几乎每种中药材在使用前均须进行净制，即中药材在切制、炮炙或调配、制剂前，均应选取规定的药用部位，除去非药用部位、杂质及霉变品、虫蛀品、灰屑等，使其达到药用的纯度标准。早在汉代，医学家张仲景就很重视药用部位、品质和修治，他在其著作《金匮玉函经》中指出药材"或须皮去肉，或去皮须肉，或须根去茎，或须花去实，依方拣采，治削，极令净洁"。此后，历代医籍中又有不少记载，归纳起来不外是除杂质、除质次部位、除毒副作用以利于切制和炮炙，从而保证用药安全有效。净制理论自明代开始至清代才逐渐趋于完整，如明代《本草蒙筌》云："有剂去瓤免胀，有抽去心除烦。"又如清代《修事指南》曰："去芦者免吐，去核者免滑，去皮者免损气，去丝者免昏目，去筋脉者免毒性，去鳞甲者免毒存也。"2010年版《中国药典》对某些药材品种的酸不溶性灰分进行了限制，如川乌不得超过2.0%、车前子不得超过2.0%、巴戟天不得超过0.8%、甘草不得超过2.0%、白术不得超过1.0%、海金沙不得超过15.0%等。这些都是为了达到药材一定的净度要求。

一、净制的方法

根据中药材质地与性质，净制方法可分为挑、拣、颠簸、搓揉、筛选、刮、摘剥、风选、水选等。

1. 挑、拣 即将中药材放在竹长匾内或摊放在桌上，用手拣去簸不出、筛不下且不能入药的杂质，如核、柄、梗、骨、壳等，或变质失效的部分，如虫蛀、霉变及走油部分，或分离不同的药用部位，或将药材按大小、粗细、长短、厚薄、软硬、颜色等不同档次分类挑选，在实际操作中往往配筛、颠簸等。如金银花中常带有残碎叶片和灰屑，将其摊在竹匾内或桌上，用手翻动拣去残碎叶片和灰屑，使之纯净。

2. 颠簸 即将中药材放入其用柳条或竹片制成的圆形或长方形簸子、竹匾或长簸箕中，使之上下左右振动，利用中药材与杂质的不同比重与比例，借簸动时的风力，将杂质簸除、扬净，用以簸去碎叶、皮屑等，使药纯净，大多适用于植物类中药材。

3. 筛选 即根据中药材和杂质的体积大小不同，选用不同规格的筛和箩，以筛去中药材中的砂石、杂质，使其达到洁净。有些中药材形体大小不等，需用不同孔径的筛子进行筛选，如延胡索、浙贝母、半夏等。

筛选的方法，传统均使用竹筛、铁丝筛、铜筛、蔑筛、麻筛、马尾筛、绢筛等。但马尾筛、绢筛一般用来筛去细小种子类中药材的杂质，或药物研粉需细净者。

传统筛选系手工操作，效率不高，劳动强度大，同时存在粉尘污染的问题，因此现代多用机械操作，主要有振荡式筛药机和小型电动筛药机。

操作时只要将待筛选的药物放入筛子内，启动机器即可筛净。不同体积的药物，可更换不同孔径的筛子。这种机械结构简单，操作容易，效率高而噪音小。

小型电动筛药机较适用于筛选无黏性的植物中药材，也适用于有毒、有刺激性及易风化、潮解的药物。由于它将筛底安装于铁皮箱内，上有铁皮盖，药物在密封的筛箱内往复振动，筛落的药物粉末再掉入下面密封的铁箱中。

4. 刮 即用金属刀片或木片、竹片、玻璃片、瓷片等刮去药物表面的附着物或不入药部分。此法常用于树皮类或某些动物类中药材，如牛骨需刮去筋膜，厚朴、黄柏等需刮去粗皮等。此外，采收竹茹时，也用刮的方法，即将鲜淡青竹用湿布揩净后，用刮刀刮去外面一层青衣（不能药用），然后再用刮刀斜刮取细丝条状，晒干。

5. 摘 即将根、茎、叶、花类中药材放在竹匾内，用手或剪刀将其不入药的残基、叶柄、花蒂及须等摘除，使之纯净。例如，辛夷除梗柄法，即将少许辛夷摊放在竹匾内，用手轻轻摘除连在花朵上的细梗，同时拣去杂草残叶，留取净药材。

6. 挖 即采用金属刀或非金属刀（如竹片等），挖去果实类中药材中的内瓤、毛核，便于药用，如枳壳挖去内瓤。又如金樱子挖去毛核，即将金樱子加水浸泡至微软，切开挖尽毛及核，再洗一次，晒干。

7. 风选 即利用中药材和杂质的质量不同，借风力将杂质除去。一般可利用簸箕或风车、风扇等通过扬簸或吹风等操作，把不同比重的中药材和杂质分开，以达纯净中药材之目的，如苏子、车前子、吴茱萸、青葙子、莱菔子、葶苈子等。有些药材通过风选可将果柄、花梗、干瘪之物等非药用部位除去。

8. 水选 即将中药材通过水洗或浸漂除去杂质的常用方法，以使药物洁净。在实际操作过程中，可根据中药材性质，采用清洗或淘洗两种方法。

（1）清洗：即用清水将中药材表面的泥土、灰尘、霉斑或其他不洁之物洗去。先将洗药池注入清水七成满，倒入挑拣整理过的中药材，搓揉干净，捞起，装入竹筐中，再用清水冲洗一遍，沥干后干燥，或进一步加工。

（2）淘洗：用大量清水荡洗附在药材表面的泥沙或杂质。即把药材置于小容器内，一边倾斜潜入水中，轻轻搅动药材，来回抖动小盛器，使杂质与药材分离，除去上浮的皮、壳等杂质，以及下沉在小盛器的泥沙后，取出药物干燥。

部分中药材可趁鲜洗涤，除净泥沙及杂质。在中药材水洗时，应严格掌握时间，对其有效成分易溶于水的中药材，一般采用"抢水法"，即快速洗涤药材，缩短中药材与水接触的时间，以免损失药效。此外，具有芳香气味的药材一般不宜水洗，如薄荷、细辛、木香、防风、当归等。

二、中药材净制的一般要求

中药材净制是根据原药材的情况，并结合中医临床用药要求而进行的。产地加工时按净制要求可分为：去根去茎、去皮壳、去毛、去心、去核、去瓤、去残肉、去杂质、去霉败品等。

1. 去根茎

（1）去残根：用茎或根茎的中药材需除去非药用部位的残根，一般指除去主根、支根、须根等非药用部位。常用于荆芥、薄荷、马齿苋、马鞭草、泽兰、茵陈、益母草等。

（2）去残茎：用根的中药材需除去非药用部位的残茎，如龙胆、白薇、丹参、威灵仙、续断、防风、秦艽、广豆根等。

另外，同一类植物根、茎均能入药，但二者作用不同，则需分离，分别入药，如麻黄。

制作：一般采用剪切、风选、挑选等。

2. 去皮壳　去皮壳包括有皮类中药材去除其栓皮，根及根茎类中药材去除其根皮，种子类中药材去除其果皮或种皮。

现代认为去皮的作用及目的主要是除去非药用部位，使用量准确等。

制作：去皮的方法因中药材不同而异。树皮类药材，如黄柏可用刀刮去栓皮、苔藓及其他不洁之物。有些中药材特别强调在产地趁鲜去皮，如知母、桔梗（传统要求桔梗去"浮皮"后入药）等，干后不易除去。牡丹皮需趁鲜先用竹刀或瓷片刮去外皮，再用木棒轻轻将根捶破，抽去木部，晒干，名为刮丹皮（粉丹皮）。种子类中药材，一般把果实采收后，晒干去壳，取出种子，如车前子、菟丝子等；或先去壳取出种子而后晒干，如白果、杏仁、桃仁等；不用去壳的如豆蔻、草果等，以保持有效成分不致散失。

3. 去毛　有些中药物表面或内部常生许多绒毛，因服后能刺激咽喉引起咳嗽故须除去，以消除其副作用。在产地去毛类中药材包括中药材表面的细茸毛、鳞片。

制作：一般采用刮除等。

4. 去心　"心"一般指根类中药材的木质部或种子类中药材的胚芽。在产地加工时，去心的中药材主要包括去根的木质部分和枯朽部分，以及去种子类中药材的胚芽等，如牡丹皮、巴戟天、莲子等药材去心。

牡丹皮中丹皮酚、芍药苷和氧化芍药苷的含量与其全根相似，细根的丹皮酚和单萜苷含量较粗根为高。丹皮和全根在相同条件下，总提取物收率分别为 41% 和 38%。巴戟天经薄层色谱与紫外光谱比较，根皮与木心所含化学成分差异很大，如无机元素含量比较，根皮中有毒元素 Pb 较木心含量为低，而有益的 Fe、Mn、Zn 等 16 种微量元素含量较木心丰富，可见传统要求加工上述药材时去心是有道理的。

制作：依具体药材可灵活掌握。

5. 去核　有些果实类中药材常用果肉而不用核（或种子）。其中有的核（或种子）属于非药用部分，在产地加工时需将其除去。

例如山茱萸，果核分量较重，无治疗作用，且古人认为核能滑精，故需除去。

现代研究认为，山茱萸果核与肉的成分相似，但含量有差别，鞣质和油脂主要分布于核中，而具有降低血清转氨酶作用和安神、降脂、抗菌消炎作用的熊果酸主要存在于肉中，核为肉的 1/6。临床有带核入药治疗遗精致病情加剧的报道，因此山茱萸不去核必然会影响临床疗效。

又如诃子为收涩药，历代强调"去核用肉"。现代研究认为诃子主要成分为鞣质，生诃子肉中鞣质含量为 40.60%，核中鞣质含量仅为 4.16%，含量相差近十倍，故须去核入药，以去除其质次部分，提高有效成分含量比，从而增强其收敛止泻之功。

制作：依具体药材可灵活掌握。

6. 去瓤　有些果实类中药物须去瓤使用，如枳壳通常用果肉而不用瓤，因瓤中不含挥发油等成分，且能致胀故枳壳瓤作为非药用部分需除去。

制作：一般采用挖除等。

7. 去杂质及霉败品　一般指除去土块、砂石、杂草及霉败品等。

制作：采用洗净、漂净、筛选、风选和挑选、磁铁吸出等。

第四节　中药材的产地切制

中药材产地切制是指将净选后的新鲜药材直接切成一定规格的片、丝、块、段等的加工工艺，它是中药材加工的重要工序之一。

目前，许多饮片加工厂收购中药材后，要经过水洗、浸泡、各种润法，待药材柔软后方可切片、烘干。此法费工费时，加之长时间浸泡药材，将会严重影响中药材质量。

中药材鲜药及趁鲜切制的优点：

(1) 保持中药材的天然特性：中药鲜药经过清洗、沙埋保鲜等方法，在原产地进行加工处理，保持着天然植物的原有特性。

(2) 最大限度地保留中药材的生物活性成分：药物的有效成分是其发挥作用的物质基础，药物有效成分的多少决定其临床疗效的高低。中药材在产地趁鲜加工，减少了药物的采集、晾干、运输、浸泡、切制过程中有效成分的流失，最大限度地保留其有效生物活性成分，发挥临床疗效。

(3) 中药鲜品对于有些疑难病有一定的特殊治疗作用：众所周知的中药新药青蒿素研制，就是通过遵古炮制，采用现代冷轧取汁技术从鲜品青蒿中取出而获得成功的。有的医家使用动物鲜品制剂以抗肿瘤，也取得一定疗效。可见中药鲜品可能对一些疑难病症有较好的治疗作用。

(4) 鲜药直接提取、分离和纯化：中成药的生产实现了一定程度的机械化和半机械化。传统工艺制备中药往往有效成分含量低、杂质多、质量不稳定，因此临床用药大多建立在经验的基础上，不能与现代医学接轨。为解决这个问题，可以采用鲜药直接提取、分离和纯化技术。

(5) 趁鲜切制，提高饮片质量：经初加工干燥后的中药材在进行饮片切制前又需进行浸润软化处理，此过程处理不当，会造成中药材有效成分流失。若新鲜中药材在产地趁鲜切制成饮片，不仅可以缩短加工环节，节约能源，而且还可保持其较好的色泽气味。

（6）利于干燥：全草类、叶类、花类、较小的根及根茎类、种子类中药材等，经过拣或洗后即可进行干燥。果实类如木瓜、山楂、枳壳等中药材需趁鲜横切成2～4片，有利于干燥。另外，一些较大根及根茎类中药材，如大黄、苦参、葛根、何首乌等，也需趁鲜切制成片或块，以利于干燥。

一、中药材产地切制原则

中药材采集后，除了少数供新鲜药用外，绝大部分中药材都要进行产地加工。产地加工不仅可以防止中药材霉烂变质和有效成分散失，而且便于仓储、调拨、运输和有效使用。由于中药材种类繁多，品种规格及地区用药习惯不同，故其加工方法也有差异，现将一般产地切制原则介绍如下：

1. 根茎类中药材 此类中药材采挖后，一般只需净制，除去非药用部分，如须根、芦头等，然后分大小干燥即可，一些中药材需趁鲜切片、切块、切段晒干或烘干。对一些肉质、含水量大的块根、鳞茎类中药材，如百部、薤白等，干燥前先用沸水略烫一下，然后再切片晒，就易干燥。有些中药材如桔梗、半夏须趁鲜刮去外皮再晒干。明党参、北沙参应先入沸水烫一下，再刮去外皮，洗净晒干。对于含浆汁丰富、淀粉多的何首乌、生地、黄精、天麻等类药材，采收后洗净，趁鲜蒸制，然后切片晒干或烘干。

2. 叶及全草类中药材 此类中药材采收后，可趁鲜切成丝、段或扎成一定重量及大小的捆把晒干，如枇杷叶、石楠叶、仙楠叶、仙鹤草、老鹤草、凤尾草等。对含芳香挥发性成分的药材，如荆芥、薄荷、藿香等宜阴干，忌晒，以避免有效成分损失。

3. 皮类中药材 一般在采收后，趁鲜切成适合配方大小的块片，晒干即可。但有些品种采收后应先除去栓皮，如黄柏、椿树皮、刮丹皮等。厚朴、杜仲应入沸水中微烫，取出堆放，让其"发汗"，待内皮层变为紫褐色时，再蒸软，刮去栓皮，切成丝、块、丁或卷成和筒状，晒干或烘干。

4. 茎木类中药材 一般较粗大的茎木类趁鲜切片，再行其他加工或直接晒干。木类中药材的产地加工一般是除去粗皮及边材，取其心材，趁鲜劈成小块片或切成段，晒干。

5. 果实类中药材 一般采摘后，直接干燥即可，但也有的需趁鲜纵剖两瓣，经蒸制后干燥，如宣木瓜。

总之，中药材采收后，应迅速加工，避免霉烂变质。对可进行产地直接切制的植物类中药材应趁鲜切制成饮片需要的片、块或段，以减少重复加工时药材浪费和有效成分损失。

二、切制方法

目前，中药材趁鲜切制在不影响药效，便于调配和制剂的前提下，已基本走向机械化生产，并逐步向自动化生产过渡。但由于机器切制并不能满足某些片型的切制和一些基层单位的要求，所以手工操作仍占重要位置。

1. 手工切制 即利用切药刀手工切制。传统的手工切制可以选择恰当的切面，而机械切制则不可能达到这一点。尽管全国各地使用的手工切刀不尽相同，但其切制方法大致相似。

操作时，先将鲜药材净选、洗净后晾至半干，当药材具有一定韧性时整理成"把活"或"个活"置于刀床上，再用手或特别的压板向刀口推进，然后按下刀片，即成饮片或需要的片、块。其薄厚长短，可以根据推进距离控制。

由于刀磨的好坏直接影响到切药的质量，所以应注意磨刀。现已有机器磨刀装置，适用于切药机刀具的磨刃。

手工切药刀简介如下：

(1) 切药刀（铡刀）（图4-1）：主要由刀片、压板、刀床（刀桥）、控药棍、装药斗等部件组成。操作时，人坐在刀凳上，左手握住药材向刀口推送，同时右手拿刀柄向下按压即可。这种切制方法只宜少量生产。

(2) 片刀（类似菜刀）：多用于切直片、厚片、斜片等，如白术、甘草、黄芪、苍术等。

在手工切制时，对于一些中药材特殊需要的切制，如浙贝、泽泻等，应注意用传统的切制方法与工作经验相结合，认真研究体会，从而提高切制质量和商品质量。

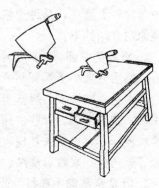

图4-1　铡刀及铡刀桌

2. 机器切制　目前全国各地生产的切药机种类较多，功率不等，其优点是生产能力大，速度快，节约时间，并可减轻劳动强度，提高生产效率。

操作时，将鲜药材净选、洗净后晾至半干并具有一定韧性时，整齐地置于输送带上或药斗中，将其压紧，随着机器的转动，药材被送至刀口，运动着的刀片便可以将其切制成一定规格的饮片。

现将一些传统及近几年来较为新型的切制机器介绍如下：

(1) 剁刀式切药机：剁刀式切药机为较传统的切药器械，这种切药机的优点是结构简单，适应性强，功效高。一般适用于根或根茎、全草类中药材。操作时，将被切中药材堆放于机器台面上，启动机器，药材经输送带进入刀床切片。片的厚薄可以通过偏心调节来完成。此法不适用于颗粒状药材的切制。

(2) 旋转式切药机：这种机器可用于颗粒状中药材的切制。操作时，将待切制之颗粒状药材如半夏、延胡索等装入固定器内，铺平，压紧，以保持推进速度一致，切片均匀。装置完毕后便可启动机器切片。

目前比较先进的旋转式切药机为 ZQJ-100G 型旋转式切药机。这种类型系旋转式刀盘，连续送料切制中草药的机器，可切制根茎、藤木、叶、果实等中草药，属多功能切药机，该机适应性强，饮片厚薄均匀，片形好，饮片厚度可根据需要任意调节。

(3) 转盘式切药机：ZQY 型 380 型转盘式切药机主要用于中药厂、饮片厂、保健品厂对根、茎、叶、草、皮及果实类中药材的切制。其工作原理及特点：药材经链条送至刀门口，刀盘旋转物料切制成一定规格的饮片。

(4) 多功能切药机：多功能切药机（图4-2，图4-3）可进行对根茎、块状及果实类中药材圆片、直片，以及多种规格斜片的加工切制。

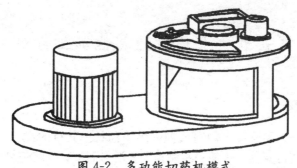

图 4-2 多功能切药机模式

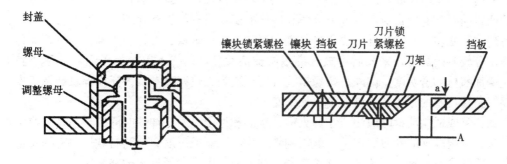

封盖
螺母
调整螺母

镶块锁紧螺栓 镶块 挡板 刀片 刀片锁紧螺栓 刀架 挡板

图 4-3 多功能切药机结构示意图

结构特点：体积小，重量轻，效率高，噪音低，操作维修方便；药材切制过程中无机械输送；根据药材形状、直径选择不同的进药口，以保证饮片质量。

使用与调整：使用前应检查刀片是否锁紧，转动刀盘是否有受堵现象。刀片修磨时后角应在 23°～25°之间。按图 4-3 所示刀片与挡板的距离 A 根据不同的饮片规格要求调整在 3～6mm 之间，刀片锁紧后应把镶块与刀片抵紧，以免刀片受力时后退。饮片的厚度调整按图 4-3 取下封盖，用扳手松开螺母、转动调整螺母，根据饮片的厚度要求调挡板与刀片 a 的高度，然后把螺母锁紧放上封盖即可。

目前国内还有一种较为先进的多功能切药机，该机可切制瓜子片、柳叶片及果实、根类、茎类的斜片及直片等不同饮片规格。

（5）直线往复式切药机：该机由无级调速系统、直线运动的切力机构、输送带和步进传动机构及压料机构等组成。特制的输送带和压料机构将物料按设定的距离向前作步进移动，刀直接落在输送带上切断物料，可连续作业。主要特点：①物料切口平整，无残留物料，成品率比普通切药机高 10%～15%，适用于所有叶、皮、茎藤、全草类药材和大部分根、根茎、果实、种子类药材的切制。②采用齿轮变速，输送带步进移动准确无误。③变频无级调速，可使用单相 220 伏电源。④操作简单，维修方便。

（6）往复式切药机：由于机械的传动，使刀片上下往复运动，原料经链条连续送至切药口由往复式切刀切制成所需要厚度的饮片，无级调速调节进料可切制不同厚度的饮片。这种机器主要用于根、茎、叶、草、皮类等中药饮片及其他类似物料的切制。

第五节 中药材的其他加工方法

一、蒸、煮、烫

蒸、煮、烫适用于含黏液质、淀粉或糖分多的药材。其目的在于：①驱逐药材中的空气，阻止氧化，避免药材变色；②使一些酶类失去活力而不致分解药材中的有效成分；③使药材细胞中原生质凝固，产生质壁分离，利于水分蒸发，干燥迅速；④杀死虫卵（五倍子）。有的药材同时含有使自身某些成分分解和转化的酶，只有经加热处理，使酶失去活力，才能保持药材不变质。某些药材需要通过蒸煮方法加工，如黄精、百合、天麻、白及、天冬、薤白等水分较多的药材，采收后可放入沸水中烫泡片刻，这样不但容易干燥，且易于剥皮抽心，增加药材的透明度。此外，桑螵蛸、五倍子之类，只有蒸煮后杀死内部虫卵及蚜虫，才能保持药性；有的则为了不易散瓣，如菊花。

蒸、煮或烫制药材时应注意掌握火候、水温和加工时间。加热时间的长短及采取何种加热方法，应视药材的性质而定。一般以刚熟透为度，蒸烫过度会使药材软烂，有损质量。如白芍、明党参煮至透心，天麻、红参蒸透，红大戟、太子参置沸水中略烫等。

1. 蒸　一般用于含浆汁、淀粉或糖分多的药材，便于干燥。如黄精、玉竹、天麻、红参、郁金、杭菊花等。黄精在产地采集后，一般需洗净，闷润一宿，置特制木甑内隔水蒸12小时，停火闷焗12小时，取出，晒半干。再置甑内按前法蒸焗1～2次，至黄精内外呈黑色，气味香甜，口嚼无刺喉感。

2. 烫　一般用于肉质、含水量大的块根、鳞茎类药材，采收后，放入沸水中烫片刻，然后再捞出晒干。通过沸水稍烫片刻，可使细胞内蛋白质凝固，淀粉糊化，破坏酶的活性，促进水分蒸发，利于干燥，并可增加透明度，保持药效。但要注意水温和时间，以烫至半生不熟为好，过熟则软烂，品质差，如天门冬、百部、百合等。

3. 煮　根据药材性质及产地加工情况，药材煮制可分为清水煮、盐水煮、碱水煮等。具体煮制时间的长短，因药材性质而异。

(1) 清水煮：一般用于含淀粉较多的根类药材，如白芍、明党参、北沙参等。

(2) 盐水煮：某些动物类药材经盐水煮后，不仅有利于药用部位的分离，而且有利于干燥和保存，如全蝎、穿山甲等。

此外，个别药材如肉苁蓉投入盐湖腌，也是一种保存备用的方法。

(3) 碱水煮：如珍珠母采收后，及时置于碱水中煮5～10分钟，洗去黏液，然后用清水洗净，干燥。

4. 浸、煮、蒸并用　一些中药材如黑顺片（附子），产地加工时浸、煮、蒸并用，是为了特殊加工减毒目的的需要。

二、发汗

有些中药材在产地加工时，通常将药材在晒、微火烘或微煮（蒸）后，堆置起来发热、

"回潮"，使内部水分向外散发，促使药材变软、变色、增强气味或减小刺激性的方法，习称"发汗"。如玄参秋末冬初采挖，除去茎叶及须根，暴晒至半干后，堆闷3～4天，反复暴晒至八九成干，再堆闷至内心发黑油润，晒干。其"质坚实，不易折断，断面黑色，微有光泽"。倘若不反复堆闷发汗、暴晒，断面是不会变黑的。丹参的产地加工也应"发汗"，断面才能显褐色并可见到放射状的木质部花纹。其他在产地加工时需"发汗"的药材还有如厚朴、茯苓等。

三、自然发酵

一些中药材需用一定的原料在自然条件下发酵加工而成，如神曲、芜荑、百药煎等。

例如神曲的制备方法：取杏仁、赤小豆碾成粉末，与面粉混匀，加入鲜青蒿、鲜辣蓼、鲜苍耳草药汁，揉搓，捏之成团，掷之即散的粗颗粒状软材，置模具中压制成扁平方块（33cm×20cm×6.6cm），用鲜苘麻叶包严，放入箱内，按品字形堆放，上面覆盖鲜青蒿。置30℃～37℃，经4～6天即能发酵，待药面生出黄白色霉衣时取出，除去苘麻叶，切成2.5cm见方的小块，干燥。每100kg面粉，用杏仁、赤小豆各4kg，鲜青蒿、鲜辣蓼、鲜苍耳草各7kg。药汁为鲜草汁和其药渣煎出液。

四、煎汁浓缩

一些中药材需要通过煎汁浓缩的方法加工，如儿茶膏、阿胶等。

例如儿茶的制备方法：割取带叶小枝，放入铜锅中，加水煎煮6～8小时，并经常搅拌，使叶破碎，待叶变黄色时，取出枝叶，将药液滤过，**浓缩**，干燥。

五、搓揉

一些中药材加工时还需要配合搓揉的方法进行，如三七、玉竹等。

例如三七的加工方法：采挖后洗净，将主根上的支根、茎基及须根分别剪下，分类干燥。支根习称"筋条"，茎基（芦头）习称"剪口"，须根习称"绒根"，主根称"头子"。将"头子"暴晒一天后进行第一次揉搓，使其紧实，再暴晒至半干，反复搓揉，以后每日边晒边搓，直至全干，即为"毛货"。将"毛货"置麻袋中加粗糠或稻谷往返冲撞，使外表呈棕黑色光亮，即为成品。

六、石灰拌

一些中药材加工时还需要石灰拌的特殊处理，如川贝、浙贝、僵蚕等拌入一定量石灰，可将体内水分吸出，并起到防腐作用。

七、刮皮

对于干燥后难以去皮的根茎类中药材，需要趁鲜及时刮去外皮，然后晒干，使颜色洁白，防止变色，如山药、芍药、桔梗、丹皮、半夏等。有的药材需蒸煮后才刮皮，即先将根茎洗净后入沸水中蒸煮几分钟，再捞出刮去外皮，然后漂净晒干，如明党参等。

第六节 中药材的干燥

一、中药材干燥的机理

中药材干燥系指把药材中水分通过气化蒸发除去的过程。即借扩散作用将水分从药材内部达到药材表面，并从表面受热而汽化蒸发除去。

在干燥过程中同时进行着的传热过程和传质过程方向相反。如图4-4所示：气体传给药材之热量传递方向是由热空气指向湿药材，而药材中汽化之水分的传递方向是由湿药材指向热空气。

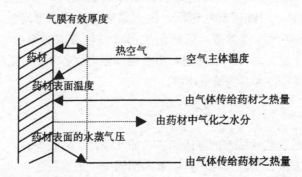

图4-4 对流干燥中热空气与湿药材之间的传热和传质

传热过程：空气经预热器加热后，其温度高于湿药材表面温度，两者之间存在温度差。根据传热原理，在热空气与湿药材之间必定有热量的传递。且热空气从湿药材的表面以高速流过，故热量主要以对流的方式由热空气传给湿药材。

传质过程：此过程可谓水蒸气分子扩散过程。即湿药材从干燥器得到热量后，其表面水分首先气化，汽化后的水蒸气通过湿药材表面的一层气膜扩散到热空气的主体中，被热气流带走。

当热能由热空气不断传给湿药材时，湿药材表面的水分不断气化并扩散至热空气的主体中被热空气带走，而药材内部的水分又源源不断地以液态或气态扩散到湿药材表面。因此，湿药材中水分不断减少而干燥。干燥过程的主要目的是除去水分，具备传质和传热的推动力是其重要条件。压差越大，干燥过程进行得越迅速。

在中药材干燥过程中，药材中的水分存在有下列几种方式：

1. 结合水分与非结合水分 非结合水分系指水分与药材以机械方式结合，包括药材表面的游离水分及较大孔隙中的水分，它们易于被蒸发除去，所受阻力较小；结合水分系指水分与药材以物理或化学方式结合，包括细小毛细管所吸附的水分和药材细胞壁内的水分，它们与药材有较强的结合力，难以蒸发除去。

2. 平衡水分与自由水分 药材与一定温度、湿度的空气进行接触时，将会发生排除水分或吸收水分的过程，直到药材表面所产生的蒸气压与空气中的水蒸气分压相等为止，药材中的水分与空气处于动态平衡状态，此时药材中所含的水分称为该空气状态下药材的平衡水分。药材中所含的那些大于平衡水分，则称为自由水分。干燥过程中去除的只能是自由水分（包括全部非结合水分和部分结合水分），不能去除平衡水分。平衡水分的量除了与药材的种类和性质有关外，还与空气中的状态有关。如空气中温度越高，则平衡水分的数值越小；相对湿度越小，则空气从药材中吸取水分的能力也就越大。因此，经干燥后的药材进行密闭贮存，才可低于平衡湿度，否则药材容易吸收水分达到新的动态平衡。

干燥效率的高低除与所用设备有关外，还取决于干燥速率。干燥速率是指单位时间内，在单位面积上被干燥药材中水分的气化量，即水分量的减少值，可用下列微分形式表示：

$$U = \frac{dW}{S dt} = -Gc \frac{dX}{S dt}$$

式中：U 为干燥速率，又称为干燥通量 $[kg/(m^2 \cdot s)]$；W 为气化水分量（kg）；Gc 为绝对干燥物料的质量（kg）；S 为干燥面积（m^2）；X 为物料含水量 $[kg（水）/kg（绝干物料）]$；t 为干燥时间（秒）；负号为物料含水量随着干燥时间的延长而减小，故 dX 为负值。

因为干燥过程是被气化的水分连续进行内部扩散和表面气化的过程。所以，干燥速率取决于内部扩散和表面气化速率。干燥速率通常由干燥试验测定。

二、影响中药材干燥的因素

1. 中药材的种类与性质　中药材的种类与性质是影响药材干燥的最主要因素。中药材的种类包括植物药类、动物药类和矿物药类。各类药材的形状、大小、厚薄以及水分的结合方式等均可影响干燥速率。如在干燥过程中，质地坚实的药材、含淀粉量而高受热糊化后的药材、种子类药材等内部水分扩散慢，故干燥速度也慢。

2. 干燥室的温度　在适当的范围内提高空气的温度，会加快蒸发速度，有利于干燥。干燥室的温度高低一方面取决于干燥设备的性能，另一方面取决于干燥药材的性质，如若干燥含挥发油类药材的温度过高，会使挥发油散失，从而破坏其有效成分。此外，还应注意防止高温破坏某些热敏性成分，如含酶类、维生素类药材。温度和时间变化对药材质量有不同程度影响，如随着干燥温度变高及时间延长，鲜地黄梓醇含量会逐渐降低。

3. 干燥室的湿度　干燥室的相对湿度大小与干燥速率成反比关系。干燥室如果相对湿度过大，会影响药材水分由里向外扩散，有时甚至还会出现吸湿现象，故降低有限空间相对湿度可提高干燥效率。因此，密闭的干燥室、烘箱等为避免相对湿度饱和而停止蒸发，常常采用加吸收剂如石灰、硅胶等将空气中的水分吸除，或采用排风、鼓风装置使空间气体流动更新。

4. 干燥介质的流速　干燥室内空气流动速度的快慢也与干燥速度有关，空气的流速越大，干燥速度也越快。这是因为流速大减小了气膜厚度，降低表面气化阻力。如在干燥室内装有排风、鼓风设备，增加或强迫潮湿空气向外排放。

5. 干燥速度及干燥方法　干燥过程中，首先药材表面水分很快蒸发除去，紧接着内部水分扩散到表面继续蒸发，直到干燥为止。若干燥速度过快，药材表面的蒸发速度大大超过内部水分扩散到药材表面的速度，导致表面黏着或形成硬壳，从而阻碍内部水分扩散及蒸发，造成"假干燥现象"的发生。由于药材的种类和性质不同，干燥速率也各不相同，均需首先进行预试验，然后再正式干燥。

6. 压力　压力与蒸发量成反比，因而减压是改善蒸发、促使干燥加速的有效手段。真空干燥能降低干燥温度，加快蒸发速度，使产品疏松易碎，质量稳定，干燥效率高。

三、中药材干燥常用的方法

中药材的干燥方法，有自然干燥和人工干燥两种。前者不需特殊设备，比较经济；后者要有一定的设备条件，清洁卫生，并可缩短干燥时间。

1. 自然干燥　自然干燥是指把中药材置日光下晒干或置阴凉通风处阴干，是目前中药材干燥的主要方法。优点是成本低、效果好，且干燥的药材量不受限制；缺点是受气候因素的制约。一般中药材干燥的传统要求是保持形、色、气、味俱全，根据药材性质，采取不同的方法。

（1）晒干：这是大多数中药材常用的一种干燥方法。晾晒时，应选择晴朗、有风的天气，将药材薄薄地摊在晒场上晒干，注意及时翻动，保证日光照射均匀，经多次摊晒直至干燥完全。本法适用于绝大部分的根及根茎类中药材的干燥。日晒法适用于不要求保持一定颜色和不含挥发油的药材，如党参、薏苡仁等。由于阳光中的紫外线具有杀菌作用，干燥后的中药材只要不受潮，就可保存较长时间不会发霉变质。

（2）风干或阴干：将中药材置于通风的室内或荫棚下，避免阳光直射，利用空气流通，使药材中的水分自然蒸发而达到干燥的目的。此法适用于含挥发性成分较多，色泽鲜艳和受日光照射易变色、走油等中药材的干燥。

①含挥发油类的中药材：如香薷、细辛、薄荷、荆芥、当归、枳壳、肉豆蔻、沉香、桂皮、木香、苏叶、麻黄等。这类药材所含的挥发油对日光及温度较敏感，易于分解变质，且低沸点的挥发油易挥发损失，因此不宜久晒或暴晒。

②含油脂类化合物的中药材：如柏子仁、杏仁、桃仁、当归、牛膝、千金子、大枫子、瓜蒌仁、郁李仁等。在强日光下这类药材的油脂会发生氧化分解，久晒后温度过高还可引起泛油，因此也不宜久晒或暴晒。

③含色素类的中药材：主要为花类药材，如红花、金银花、洋金花、槐花、菊花等。这类药材在日光照射下容易褪色，因此宜风干或阴干。

④绿叶类中药材：如侧柏叶、大青叶、淡竹叶、苏叶、艾叶、忍冬叶等。这类药材在强日光下划暴晒会很快变成黄色，如忍冬叶阴干后其叶中游离绿原酸含量比较高，全草类药材也是如此，均不宜久晒或暴晒。

⑤某些动物类中药材：如麝香、壁虎、蕲蛇、白花蛇、眼镜蛇、蜥蜴、蛤蚧、牛黄、全蝎、熊胆、鹿茸、地龙、水蛭等。这类药材久晒或暴晒后会增强其腥味，影响色泽及降低疗效，故宜微火烘干、风干或阴干或置干燥器内吸干。

2. 人工干燥　人工干燥就是利用一定的设备对中药材进行干燥的方法。人工干燥的温度应根据中药材性质灵活掌握，一般中药材以不超过80℃为宜，含挥发性成分的中药材以不超过50℃为宜。干燥后的中药材需放凉后再贮存，否则，余热能使药材回潮，易于发生霉变。但干燥后的中药材含水量一般应控制在8%～12%。本法的优点是不受气候影响，比自然干燥卫生，并能缩短干燥时间。

（1）常压干燥

①烘箱：它是一种常用的干燥设备，又名干燥箱。

干燥箱：热源为电阻丝。图4-5中箭头表示气流路线。空气进入烘箱，经加热器依箭头方向通过烘箱各层进行干燥。图4-5A所示气流方向是自下而上，最后从上口逸出。这种干燥箱的缺点是上部药材不易干燥或已干燥的药材吸潮，因为热气流经过待干燥的药材时，温度缓缓下降，湿度缓缓上升，当气流到达干燥箱上部时，很易发生蒸汽冷凝现象。为了更好地利用热能，图4-5B所示的气流路线较图4-5A有所延长，但上部药材受潮的缺点仍没有得到改善，原因是气流方向仍为从下而上。图4-5C所示排气口在下方，气流方向改为自上而下，很容易排除冷湿空气，获得较好干燥效果，故普通烘箱都应采用图4-5C所示的排气方式来设计。为防止热能的损失，烘箱的外壳都用石棉或类似物包起，适用于小量药材特别是珍贵药材的干燥。

隧道式烘箱：隧道式干燥烘箱是利用被干燥的中药材在动态下进行干燥，适用于含水量低、受热后化学成分不易被破坏的中药材干燥，如矿物类中药材等。隧道式烘箱的热源有红外线、远红外线、微波及蒸汽管道、电源等多种方式。

②干燥室火炕式干燥室

火炕式干燥室（图4-6）是最常用的，也是最古老的一种干燥方法。一般寒冷地区使用较多，如东北地区农村的火炕，与朝鲜族火炕类似。此法是一种传统的、简便经济的中药材干燥方法，其投资少、设备简单，适用于化学成分性质稳定的中药材，如川芎、泽泻、桔梗、人参、甘草、防风等干燥。缺点是室内温度不均衡，利用率低，消耗燃料多。

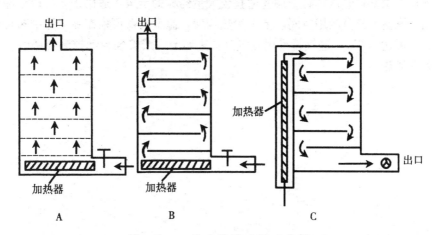

图4-5 三种干燥箱干燥示意图

火墙式干燥室：火墙式干燥室（图4-7）的设计比较简单，是在墙壁中间处搭建可通烟道的火墙，用煤或木炭在室外烧火供热。此法设备简单，操作方便，灵活，成本低，寒冷地

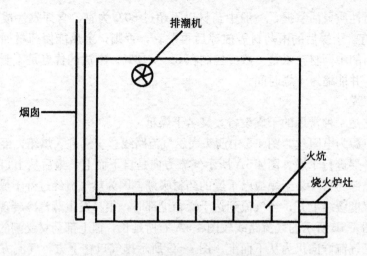

图 4-6 火炕式干燥室示意图

区使用较多，可适用于化学成分性质稳定的药材干燥。

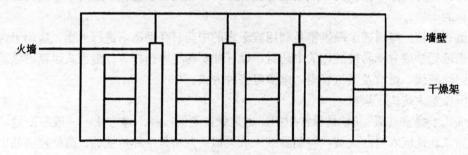

图 4-7 火墙式干燥室示意图

蒸汽排管干燥室：蒸汽排管干燥室适宜较大量药材的干燥，适用于化学成分性质稳定的中药材。此干燥室可充分利用空间，上下受热均匀，温度高低可根据被干燥中药材的性质而定，最高温度可达106℃。进气量可用蒸汽开关来调节，或安装自动控温控湿装置。热源由锅炉房烧蒸汽供热。

第五章

中药材的包装

中药材的包装是保证中药材质量及其使用安全的一个重要环节。中药材在经过采收和产地加工后，应进行相应的包装，以便于运输、贮藏、销售。

中药材的包装指根据中药材的自然属性，选取适当的包装材料或包装容器，采取一定的技术，将中药材包裹封闭，进行必要的装潢并印刷适当的标记和标志的过程。

包装是中药材不可缺少的组成部分，只有选择适当的包装材料、包装方法和包装技术，才能更有效地保证中药材的质量和临床用药的安全有效。中药材的包装可概括为两个方面：一是指包装中药材所用的物料、容器及辅助物；二是指包装中药材时的操作过程，包括包装方法和包装技术。因此，中药材的包装既包含包装容器，又包括包装技术和方法。本章重点讨论后者。

第一节 中药材包装的目的

一、保护中药材

保护商品是包装的主要目的之一。中药材在流通过程中要经过运输、装卸、储存、批发、零售等诸多环节，在空间位移和时间延续的周转过程中，难免会跌落、碰撞、摩擦，也易受到日光、空气、温度、湿度、微生物以及其他生物（如鼠、虫等）等因素的影响，产生变色、潮解、溶化、风化、走油、腐败、虫蛀、霉变等各种质量变异现象，使中药材质量发生变化。中药材经过恰当包装后，可以抵抗各种外界因素的破坏，提高中药材质量的稳定性，延缓变质，保证质量。可以防止杂质的混入、污染及药材的混杂，保证中药材的净度。还可有效地减少中药材数量的损耗。

二、便于流通

由于中药材在流通过程中存在着诸多环节，故中药材包装的数量、重量、规格、形态等应考虑贮运和使用过程中的方便性，同时也要适应机械化、专业化和自动化的需要，便于识别和统计。中药材包装为流通提供了条件和方便，能够顺利地进行计量与清点，合理地利用各种运输工具，提高运输、装卸和堆码效率，提高仓容利用率和储存效果，加速流转，提高流通过程中的经济效益。其次，同一中药材存在不同的等级规格，可按不同的等级规格进行包装，使质量、规格等级一致，方便按质论价。

三、促进销售

良好的包装体现了商品的高质量,是一种商品广告宣传的特殊表达方式,给人以美的享受,能诱导和激发消费者的购买欲望。以前,中药材的包装不太受到重视,许多中药材只进行简单的包装或未经包装就在市场上进行销售,其中也包括许多优质贵重的中药材,不利于树立其品牌形象,也不利于建立信誉度。实际上,中药材包装除了美化和宣传作用外,还能提高其附加值,使商品增值。现在市场上许多质优贵重的道地药材采用精品包装,使其价值得到了充分体现。中药材包装中具有新颖性、创造性和实用性的技术可根据具体情况申报专利保护,有利于形成有特色的中药材包装,形成中药材品牌,促进销售。

四、方便使用

对中药材而言,在每件包装上,注明品名、规格、产地、重量、批号、包装日期、生产单位,并附有质量合格的标志,便于辨认药材,方便计量与分剂量。同时,按不同的等级规格包装或采用 0.5kg、1kg、5kg 装量的小包装,便于在进一步加工时按需拆包。

第二节 中药材包装材料的选择原则

一、相容性原则

相容性原则是指包装材料与药物间的相互影响或迁移。它包括物理相容、化学相容和生物相容。在选择包装材料时,应选用对药物无影响、对人体无伤害的中药材包装材料。如常用来包装液体药材的玻璃虽然有很多优点,但也存在着两个主要缺点,即会释放出碱性物质和有不溶性的薄片脱落。也就是说,在选择包装材料时,既要充分考虑包装和包装对所包中药材的影响,也要考虑所包中药材对包装的影响,以便于更好地保护中药材的质量。

二、协调性原则

协调性原则是指中药材包装应与该包装所承担的功能相协调。中药材包装对保护药材的稳定性关系极大,因此,要根据中药材的性能来选择不同的包装材料。竹沥为液体药材,就应该选用不渗漏的包装材料,如玻璃等作为包装材料;山茱萸、蕲蛇等可选用瓦楞纸箱,并加防潮纸;蒲黄、海金沙等可选用麻袋,内衬布袋;轻泡的花、叶、草类药材,采用机械打包,既不易受潮变色,又缩小体积。选用的包装材料要有足够的强度,以保证包装材料和容器在贮运和销售过程中不致被损坏。在不影响中药材包装质量的前提下,应选用价格便宜的材料;在满足强度要求的前提下,选用质量轻的材料。包装材料不仅不应与被包中药材发生反应,不吸附药物,不改变药物的性能;而且还应该是洁净的,应该对在贮存或使用时能损坏或污染药物的可预见的外界因素具有足够的保护作用。

三、适应性原则

适应性原则要求中药材包装材料的选用应与流通条件如气候、运输方式、流通对象与流通周期等相适应。气候条件是指中药材包装材料应考虑流通区域的温度、温差、湿度等，如我国南方与北方在气候上差异较大，流通时就必须考虑到这些因素，特别对气候条件恶劣的环境，选择包装材料时就更应该注意。运输方式包括公路、铁路、船舶、航空运输，其运输方式不同，对包装材料的性能要求也不相同，如振动程度不同则对包装材料抗震性及防跌落等的要求也不同。流通对象是指中药材的接受者由于国家、地区、民族、文化及消费习俗的差异，对包装材料的包装形式、美术装潢、规格等均有差异，应与之相适应。流通周期是指药品到达消费者手中的预定时间，所选用的包装材料应在有效期内确保中药材质量的稳定。

四、对等性原则

在选择中药材包装时，既要考虑保证中药材的质量，也应考虑中药材的品性或相应的价格，所选用的包装材料应与之对等。对于贵重或附加值高的中药材，应选择价格性能比较高的包装材料；对价格适中的中药材则要多考虑经济性，选择价格性能比适中的包装材料；对于价格较低的中药材，在确保其能保护中药材的同时，应注重实惠性，选择价格较低的包装材料。

五、美学性原则

美学性原则要求所选择的中药材包装材料要注意颜色、挺度、外形、种类等，应符合美学要求，这样能产生好的陈列效果，提高中药材商品的价值。特别是中药材精品包装，就很好地体现了这一原则。

六、无污染原则

无污染原则指的是在选择中药材包装材料时要有利于环保，有利于节约资源。因此，包装材料的回收利用及再生也是一个不可忽视的内容，而且是努力的方向。《药用植物及制剂外经贸绿色行业标准》（WM/T2－2004）中对包装的相关规定有此要求，规定包装材料应易回收、易降解。

第三节 中药材包装材料与方法

中药材种类繁多，价值相差悬殊，产区分布广泛，使用的包装也多种多样。目前，我国对同一种中药材尚无统一的包装标准。经营中药材的专业公司，多数也未制定相关的包装标准。有的药材，不同产区使用包装不同；有的药材，在同一产区因销售渠道不同，包装也不相同。因此，规范中药材的包装显得非常迫切和必要。近年来，随着包装技术的进步，中药材的包装有了很大的改进。由于中药材品种繁多，性能各不相同，商品规格复杂，故对包装使用的材料与种类、包装的强度、结构形式和包装方法亦应因药而异。

一、普通中药材包装

(一) 袋包装件

袋包装件包装材料主要有麻袋和塑料编织袋。麻袋是以洋麻、黄麻为主要原料制成，应符合 GB731－81《麻袋的技术条件》规定的技术条件。一般药材多使用麻袋包装，其规格有 2 号袋（1070mm×740mm）、3 号袋 I（1070mm×740mm）、3 号袋 II（900mm×580mm）、4 号袋（900mm×580mm）。采用 2 号袋或 3 号袋 I 包装的中药材有白术、山楂、防己、草乌、蒲黄、香附、白芍、干姜等，内装重量为 50kg；狗脊、川楝子、牡丹皮、女贞子、白芷、吴茱萸、何首乌等内装重量为 45kg；毛山药、独活、苍术、栀子、玉竹、巴豆、天冬、黄精等内装重量为 40kg；桂枝片、射干、巴戟、赤芍、桔梗、远志、大黄等内装重量为 30kg；鳖甲、连翘、黄芩、升麻、辛夷等内装重量为 25kg；钩藤、羌活、川椒、路路通等内装重量为 20kg；蜂房、蛇蜕、桑螵蛸等内装重量为 10kg。采用 3 号袋 II 或 4 号袋包装的中药材有莱菔子、薏苡仁、牵牛子、决明子等，内装重量为 45kg；延胡索、生地、海金沙、火麻仁、半夏等内装重量为 40kg；天麻、泽泻、穿山甲、牛蒡子等内装重量为 30kg；以下中药材采用双袋包装：车前子、沙苑子、菟丝子、葶苈子、王不留行等内装重量为 45kg，柏子仁、川贝母、酸枣仁、紫苏子、黑芝麻等内装重量为 40kg，砂仁、松花粉内装重量为 35kg。此外，蒲黄、海金沙、松花粉还应内衬布袋。

塑料编织袋以聚丙烯树脂为主要原料，塑料编织袋的编织，应符合 SG213－80《聚丙烯编织袋》规定的技术条件。其规格有轻型袋（800～850 mm×500～550 mm）、中型袋（860～1000 mm×535～600 mm）、重型袋（1000～1150 mm×610～740 mm）。主要适用于包装矿石类、贝壳类药材。缝合材料使用机制麻线，直径 2～3mm。缝合技术要求：袋口缝合时应卷口两道，采用交叉法，针距不得大于 40mm。两角要留 150mm 小辫，扎紧扣死。双袋包装的袋口缝合，应先里层后外层，分两次缝合，里层袋口缝合可不卷口、不留小辫。

(二) 压缩打包包装件

压缩打包包装件适用于轻泡中药材压缩打包。其包装材料包括裹包材料、捆扎材料、防潮材料及缝合材料。裹包材料有麻布、粗平布、塑料编织布；捆扎材料有棕丝绳、麻绳、铁丝；防潮材料为防潮纸；缝合材料为麻线。包装材料应该干燥，无虫蛀，不影响药材质量。

质地柔软的花、叶、草类、果皮类药材，如金银花、红花、鸡冠花、大青叶、紫苏叶、夏枯草、大蓟、佛手片、陈皮、瓜蒌皮等需用支撑物，其他如百部、龙胆草、防风、丹参、麻黄、桑白皮等也需用支撑物。支撑物多以竹片、荆条、紫槐条或其他质量相当的材料编成夹板使用；或在包装件上下面各放置长度合适的竹竿，竹片宽 30mm，厚 4～6mm，也可使用荆条、紫槐条，但其中间直径应在 8mm 以上。有的中药材在打包时还需内衬防潮纸，如金银花、红花、菊花、莲须、薄荷等。加固用的支撑材料，应放在裹包材料与防潮材料中间。

根据药材的性质，在保证质量的前提下，中药材压缩成包时应压紧。用绳子或铁丝横捆

5～7圈，一圈结一圈死扣，不致滑扣松捆。裹包材料的缝接处，用麻线缝合，针距不小于20mm。包装件外观应六面平整，八角饱满，商品不得外露。

（三）瓦楞纸箱包装件

瓦楞纸箱包装件适用于中药材国内流通的运输包装，用于包装贵重药材如人参、三七，易变质药材如枸杞子、山茱萸，易碎药材如鸡内金、月季花，以及需用玻璃器皿作内包装的药材如竹沥等。瓦楞纸箱要求箱盖对齐，刀口不毛，不碎裂，箱体方正，八角折叠处无漏洞；黏合牢固，表层不开胶，不起泡。

包装时，箱内多有内衬材料。内衬材料有瓦楞纸板、聚丙烯塑料袋膜、防潮纸、麻布或本色布等。瓦楞纸箱下底上盖，使用黏合材料黏合，黏合处要平整、牢固。箱外需要另加裹包的，可选用麻布、麻袋，用机制麻线缝合箱外裹包材料的接合处。包装后，可用塑料捆扎带进行捆扎，要求捆扎牢固，不得有倾斜松动。瓦楞纸箱包装件重量在15kg（包括15kg）以内的，捆扎双十字形，重量在15kg以上的，捆扎井字形。衬垫瓦楞纸板各一块，规格与纸箱内径相适应。对不同药材，可选用不同的内衬材料，如山茱萸、蕲蛇、玫瑰花、蜈蚣、冬虫夏草、党参、黄连等可用防潮纸，防潮纸衬垫要严密，不破不漏；红参、全蝎、枸杞子等既可选用防潮纸，也可选用塑料薄膜作衬垫，薄膜热合制成与箱内径相适应的袋，高度要适应折叠；三七可用麻布袋作衬垫，袋也要与箱内径相适应，袋口要缝合牢固。

（四）木箱包装件

主要采用松柏科的木板制成木箱。木板不应腐朽，不得有影响强度的节子及裂纹，无特殊臭气；并且木板必须干燥，水分一般要求在15％～18％之间，最少不应低于12％，最高不得高于20％。水分过低会影响木箱的强度，过高则会造成箱内药材吸湿而霉烂变质。包装时，药材应放置整齐而紧密，避免在流通过程中因箱体翻动而受到撞击摩擦，造成药材的损坏。为了加强防湿效果，可在箱内内衬防潮纸或塑料薄膜。如箱子较重而又需远途运输时，可在箱外捆扎铁皮。

为了节约木材，降低成本，可采用木条箱框，内衬席片的形式制成席片木条箱，既有木箱的优点，重量也轻。

（五）桶（盒、缸、瓶）包装件

常用木桶或铁桶。液体药材如薄荷油、缬草油等，宜用桶装；含挥发性成分的固体药材如冰片、麝香、樟脑等，多采用铁盒、陶瓷缸或瓶等包装，以免挥发性成分的过度散失。

（六）竹筐或柳条筐包装件

用竹或柳条等材质可编制成大小、形状各异的筐篓，如箱形、圆桶形等，装量10～100kg。可以编织致密，不留孔洞；也可编织稀疏，留有孔洞。包装时，可根据药材的性质、运输距离的远近选用适宜的种类。对于质地坚韧耐压的药材，选用稍大一些的筐篓；对于柔软脆弱的药材则选用小的筐篓，避免搬运不便，同时避免压伤药材，造成较大损耗。为了加强防护能力，可内衬蒲包或防潮纸等，外用麻绳加以捆扎。

（七）蒲包或草包包装件

将药材放置整齐后进行包装，包好后外用麻绳或铁丝捆扎。使用此类包装时，须注意包装材料质地松脆而无韧性，容易松散而破裂，影响中药材的质量，也增加运输和保管上的困难。

（八）纸袋包装件

纸袋选用柔韧结实而富有弹性的牛皮纸做成，亦可用 2～5 层纸缝在一起，使之更为牢固。其防护效果较麻袋、蒲包等为好。牛皮纸透湿性较小，并可加衬防潮纸，使用得当，用于少量药材的包装是适宜的。

二、特殊中药材包装

（一）毒性、麻醉性中药材

应按不同性质使用相应的包装材料，采用特殊包装，有明显的规定标记，加封，以引起贮运各个环节中工作人员的注意。

（二）贵细中药材

应使用内包装和特制的包装箱作外包装进行双重包装，以免在贮运过程中因装卸碰撞等引起外包装破损后贵细药材遭受损失和污染。在外包装上不宜标明品名，以防被盗。对贵重中药材，也可进行特殊的、精致的精品包装，既可保证质量，又能提高商品价值。精品包装规格一般较小，在小包装外再进行精美的外包装，如珍珠粉、人参、西洋参、天麻、西红花、羚羊角等。

（三）鲜用药材

因其含水量高，易霉变、腐烂，在贮运过程中要采用特殊包装和保鲜措施，既要保持一定的湿度，避免过度干燥而枯死，又要防止过于潮湿而霉烂，污染其他药材。

（四）易霉变、易泛油、易虫蛀中药材

随着包装技术的进步，对于易霉变、易泛油、易虫蛀的中药材亦可采用真空包装；对于花类药材如金银花、菊花等以及色泽、成分不稳定，易氧化药材亦可采用充气包装，方法是将药材密封并抽出袋中空气后，再充入惰性气体如氮气、二氧化碳等。

第六章

中药材的贮藏保管

第一节 中药材贮藏中变异的因素与现象

中药材在贮藏过程中经常发生变色、变味、霉变、走油、虫蛀、风化、潮解、气味散失、腐烂等现象，严重影响其质量，甚至导致变质。其因素很多，主要是空气、温度、湿度、光线、微生物、虫害等自然因素的直接或间接影响，从而使药材产生复杂的物理、化学及生物化学的变化。变化的速度和程度与其自身的性质、质量以及外界自然因素作用的强弱有关。

一、中药材变质的自然因素

1. 空气对中药材质量的影响 中药材在贮藏过程中难免与空气接触，空气中的氧和臭氧对药材的变质起着重要的作用，其次是水蒸气、二氧化碳、灰尘等。氧气易与中药材中的某些化学成分发生化学变化，从而引起中药材变质，如绿矾（皂矾）主要成分为硫酸亚铁，在湿空气中能迅速氧化，变成黄棕色的碱式硫化铁。臭氧在空气中的含量虽然微少，但作为一个强氧化剂，可以加速药材中有机物质变质，尤其是富含植物油类的药材，使药材气味散失，挥发油氧化成树脂样物质，油脂酸败，失去药性，使药材表面呈现浸油状的变质现象，俗称"泛油"。此外，还有矿物药磁石经氧化后失去磁性、药材颜色改变等。中药材成分的氧化与贮藏时间成正比。

2. 温度对中药材质量的影响 温度对中药材贮藏影响最大，能直接引起潮解、溶化、糖质分解、霉变等各种变化。中药材在常温（15℃～20℃）下的成分基本稳定，利于贮藏。温度升高将加速物质分子的运动，促使药材的水分蒸发，以致降低含水量和重量，还可加速药物的化学反应速度，促进氧化、水解等化学反应，从而使药材化学成分变质，如蛋白质变性、脏器药材发霉等。当温度升至34℃以上时，含油脂较多的中药材如杏仁、柏子仁以及某些动物类药材油分外溢，产生油哈味，药材颜色加深并使水分蒸发，服之能刺激咽喉，对人体有害，不宜入药；对于芳香类中药材中的挥发油可以加速挥发，芳香气味降低且失去油润，如薄荷、丁香等；当温度超过药材耐热程度时，会使含黏液质、糖类较多的药材，如黄精、玉竹、天冬、百部、枸杞子、党参等，发生粘连、变色、变味等现象，甚至发霉腐败。此外，温度的增高（达30℃左右），有利于微生物的繁殖，这也将使药材发生霉烂和腐败，以至无法再供药用。

温度还会影响某些药物成分的溶解度，在一定温度下，温度升高能加速溶解，如夏季芒硝易潮解溶化成溶液。反之，在低温环境下，一般药材都不易发生变质。但温度过低，可使一些药物产生沉淀、冻结、凝固，有的变质破坏，有的则使容器破裂而损失。某些新鲜药材（如鲜地黄等）或含水量较高的药材（如鲜石斛等）在低温时易产生冻结，使其颜色变深、品质变劣。如果温度低于 0℃时，则不利于含水量较高的中药材的贮藏，可使药材中的水分结冰。实验证明，结冰的危害一方面使细胞壁及原生质受到冰晶的机械损伤；另一方面结冰时原生质脱水，蛋白质以及其他胶体发生不可逆的凝固作用，从而使药材疗效降低或失效。

3. 湿度对中药材质量的影响　湿度是影响中药材质量的又一极为重要的因素，湿度引起中药材的质量变异有潮解、溶化、酸败、干裂、风化、皱缩和霉烂等，多数中药材变质现象的发生都与湿度有关。湿度的改变会引起中药材的物理变化和化学变化，如含水量、化学成分、形态等发生改变。中药材的含水量与空气湿度有密切关系，一般中药材的含水量为 10%～15%，如果贮藏不当，就会吸收空气中水蒸气，使其含水量增加。若空气中相对湿度超过 70%以上时，中药材含水量随之增加。中药材吸潮后极易导致微生物的繁殖及害虫的生长，从而使中药材发生质量改变，如含淀粉、黏液质、糖类等的中药材会因吸潮发霉乃至虫蛀。当空气相对湿度在 60%以下时，空气中的含湿量显著降低，中药材含水量又会减少，含结晶水较多的矿物药如胆矾、芒硝则易失去结晶水而风化，叶类、花类、胶类中药材会因失水而干裂发脆。

4. 光线对中药材质量的影响　在光的影响下进行的化学反应称为光化反应，这主要是由光波中的短波所引起，尤其是紫外线的作用最为显著。紫外线常起着催化作用而使中药材中的化学成分氧化分解或加速这些过程，或使其分子内部发生复杂的聚合、缩合等作用。在日光直接或间接照射下，中药材中的一些有效成分如皂苷、生物碱等会分解破坏，油脂会酸败。日光中的紫外线和热能还可使含蛋白质的中药材变性、色素分解、加速鞣质产生沉淀。日光中的红外线产生热能，对中药材有加热作用，使暴晒的中药材温度升高，导致某些如含糖类、树脂、树胶等对热敏感的中药材产生融化粘连。玫瑰花、红花等花类中药材变色、变脆，引起散瓣；肉桂、苍术、薄荷等含芳香挥发性成分的中药材不仅变色，而且芳香性挥发油散失，影响中药材的质量。

5. 微生物对中药材质量的影响　微生物是中药材发霉、腐烂的主要因素。中药材中脂肪、蛋白质、碳水化合物和水分等营养物质占大部分，因此在贮藏期间微生物容易滋长与繁殖，导致中药材霉变的微生物主要是霉菌和酵母菌。霉菌一般室温在 20℃～35℃，相对湿度在 75%以上时，霉菌极易萌发为菌丝，发育滋长，致使中药材中的有机物分解和进行营养代谢活动，其有效成分含量会降低，以至腐烂失效，对中药材表层物质分解和消耗，同时破坏中药材的组织结构，使内部所含糖类和油脂溢出，从而导致中药材的粘连、泛油等现象；霉腐微生物在中药材上生长繁殖，造成表面损害，即使通过加工处理后入药，也使气味变淡，色泽转暗，品质降低，影响疗效；霉腐微生物的繁殖和分泌物，造成对中药材的污染，影响药效，还造成经济损失，如黄曲霉菌所产生的黄曲霉毒素就是一种强致癌物质，危害极大。

6. 虫害对中药材质量的影响　中药材在贮藏过程中易受虫蛀，中药材的原形及性质发生变化，致使疗效降低或丧失药效。中药材害虫的发育和蔓延，是根据环境内部的温度、空气的相对湿度以及中药材的成分和含水量而定。各种害虫都喜温暖、潮湿而怕热、怕冷、怕干燥。当温度在 15℃～36℃之间，空气相对湿度在 60％以上，中药材及其饮片含水量在 10％以上，害虫均能生长发育；当温度在 25℃～32℃之间、空气相对湿度在 70％～80％之间，中药材及其饮片含水量在 15％以上时，最适宜害虫生长繁殖。此时害虫活动增快，对中药材及其饮片危害最甚，尤其是含糖、淀粉、蛋白质、脂肪等成分的中药材如泽泻、莲子、甘草、党参等最易受虫蛀蚀心。当室温升高到 40℃以上或降低到 15℃以下时，害虫的发育则延缓或停止；如果温度升至 50℃以上时，虫体内蛋白质将凝固而死亡。如果温度降至 0℃时，害虫便会进入冷麻痹状态。

7. 鼠害对中药材质量的影响 鼠类对中药材造成的危害包括：①破坏库房建筑物的结构，破坏中药材包装，降低库房和贮藏中药材容器及包装性能，加速中药材变质；②盗走可食性的中药材，破坏中药材的完整，降低中药材质量；③在中药材中搭窝筑巢，排泄粪便，污染中药材，使中药材丧失应用价值；④鼠类传播病毒和致病菌，致使中药材产生不良作用，尤其死鼠对中药材危害更大。

二、贮藏中常见的变质现象

1. 发霉 发霉是指中药材在适宜的温度（20℃～35℃）和湿度（75％以上）条件下，霉菌在其表面或内部滋生、繁殖的现象。发霉时，药材表面一般呈黄白色、黄绿色或黑灰色，手搓有潮湿感、滑腻感，擦之其色变淡，显微镜下可见分生孢子柄，具霉气。其起因是大气中存在着许多真菌孢子，当其落在中药材表面后，先见到许多白色毛状、线状、网状物或斑点，继而萌发成黄色或绿色的菌丝，从而分泌出酶溶蚀中药材组织，并使中药材有效成分破坏，失去药用价值。中药材发霉的原因有：①中药材大多是植物的花、果、叶、根、茎以及兽、虫、鱼等有机体，含有丰富的养料，如脂肪、蛋白质、糖类、维生素、水分等，可供霉菌寄生；②中药材未能充分干燥，含水量超出贮藏标准；③中药材吸收外界水分受潮；④中药材本身"发汗"引起中药材霉烂；⑤中药材虫蛀后，其代谢产物及散发出的热量给霉菌创造了生活条件，引起中药材发霉。适宜的温度和湿度是霉菌最易生长、繁殖，即中药材最易发酵、霉变的主要因素。另外，外界环境不清洁也是中药材发霉的主要原因。

2. 虫蛀 中药材经虫蛀后，有的形成孔洞产生蛀粉，有的甚至被完全蛀成粉状。花类中药材如金银花、菊花、款冬花等整个花瓣散落；细小的中药材会被虫丝缠绕成串状或饼状；动物类中药材如乌梢蛇、蛤蚧、蜈蚣、蕲蛇、土鳖虫等的皮、肉、内脏被蛀空，残留蛀蚀部分因受虫体及其排泄物的污染，且内部组织遭到破坏，严重影响中药材质量，并且害虫分泌出的水分和热量会促使中药材霉烂，产生异味和变色。

虫蛀危害中药材的途径主要为：①中药材未贮存前，自然界的害虫将虫卵产于中药材上或附有害虫体，在加工干燥中未能被除去或未被杀死，入库后条件适宜，就会孵化或变活；②中药材仓库的角落及容器的缝隙内潜伏着害虫和虫卵，对新进库的中药材继续造成损害；③运输中药材的工具和容器内的害虫，钻入运输中的中药材，被带入仓库；④贮藏室周围环境不洁，如垃圾、废物中的有害虫体，飞翔或爬行进入室内危害中药材；⑤如将未生虫的中药材同已被虫蛀的中药材混合同贮，造成虫害的蔓延扩大。

虫蛀与中药材本身的性质有密切的关系：①含有脂肪油、蛋白质（如蛤蚧、鹿茸、水蛭等）、淀粉（如天南星、山药、天花粉等）、糖类（党参、玉竹、人参等）的中药材，及某些果实种子类中药材（尤其含淀粉、糖、脂肪、蛋白质的）如大枣、川楝子、瓜蒌、佛手、赤小豆等，是害虫繁殖很好的营养来源，最易被虫蛀。易被虫蛀的还有菌类及其他，如茯苓皮、六神曲等。②含辛辣、苦味成分以及具有极大刺激性的中药材，不易被虫蛀，且有杀虫功效，有时还可以利用它们来防止其他中药材的虫蛀（对抗同贮）。③质地坚硬的贝壳类、矿物类中药材不会发生虫蛀现象，而质地松软、多肉质的中药材，易吸潮，也易被虫蛀。④完整中药材外表有保护组织层，对害虫有抵抗作用，不易被虫蛀，当中药材经加工而保护条件遭破坏时，易被虫蛀。

3. 变色 变色是指中药材的天然色泽起了变化。各种中药材都具有其固有色泽，色泽为其主要的质量标准之一。色泽的变化不仅改变中药材外观，而且也影响其内在的质量。加工、贮藏、保管不当，易引起中药材本身固有色泽改变，致使中药材变质失效。

中药材变色的原因有：①日光与空气引起的变色：草叶类中药材的叶绿素，花类中药材中的花色素，在日光的直射下，色素会发生光化反应而褪色，如红花褪色变黄、月季花及玫瑰花则由深色变为浅色；某些汞制剂（红升丹、轻粉等），经光照久后，水银逐渐析出，使颜色加深而变色；花类中药材贮藏期较长时，由于空气中的氧气及臭氧对花色素具有氧化作用，也会使中药材变色。②酶引起的变色：这类中药材含黄酮苷类、羟基蒽醌类及鞣质类等成分，在酶的作用下，经氧化聚合过程形成有色的化合物，而使中药材颜色加深。如槟榔中的槟榔碱是与鞣质呈结合状而存在，暴晒后鞣质的聚合反应生成鞣酐（槟榔红），使其发红；还有如黄芩、大黄等。③温度、湿度引起的变色：高温、高湿能加剧中药材的变色，有的中药材在加工干燥时，温度过高；或是为防止中药材生虫、发霉而使用硫黄熏蒸等都会引起中药材变色。鲜艳的花类中药材、绿色的全草类中药材，以及含有多量糖分、淀粉、油脂的中药材，均可因温度过高或受潮而失去原有的色泽。

4. 泛油 泛油又称走油或浸油，即中药材所含挥发油、油脂、糖类等，因受热或受潮而在干燥药材表面呈现出油样物质，此时伴有返软、发黏、颜色变浑、发出油败气味等现象。因此，中药材的走油并非单纯指某些含油药材，实际上也包括某些中药材在受潮、变色、变质后所表现出的油样物质变化。

中药材在贮藏过程中是否泛油主要取决于其内在因素，但外因也是促使其变化的条件。①内在因素：泛油与中药材所含成分有关，一般为含油脂较多的种仁类中药材，如柏子仁、杏仁、桃仁等；含挥发油的中药材，如当归、桂皮、川芎等；含黏液质、糖质较多的中药材，如牛膝、枸杞、党参等都较易泛油。②外在因素：一方面受温度、湿度的影响，温度高时中药材中的油性物质较易外溢，而含黏液质的中药材吸湿性强，易使其变色、变软、变黏；另一方面受空气、光线及油脂中的杂质等因素影响，如杏仁、桃仁等含油脂类中药材在阳光照射下，会氧化或分解，颜色发红或发黑，产生"走油"现象；又如含糖类和含黏液质的党参、牛膝也会因高温、暴晒而出现泛油、泛糖及变黑等现象。若中药材贮藏保管不善，其所含某些成分会自然变质或长期接触空气而产生走油变质等现象。

5. 气味散失 气味散失是指中药材固有的气味在外界因素的影响下或因贮藏时间长，而使气味散失或变淡薄。中药材固有气味一般是其有效成分，且是其质量的重要标志。叶类、全草类、芳香类中药材大多含有挥发油，如荆芥、薄荷、藿香、丁香、玫瑰花等。挥发油为中药材的有效成分，其芳香气味是鉴别中药材质量的标志之一，如莪术油具有抗癌肿活性、当归油及川芎油有活血镇静作用、樟脑油有强心作用等。若挥发油挥发，气味散失，中药材失去油润，产生干枯或皲裂现象，功效将降低甚至消失。

影响气味散失的因素有：①贮藏保管不当，与空气接触，自然挥发散失；②贮藏时间长，随着时间的延长，气味逐渐散失；③贮藏温度高，加速挥发，使气味散失。

6. 风化 风化是指某些含结晶水的矿物类中药材，因与干燥空气接触，日久逐渐脱水而成为粉末状态，如明矾、芒硝、硼砂等。药物风化失去结晶水后，其化学结构也发生变化，随之药效也发生改变。

7. 潮解溶化 潮解溶化是指固体药物吸收潮湿空气中的水分，并在湿热气候影响下，其外部慢慢溶化成液体状态，从而引起质量变化，如硇砂。一般中药材的含水量为 10 ％～15 ％，如果贮藏不当，就会吸收空气中水蒸气，使含水量增加。

8. 粘连 粘连是指某些熔点较低的固体树脂类药材、胶类药材，在贮藏室温过高或受潮后粘连结块，如安息香、苏合香、琥珀、梧桐胶、鹿角胶等。

第二节 中药材贮藏保管常用方法及新技术

一、中药材贮藏保管常用方法

中药材贮藏保管的传统技术，具有经济、有效、简便、易行、防虫等优点，仍是目前中药材贮藏保管中综合防治害虫的重要基础措施，有一定的实用价值。中药材贮藏保管的常用方法大致可分为以下几方面。

1. 防湿养护法 系指使用保管技术来改变库房的小气候，或利用自然吸湿物进行贮藏养护的一种方法。常用的措施有通风、吸湿、暴晒和烘烤。

（1）通风：贮藏中药材的库房，必须配备一定的设备，以便根据外界气候的变化而分别采用通风、降温、防潮、密封等措施，来调节、控制库内的温度和湿度。如阴雨天空气潮湿，则应紧闭门窗，以免还潮；晴天室外湿度小，室内湿度大，可以开启门窗通风降潮。另外，还可利用风扇、去湿机等设备来调节温、湿度。通常室温控制在 25℃ 以下，相对湿度保持在 70％ 以下为宜。为了防潮还可采取在堆放中药材时，地下架设枕木或垫高，使其与地面有足够的距离。

（2）吸湿：利用自然吸湿物，吸收潮湿空气中的水分，可以保持仓库凉爽而干燥的环境。传统的吸湿物有生石灰、草木灰、木炭等，现采用氯化钙、硅胶等吸湿。一般在药材量较小且易吸湿时，可贮藏在装有生石灰的箱或缸中，利用生石灰吸湿作用使药材保持干燥；数量大的药材可放在架子上，将石灰放于架下以吸收空气中的水分，再将烘干的木炭包好塞入易吸湿发霉的药材堆里,吸收浸入药材堆里的水分。

(3)暴晒:系指利用太阳热能和紫外线杀灭害虫,在生产实践中应用甚广。

(4)烘烤:系指利用高温杀灭害虫。中药材加工厂,一般使用自动传送式烘干机进行,数量少的则放入烘箱内烘烤。药材入库前,或雨季前后常采用此法。

2. 密封贮藏法 系指利用密封或密闭贮藏的方法避免外界的空气、光线、温度、湿度、微生物、害虫等影响中药材质量。传统采用缸、坛、罐、瓶、箱、柜、铁桶等容器进行密闭或密封贮藏,或添加木炭、生石灰等吸湿剂。此法贮藏前,必须确保待贮藏的中药材是干燥的且含水量不超过安全标准,并检查确实无虫蛀、霉变迹象,否则密封或密闭就失去了其应有的价值。若库房面积小,中药材品种单一,而数量多的,可采用仓库密封法或小室密封法;若库房面积大,中药材品种、数量较多,就可采用薄膜材料包装袋真空密封、分开堆垛的方法;若货存量较小,则可使用缸、坛、罐、玻璃瓶、塑料箱、铁箱(桶)等容器进行密闭贮藏;对于人参、鹿茸、冰片、猴枣、熊胆、牛黄等细料及贵重中药材,除可使用容器密封贮藏外,还可采用复合薄膜材料包装袋密封贮藏,并注意与一般药材分开贮藏;对含糖量较多的当归、熟地、桂圆肉、党参之类中药材,可使用薄膜材料密封或置于干燥洁净容器内密闭贮藏;含有剧毒成分的如马钱子、生乌头、生半夏、信石、藤黄等中药材贮藏,应完全隔离房间,分别密闭贮藏,专人管理。

3. 常见经验贮藏法

(1)对抗同贮:系指采用两种以上药材同贮或采用一些有特殊气味的物品同贮而起到相互克制,抑制虫蛀、霉变、泛油的贮存方法。此法历代医著中均有记载,如陈嘉谟在《本草蒙筌》的"藏留防耗坏"篇中记叙"人参须和细辛,冰片必同灯草,麝香宜蛇皮裹,硼砂共绿豆收……庶分两不致耗轻,抑气味尽得完具。辛烈者免走泄,甘美者无蛀伤。陈者新鲜,润者干燥"。本法简便易行,不需特殊设备,尤其适合于中、小量中药材的贮藏,且多用于保管名贵中药材。贮藏前应对药材进行检查,应无虫蛀、霉变等现象,若已发生变质,应经过杀虫、除霉后方宜用对抗法贮藏。此法仅适用于少量药物贮藏,如丹皮与泽泻同贮,使丹皮不易变色,泽泻不易生虫;花椒与地龙、蕲蛇、全蝎及白花蛇等有腥味动物类中药材同贮,可防止动物类药材虫蛀变质;白矾可防一部分中药材如火麻仁、柏子仁、酸枣仁、郁李仁等走油与生虫。其他有蛤蚧与花椒、吴茱萸或荜澄茄同贮;丹皮与冬虫夏草同贮;柏子仁与滑石、明矾同贮;三七与樟脑同贮;冰片与灯心草同贮;人参与细辛同贮;土鳖虫与大蒜同贮;硼砂与绿豆同贮等。

(2)喷酒同贮:主要是利用酒气杀虫。酒一般使用白酒或药用乙醇。适用此法的包括下列几种中药材:①动物、昆虫类中药材,如白花蛇、乌梢蛇、地龙、蛤蚧、土鳖虫、九香虫等;②含油脂类中药材,如柏子仁、郁李仁、杏仁、桃仁、核桃仁、枣仁等;③含糖类中药材及饮片,如党参、熟地、枸杞子、龙眼肉、黄精、黄芪、大枣等;④贵重中药材及饮片,如人参、田七、冬虫夏草、鹿茸等;⑤含挥发油类中药材及饮片,如当归、川芎等;⑥含黏液质类中药材,如枸杞、天冬、瓜蒌、哈士蟆油、五味子、山茱萸等。方法是喷洒少量95%药用乙醇或50°左右的白酒密封贮藏,或将酒喷于密闭窗口中,也可将不全密闭的小瓶酒放在密闭容器中央,既能保持色泽,又能防止虫蛀。

（3）谷糠贮藏：适用于胶类中药材和某些根类中药材，因胶类药材置于干燥寒冷处易脆而碎，遇热、遇潮则易软化，较难贮藏。经验贮藏法是用油纸将胶类药材包好埋入谷糠中密闭贮藏，夏季时，取出放入石灰干燥器中，干燥后再埋入谷糠中，可使胶类避免发生软化和碎裂现象。如白芷、党参等的贮藏方法是在5～6月间将干燥的谷糠摊放席上，将药材埋入糠中，药材与糠一层层间隔存放。又如柏子仁易泛油和虫蚀，贮藏前可投入锅内加热略炒；若倒入适量的麦麸同炒，则效果更好；炒后筛除麸皮，冷后收藏，可收到双重效果。

（4）干沙贮藏：干燥的沙子不易吸潮，且无养料，故能防虫，又使霉菌无法蔓延。贮藏方法是将沙子铺在晒场上暴晒，充分干燥后，取回室内装入箱或缸中，将药材埋入箱内的干沙中，然后放在铺有干沙的地面上。此法适用于党参、山药、泽泻等根茎类中药材及石斛、生地、金钱草等新鲜中药材的贮藏。

二、中药材贮藏保管新技术

近年来，我国中药工作者在继承传统贮藏保管技术的基础上，开展了一些贮藏保管新技术、新方法的研究和实践，更好地解决了中药材贮藏保管中的实际问题，对提高中药材内在质量大有裨益。

1. 气幕防潮技术　气幕又称气帘或气闸，其装置包括气幕和自动门两大部分，通常安装在库房门上，防止库内冷空气排出库外、库外热空气侵入库内，从而有效地防潮。有关试验结果表明，即使在梅雨季节，库内相对湿度及温度也很稳定。工作原理是用机械鼓动的气流，通过风箱结构集中后，从一条狭长缝隙中吹出形成帘幕。主要部件有电动机、风叶及风箱。电动门以电动机转动蜗杆，带动链轮、链条与门的滑轮装置一起移动，并与风幕联结。风幕在门开启时开始工作，门关闭时停止工作。安装气幕装置的先决条件是保证库房结构严密，否则作用甚微。气幕只起到防护作用，并没有吸潮作用。

2. 气调养护技术　气调即空气组成的调整管理，系指通过采用一定的技术措施调节或控制密封容器内的气体组成成分，降低氧的浓度，以防中药材变质现象的发生。

基本原理是将中药材置于密闭条件下，采取降氧、充氮气，或降氧、充二氧化碳的措施，人为地制造低氧、高氮或高二氧化碳的密闭环境，从而达到杀虫、防虫、防霉、防止泛油、变色等目的。氧气是微生物和害虫生长、繁殖的必需条件，然而氮气是无味、无毒，化学性质不活泼的惰性气体，而二氧化碳浓度增高，亦会使害虫窒息死亡，微生物的繁殖及中药材的自身呼吸需要的氧气都受到了抑制，并且因密闭阻隔了潮湿空气对中药材的影响，保证了中药材质量的稳定，防止了中药材的质变。

霉菌中的某些青霉和毛霉在空气中二氧化碳浓度达到 20% 时，死亡率就可达50%～70%，二氧化碳达到 50% 时将全部死亡。而在绝氧条件下，经过 48 小时后，米象、长角谷盗、据谷盗等害虫全部死亡；若含氧量达 4% 以上时杀虫效果即大为降低。北京药材公司用充填 CO_2 的方法来降氧杀虫，CO_2 浓度在 22% 以上，氧在 15% 以下，经夏季 5 个月贮藏表明，有较好的防霉效果。经 CO_2 养护的陈皮、葛根、甘草等中药材的测定，结果表明其含挥发油、生物碱、黄酮、皂苷等与对照组比较，无显著差异。若使容器内氧的浓度降至0.4%，密闭 3 天，则能使粉螨和肉食螨致死。一般杀死害虫氧的浓度在 2% 以下即可奏效。

气调贮藏的杀虫效果不仅与氧浓度有关，而且与温度亦有很大关系，温度越高，其杀虫效果越好。一般每提高4℃～6℃，气调处理时间就相应缩短一半。在28℃以上、氧浓度1％以下时，经过72小时气调密闭处理，即可杀死所有昆虫，但前提是必须保证温度对中药材没有不利的影响。

目前根据库房需要，常选用下面技术中的一种：①用100％CO_2或氮气将库房充满；②用直接引入法将CO_2浓度增至30％～70％；③用惰性气体发生器将氧浓度降低到1.5％～1.7％。其工作原理是煤油（或液化石油气）遇空气进行燃烧时，空气中的氧立即与燃料中的碳、氢化合生成二氧化碳和水，然后将二氧化碳排出后，只剩下氮气。

气调贮藏技术的特点：①无毒，无污染，节约费用，减少损耗，节约劳动力，减轻劳动强度，使用方便；②保存质量好，不仅有效杀灭害虫，而且能防止微生物和害虫的生长、繁殖，还能保持中药材的色泽、皮色、品质等，尤以保鲜作用突出，是一种理想的贮藏方法；③对于保存易生虫害中药材及贵重、稀有中药材方面，具有实际应用价值和经济意义。

3. 低温冷藏技术　低温贮藏是利用机械制冷设备产生冷气，使中药材处于低温状态下，以抑制霉菌、害虫及虫卵的生长和繁殖，降低氧化反应的速度，达到安全养护的目的。

将中药材贮藏在0℃～10℃的冷库或冰箱中，一般均能抑制害虫的生长繁殖，能较好地防止中药材的霉变、虫蛀、变色、走油及气味散失等现象的发生，保证中药材质量。由于设备限制，费用较昂贵，主要适用于一些量少贵重、受热易变质的中药材如人参、鹿茸、全蝎等。可以利用低温将害虫或虫卵杀死，温度越低，所需时间越短。采取冷冻方法也可杀死仓螨，因在0℃左右仓螨处于寒冷麻痹状态，50天就能死亡。

在北方如没有制冷设备，也可利用冬季寒冷季节进行中药材冷藏。方法是将中药材薄薄摊晾在露天，一般害虫在温度－15℃时，经12小时后都被冻死。温度无法降至很低，如只能降至－5℃以下，冷冻10小时，然后保持低温下贮藏，也可杀死害虫。在冬季，如果库房的通风设备良好，不必将中药材搬出库外，选择干燥的天气，将库房所有门窗打开，使空气对流，以达到冷冻的目的。贮藏时也要注意其他相关事宜，如控制中药材的含水量在安全指标内，并注意包装，避免吸湿。

4. 气体灭菌技术　气体灭菌技术系指使用能形成气体或蒸汽的化学药品以达到杀菌的目的，主要是指环氧乙烷灭菌技术及混合气体灭菌技术。

（1）环氧乙烷灭菌技术：当环氧乙烷作用于菌体后，能使菌体蛋白分子、酶、核酸中的羧基、氨基、巯基、羟基的活泼氢原子与环氧乙烷起加成反应而生成羟乙基衍生物，对菌体细胞的代谢产生不可逆的损害。环氧乙烷有较强的扩散性和穿透力，对各种细菌、霉菌及昆虫、虫卵均有十分理想的杀灭作用，常用于热敏感药材及医疗材料的消毒灭菌。此技术的缺点是灭菌时间长，费用昂贵；环氧乙烷灭菌后，遗有一定的残留量，故通风时间要长。此外，易燃，易爆，而且对某些药品会引起化学反应。不过如能在中药材的防虫防霉方面，用为熏蒸剂是比较理想的。有文献报道：桂皮末、麻黄末分别装入塑料袋内，按常规灭菌后，发现桂皮末中的肉桂醛和肉桂酸含量几乎降低了一半；麻黄末的麻黄碱等含量亦有减少。因此使用环氧乙烷对中药材进行防霉、防虫时，还必须注意有无化学配伍禁忌问题。

（2）混合气体灭菌技术：环氧乙烷是一种低沸点（10.9℃）的有机溶剂，室温下为气体，在水中溶解度很大，对大多数固体呈惰性，但具可燃性，当与空气混合，空气量达3.0%（V/V）时即可爆炸，故应用时常使用二氧化碳或氟利昂稀释。混合气体可克服上述缺点，具有灭菌效果可靠、安全、操作简便等优点。

灭菌一般程序：将待灭菌药材置于排除空气的密闭灭菌器内，预热，混合气体常用环氧乙烷12%和氟利昂88%，或用环氧乙烷10%和二氧化碳90%。在减压下输入混合气体，保持一定浓度、湿度和温度，经一定时间后，抽真空排除残余环氧乙烷进入水中，成乙二醇排放，然后送入无菌空气，排尽环氧乙烷即可。

5. ^{60}Co 射线辐射技术 ^{60}Co 射线辐射技术是采用^{60}Co射线对中药材及其饮片进行杀虫灭菌处理的方法。此技术在《美国药典》(XXI)、《英国药典》(1969)、《日本局药方》(IX)中均有收载。大量实验数据表明，中药一般照射剂量为15万～100万伦琴就能使杂菌数降到国家《药品卫生标准》限度以下，常用剂量对中药材有效成分影响较小。利用^{60}Co放射出的γ射线能有效地杀死药材中的害虫，而且药材的有效成分基本没有变化，如牡丹皮、延胡索的贮藏。但辐射剂量的确定是此技术的关键。由于受管理限制，基建投资大，防护措施严、设备复杂、费用高、维护难等诸多因素制约，故未能推广应用。

6. 其他技术

（1）中药挥发油熏蒸防霉技术：多种中药的挥发油具有一定程度的抑菌、灭菌作用，故可利用挥发油的挥发特性以熏蒸中药材。其特点是：①能迅速地破坏霉菌结构，使霉菌孢子脱落、分解，从而起到杀灭霉菌，并抑制其繁殖的作用；②对中药材表面色泽、气味均无明显影响；③此技术以荜澄茄、丁香挥发油的效果最佳。

（2）埃-京氏杀虫技术：又称施-劳法，由德国萨丁洲萨尔布吕肯大学的埃贡、施塔尔和京特·劳教授研究的一种杀中药材害虫的新方法。原理是利用动物器官对于加压后迅速松压、罕能耐受的特性，有效地杀死害虫。研究结果表明，害虫的死亡率与压力、作用时间成正比关系。一般使用较高的压力比延长加压时间更为有利。如若将谷物甲虫全部杀死，压力为101mPa时需3小时，而压力为201mPa时只需20分钟。此技术设备由贮气瓶、高压釜和真空泵组成，此法既不影响药性又不污染环境。其方法是将商品原包装药材放入高压釜，用真空泵抽真空后，CO_2气体会从贮气瓶流入高压釜，直至所需压力和时间后，迅速排出CO_2，便可达到有效杀死害虫的目的。

（3）高频介质电热杀虫法：此法是一种物理技术，其杀虫原理是在容器的金属片间放进绝缘物质，受两个金属片间交流电场作用，此种物质的分子摩擦产生介质电热。电压越高，电场越强，摩擦频率就愈高，产生的热能就越多，因而杀虫效率也越高。

总之，中药材的贮藏保管有许多科学的新技术和新方法，应根据中药材的品种、特性、季节气温变化等采取不同的措施，对特殊中药材采取重点保护，做到安全贮藏，科学养护，保证质量，降低损耗，避免事故。

各　论

第七章

根及根茎类中药材的采收与产地加工

　　根和根茎是植物体的不同器官，但将其严格分开也不容易，如以根入药的中药材桔梗、党参等常常带有部分根茎，以根茎入药的中药材藁本等也常带有少量的根。还有部分中药材的根及根茎一并入药，如大黄、甘草等。因此，根及根茎类中药材的加工一般有其共同的特点。

　　根及根茎类中药材的采收期因药材品种、栽培地区、栽培方法的不同而异。一般以3～5年为宜，同一品种直播者比育苗移栽者应长1～2年，管理措施得当、土地肥沃地区可缩短1年采挖。一般药材的采收季节从地上部分枯萎开始，直到次年春季植株萌芽前均可，但往往秋季采收者有机物积累多，根及根茎充实、肉厚，且秋季采收时间长，气温较高，易于加工。但部分中药材例外，如延胡索地上部分一般4月底至5月初枯死，故以立夏后地上部分枯萎前采收为好。其他如防风、明党参以春季采收好，太子参以夏季采收好。不论何时采收，均应选择晴天，以便与泥土分离，方便操作。

　　根及根茎类中药材的产地加工一般都需经过净制、干燥等环节，具体加工工序随品种及产地各有不同。有些需分离不同部位而加工成不同的商品规格，如当归、浙贝母等。干燥方式有些用晒干，如三七、苍术、黄芪等；有些则晒干、烘干均可，如地黄、白术、川贝母等。有些在干燥过程中需进行揉搓，如三七、党参等；有些在干燥前需进行煮制，如白芍、百合等。有些药材还有其他特殊加工方法，如人参、附子等。此类中药材一般最终干燥至八九成即可，并注意摊晾，放凉后收藏及包装。

狗　　脊

　　【来源】本品为蚌壳蕨科植物金毛狗脊 *Cibotium barometz*（L.）J. Sm. 的根茎。

　　【产地】主产于浙江、江西、福建、台湾、湖北、湖南、广东、广西、四川、贵州及云南等省区。其中以福建宁德，四川宜宾、乐山、江津、泸县等地产量为大。

　　【采收】全年均可采收，但以秋末至冬季采收者质量为佳。其程序为挖出根茎，除去地上部分，抖净泥土，运回加工。

【产地加工】

1. 狗脊条　运回的狗脊，除去泥沙，削去柔毛及须根，洗净，干燥。

2. 生狗脊片　除去泥沙或硬根、叶柄及金黄色绒毛，洗净，切厚片，干燥。

3. 熟狗脊片　除去泥沙或硬根、叶柄及金黄色绒毛，洗净，清蒸或加定量黄酒拌蒸（4~6小时）后，晒至六、七成干，切厚片，干燥。

狗脊干后质地坚硬，故宜在产地趁鲜切片加工。

【主要商品规格】

1. 狗脊条　呈不规则的长块状，长10~30cm，直径2~10cm。表面深棕色，残留金黄色绒毛；上面有数个红棕色的木质叶柄，下面残存黑色细根。质坚硬，不易折断。无臭，味淡、微涩。

2. 生狗脊片　呈不规则长条形或圆形，纵切片长5~20cm，直径2~10cm，厚1.5~5mm，横切片直径2.5~5cm，厚2~5mm，切面浅棕色，较平滑，近边缘1~4mm处有一条棕黄色隆起的木质部环纹或条纹，边缘不整齐，偶有金黄色绒毛残留；质脆，易折断，有粉性。

3. 熟狗脊片　呈黑棕色，质坚硬，角质，味微甘，微有香气；以黄酒拌蒸者微有酒香气。

【包装与贮藏】

1. 包装　狗脊多用麻袋包装。

2. 贮藏　置通风干燥处，防潮。

【质量要求】

1. 性状　狗脊条以条粗而长、无或少黄毛、质坚实为佳；狗脊片以大而薄、无毛茸、色红棕者为佳。

2. 水分　不得超过13.0%

3. 灰分　总灰分不得超过3.0%；酸不溶性灰分不得超过1.0%。

4. 醇溶性浸出物的含量测定　用热浸法测定，稀乙醇作溶剂，醇溶性浸出物不得少于20.0%。

细　辛

【来源】本品为马兜铃科植物北细辛 *Asarum heterotropoides* Fr. Schmidt var. *mandshuricum*（Maxim.）Kitag.、汉城细辛 *Asarum sieboldii* Miq. var. *seoulense* Nakai 或华细辛 *Asarum sieboldii* Miq. 的根及根茎。前两种习称"辽细辛"。

【产地】北细辛与汉城细辛主产于东北地区；华细辛主产于陕西、河南、山东、浙江等地。"辽细辛"以东北三省为道地产区。

【采收】种子直播的细辛，如果密度大，生长3~4年即可采收。用二年生苗移栽的，栽后3~4年收获；用三年生苗移栽的，栽后2~3年收获。有时为了多采种子，也可延迟到5~6年收获，但超过7年植株老化容易生病，加之根系密集，扭结成板，不便采收。采收期以每年9月中旬为佳。采收时连根挖起，抖尽泥土，运回加工。

【产地加工】将运回的细辛去净泥沙及地上残茎，每 1～2kg 捆成 1 把，放阴凉通风处阴干。

细辛加工时避免水洗、日晒，水洗后根条发白，日晒发黄，均降低气味，影响质量。

【主要商品规格】商品主要以辽细辛为主。常蜷缩成团。根茎呈不规则圆柱形，具短分枝，长 1～10cm，直径 0.2～0.4cm；表面灰棕色，粗糙，有环形的节，节间长 0.2～0.3cm，分枝顶端有碗状的茎痕。根细长，密生节上，长 10～20cm，直径 0.1cm；表面灰黄色，平滑或具纵皱纹，有须根及须根痕。统货。

【包装与贮藏】

1. 包装 细辛应密封包装。

2. 贮藏 细辛干后一般不易变质，但如遇雨季，极易受潮。本品富含挥发油，容易挥散走失，影响品质。因此，在贮藏过程中应置阴凉、干燥处，避光、防潮。

【质量要求】

1. 性状 一般以根灰黄、香气浓、味辛辣而麻舌者为佳。

2. 挥发油的含量测定 本品含挥发油不得少于 2.0%。

大 黄

【来源】本品为蓼科植物掌叶大黄 *Rheum palmatum* L.、唐古特大黄 *Rheum tanguticum* Maxim. ex Balf. 或药用大黄 *Rheum officinale* Baill. 的根及根茎。

【产地】掌叶大黄主产于甘肃礼县、文县、岷县、宕昌、武威，青海同仁、同德、贵德以及四川西部、宁夏、陕西等地；唐古特大黄主产于青海、甘肃、西藏及四川等地；药用大黄主产于河南、湖北、陕西及四川等地。以甘肃礼县、岷县、武威及青海同仁、同德、贵德等地为道地产区。

【采收】选择栽植 3 年以上者，在立冬前后地上部分枯黄时采收。采收时先将地上部分割去，刨开根茎四周泥土，将根及根茎全部挖起，除去泥土及地上残茎，运回加工。

【产地加工】

1. 西大黄

（1）切制：将经采收的大黄切去顶芽及细根，按其形态修裁成不同的规格。取根茎作为加工上档规格的部位，削净外皮，大个者纵向切为两瓣（蛋片吉），或切成段（苏吉）。

（2）干燥：①晾干法：将大黄块片穿小孔，用绳子穿成串阴干；②烘干法：用文火慢慢烘干。

（3）撞光：将干燥后的大黄块片撞去外表面，使大黄浑圆色鲜而纹理清晰，挑选分档。

2. 南大黄 先将根茎洗尽泥沙，晒干，刮去粗皮，再横切成 7～10cm 长的块即可。

3. 水根 用大黄根的尾部支根加工，不刮外皮，截成短段干燥即可。

鲜大黄在加工前切勿堆放、雨淋、火烧、碰撞，以免霉烂、变质。加工时可按形态截取成各种规格并分档。大黄切制时忌用铁器，以免变黑影响质量；分档时应戴手套，以免手中汗水沾染大黄，使其颜色变暗。采用烘干法干燥时，宜用文火连续慢慢烘干，中途不得停顿，一直烘至干燥为宜。

【主要商品规格】依产地分为西大黄、南大黄等规格。西大黄指产于青海、甘肃的大黄；南大黄指产于四川东部、湖北、陕西三省毗邻地带的大黄。

1. 西大黄

（1）蛋片吉：半圆形块，一面微凸，另一面较平坦。表面黄棕色，断面淡红棕色或黄棕色，具放射状纹理及环纹，有清香气，味苦微涩。一等：每千克 8 个以内，糠心不超过 15%；二等：每千克 12 个以内，余同一等；三等：每千克 18 个以内，余同一等。

（2）苏吉：不规则圆柱形，其余外观特征同蛋片吉。一等：每千克 20 个以内，糠心不超过 15%；二等：每千克 30 个以内，余同一等；三等：每千克 40 个以内，余同一等。

2. 南大黄 类圆柱形，形如马蹄，表面黄褐色或黄棕色，断面黄褐色，富纤维性，气微清香，味涩、苦。一等：横切成段，长 7cm 以上，直径 5cm 以上，无枯糠、糊黑、水根及其他质量变异现象；二等：大小不分，间有水根，最小头直径不得低于 1.2cm。

【包装与贮藏】

1. 包装 分为麻袋和木箱包装。前者一般为中档货所使用，每件 30～50kg。后者为上档货所使用，在木箱内衬纸垫，盛入大黄药材，每件 100kg。亦有用竹篓包装者。

2. 贮藏 大黄易吸潮，多晒易变色，故须贮于通风干燥及阴凉处，防蛀。

【质量要求】

1. 性状 以外表黄棕色、体重、质坚实、锦纹，以及星点明显、有油性、气清香、味苦而不涩、嚼之发黏者为佳。

2. 水溶性浸出物的含量测定 用热浸法测定，水溶性浸出物含量不得少于 25.0%。

3. 大黄素、大黄酚等游离蒽醌的含量测定 用高效液相色谱法测定，本品含大黄素（$C_{15}H_{10}O_5$）、大黄酚（$C_{15}H_{10}O_4$）、芦荟大黄素（$C_{15}H_{10}O_5$）、大黄酸（$C_{15}H_8O_6$）和大黄素甲醚（$C_{16}H_{12}O_5$）的总量不得少于 1.50%。

何 首 乌

【来源】本品为蓼科植物何首乌 *Polygonum multiflorum* Thunb. 的块根。

【产地】主产于广东、贵州、云南、四川、重庆、河南、湖北、湖南、陕西等地。广东德庆、清远、云浮，湖南的永州、会同有种植，以广东德庆为道地产区。

【采收】一般种植 3～4 年后即可采收。在秋、冬二季地上部分枯萎至春季萌发前均可采挖，但以秋季为好，以 4 年收产量较高。挖出块根，抖尽泥土，运回加工。

何首乌为深根植物，根系发达，主根可深入土层 1 米以下，主根、侧根、不定根均可形成块根，生于中、下部，所以采收时必须深挖。另外，何首乌藤茎于秋季收获块根时同时割下，除去细茎及残叶，晒干，即得首乌藤。

【产地加工】运回的何首乌，剪下块根（留芽头作种苗用），削去两端，洗净泥土，去掉须根。先将何首乌按大小分档，对个大不适宜烘烤者要先切片，即对半剖开或横切成厚片或厚块，再行晒干或低温烘干。

对半剖开或横切后晒干或烘干者即为首乌片或首乌块；整个干燥者即为首乌个。烘烤时，应尽量缩短烘烤时间，并及时将水蒸气抽出，温度控制在 40℃左右，烘烤 5～6 天后，翻动再烤 1～3 天，取出回潮，然后再烤至干燥透心即可。

【主要商品规格】

1. 首乌个 一等：每只重 200g 以上；二等：每只重 100g 以上；三等：每只重 50g 以上；四等：每只重 50g 以下。

2. 首乌片或块 横切，厚 0.5～3cm 的片或块，统装不分等级。

3. 鲜首乌 不分等级。

【包装与贮藏】

1. 包装 一般用麻袋包装。

2. 贮藏 药材置通风干燥处，防霉，防蛀。安全水分为 10%～13%。贮藏期间应定期检查，发现轻度受潮、霉变时要及时晾晒。少量虫蛀，可置 50℃下烘烤，或蒸 15～20 分钟杀灭，严重时用磷化铝等熏杀。近年来有鲜首乌沙埋贮存和用荜澄茄、丁香挥发油熏蒸等防霉处理，方法如下：

（1）鲜首乌沙埋贮存：新采挖的何首乌摊晾 3～5 天，至表皮稍干时，用较湿润的河沙埋藏。冬季贮存时，温度应不低于 5℃。如在地窖中贮存，可将鲜药材晒一天，然后挑选完整的，一层砂一层何首乌排放几层。堆积高度控制在 30～40cm 为度。此法可以减少霉烂，延长贮存期。

（2）荜澄茄、丁香挥发油熏蒸何首乌防霉：何首乌与按 10000∶1 比例与熏蒸 6 天，可使霉菌含量大为减少。丁香挥发油抑菌效果高于荜澄茄挥发油，但成本较高；荜澄茄挥发油熏蒸防霉，比氯化苦、硫黄等熏蒸，具有经济、实用、无残留等优点。

【质量要求】

1. 性状 首乌个以个大、体重、质坚实、断面无裂隙、粉性足者为佳；首乌片、块以块大、质坚硬、厚薄均匀、色淡红、"云锦花纹"明显、粉性足者为佳。

2. 2,3,5,4-四羟基二苯乙烯-2-O-β-D-葡萄糖苷的含量测定： 用高效液相色谱法测定，本品含 2,3,5,4-四羟基二苯乙烯-2-O-β-D-葡萄糖苷（$C_{20}H_{22}O_9$）不得少于 1.0%。

3. 结合蒽醌的含量测定 用高效液相色谱法测定，含结合蒽醌以大黄素（$C_{15}H_{10}O_5$）和大黄素甲醚（$C_{16}H_{12}O_5$）的总量计，不得少于 0.10%。

【现代研究】 何首乌主要含二苯乙烯苷类化合物、蒽醌类化合物及聚合原花青素类。此外，含有卵磷脂和多种微量元素。

现代研究表明，药材外皮中鞣质含量高于去皮片，外皮占整个药材的比例较小，故外皮可以不去，但要考虑土壤中重金属、农药残留等对根类药材的影响问题。外皮与去皮片在化学成分、药效及毒性上有何不同还有待于进一步研究。实验结果显示，首乌中二苯乙烯苷含量：外皮＞两端＞去皮片；蒽醌类含量：两端＞去皮片＞外皮。首乌的两端富含纤维，干燥所需时间较长，所含成分与其他部位也不同，故一般在加工中需除去两端。大个何首乌中总蒽醌含量和二苯乙烯苷含量高于小个中的，但游离大黄素、游离大黄素甲醚二者含量之和相差不大。

不同采收季节生产的何首乌炮制品，其总卵磷脂的含量有显著性差异，总卵磷脂含量指标的最佳采收季节为秋季（10 月）。

据报道，在不同生长环境何首乌中的 2,3,5,4-四羟基二苯乙烯-2-O-β-D-葡萄糖苷的含量相差悬殊，而以广东德庆的含量最高。此外，其蒽醌类有效成分的含量也很高。

牛　膝

【来源】本品为苋科植物牛膝 *Achyranthes bidentata* Bl. 的根。

【产地】主产于河南沁阳、武陟、温县、辉县等地，山东、江苏、浙江等地也有生产，但以河南为道地产区。

【采收】10 月中、下旬经霜以后当茎叶枯萎时采收。采收时先割除地上茎叶，然后深挖，挖取根部，除净泥土，运回加工。

【产地加工】将运回的牛膝除去根头、须根，按其粗细分别晒至六七成干时，将根条理顺，捆成小把集中后加盖草席堆放，闷 2～3 天以发汗，然后晒干即可。

【主要商品规格】牛膝呈细长圆柱形，上端较粗，表面土灰黄色或浅棕色，断面微呈角质样而油润，可见筋脉点，气特异，味微苦涩。一等：中部直径 6mm 以上，长 50cm 以上，无冻条、油条、破条等；二等：中部直径 4mm 以上，长 35cm 以上，余同一等；三等：中部直径 4mm 以下，长 20cm 以上，间有冻条、油条、破条，余同一等。

【包装与贮藏】

1. **包装**　分为竹篓和麻袋包装。一般每件 100kg。

2. **贮藏**　牛膝见风易转软，受潮或高温易走油，宜放置在 30℃以下阴凉干燥处，并密封保存。

【质量要求】

1. **性状**　本品以条长、皮细、肉肥、色黄者为佳。

2. **β-蜕皮甾酮的含量测定**　用高效液相色谱法测定，本品含 β-蜕皮甾酮（$C_{27}H_{44}O_7$）不得少于 0.030%。

川　乌

【来源】本品为毛茛科植物乌头 *Aconitum carmichaeli* Debx. 的母根。

【产地】主产于四川、陕西，湖北、湖南、云南等地也有栽培。以四川江油为道地产区。

【采收】栽种至第二年 6 月下旬至 8 月上旬采收。采收时，挖出全株，运回加工。

【产地加工】将运回的川乌去除子根、须根及泥沙，晒干。

【主要商品规格】川乌呈不规则圆锥形，稍弯曲，表面棕褐色或灰棕色，质坚实，断面类白色或浅灰黄色。

【包装与贮藏】

1. **包装**　统货包装；川乌有毒，应注明品名、规格，不能混装。

2. **贮藏**　不宜与其他药物混放，置通风干燥处，防潮，防蛀。

【质量要求】

1. 性状 以个大、饱满、质坚实、断面色白有粉性者为佳。

2. 灰分 总灰分不得超过 9.0%；酸不溶性灰分检查不得超过 2.0%。

3. 生物碱的含量测定 用高效液相色谱法测定，本品含乌头碱（$C_{34}H_{47}NO_{11}$）、次乌头碱（$C_{33}H_{45}NO_{10}$）和新乌头碱（$C_{33}H_{45}NO_{11}$）的总量应为 0.050%～0.17%。

附　子

【来源】 本品为毛茛科植物乌头 *Aconitum carmichaeli* Debx. 的子根。

【产地】 主产于四川、陕西，湖北、湖南、云南等地也有栽培。以四川江油为道地产区。

【采收】 栽种至第二年的 6 月下旬到 8 月上旬采收。采收时，挖出全株，摘下乌头旁的子根，除去泥土、须根，即为泥附子，再按大小分开，运回加工。

【产地加工】 泥附子在采收后 24 小时内，放入胆巴水（制食盐的副产品，主要成分为氯化镁、氯化钙）内浸渍，以防腐烂，并降低毒性。然后经浸泡、切片、蒸煮等加工过程，制成各种不同规格的药用附片。

1. 白附片 选用较大或中等大的泥附子作原料。

(1) 洗泥：洗净泥附子，去除须根。

(2) 泡胆：将泥附子放入胆巴水中浸泡 15 日以上（习称复原），待附子外皮色黄亮，体呈松软状即可。泡后的附子称胆附子。

(3) 煮附子：先将"老水"在锅内煮沸，再将胆附子倒入锅内，以清水淹过胆附子为度，煮至胆附子过心为止。捞起倒入清水中，再浸泡 1 日，叫做冰附子。

(4) 剥皮：将冰附子捞起，剥去外层黑褐色的表皮，用清水和白水（即已漂过附片的水）各一半的混合水浸泡一夜。

(5) 切片：将浸泡后的附子捞起，纵切成 2～3mm 厚的薄片，倒入清水中浸泡 48 小时，换水一次再浸泡 12 小时，除去附片内所含的胆水。

(6) 蒸片：将浸泡好的附片捞出，放入蒸笼内蒸数小时即可。

(7) 晒片熏硫：将已蒸好的附片放竹席上暴晒，待晒至附片表面水分消失后即可收起。然后密闭，用硫黄熏蒸至附片发白为宜，再倒在晒席上风干，即成色泽白亮的成品"白附片"。

2. 黑顺片 选择较小的泥附子作原料。

(1) 洗泥、泡胆、煮附子：均同白附片操作方法。

(2) 切片：将煮后浸泡好的附子捞出，不经剥皮，纵切成 2～4mm 的厚片。

(3) 蒸片：将切片放入清水中浸泡 48 小时后捞起，将红糖（每 100kg 附子用红糖 0.5kg）用文火炒至黑色稠膏状，加入适量开水搅匀，再倒入缸内使其溶于清水中，然后将切片倒入浸染一夜，染成茶色。取出后装入蒸笼内连续蒸约 12 小时，以片面上有油面为度。蒸煮过程中，火力均匀，中途不能停歇，保证蒸出有油面和光泽、质量好的片张。将蒸好的附片放在烤片簧子上，再用木炭火烤，但不能使片面烤焦或起泡，烤时应不停地翻动附片，至半干时将附片分别按大小摆好；烤至八成干时，晴天可用太阳晒干或将烤片叠放在炕上用温火烘烤至全干，即成"黑顺片"。

3. 盐附子 选择较大、均匀的泥附子作原料。

（1）泡胆：将泥附子除去须根，洗净，将胆巴、食盐溶于清水中，浸泡附子 2～3 日。

（2）捞水：又叫吊水、澄水。将已泡胆的附子捞起，装入竹筐内，将水吊干，再倒入原缸内浸泡，如此每天 1 次，连续数次。每次须先将缸内盐水搅匀后再加入附子。

（3）晒短水：将吊好水的附子捞起来，并铺竹簟上，在日光下暴晒，至附子表皮稍干，然后倒入原缸中。每天 1 次，连续操作数次。

（4）晒半水：将晒过短水的附子捞起，并铺竹簟上，晒去部分水分，一般 4 小时左右，每天 1 次，连续操作数次。晒后再倒入缸内，缸内的水以淹到附子为宜。每次晒片后，缸中均要再加入胆巴。

（5）晒长水：将晒过半水的附子捞起，并铺竹簟上，日光暴晒一天，以附子表面出现食盐结晶为止，然后趁附子尚热，即倒入盐水缸内浸泡大约 4 天，使其吸收盐分。

（6）烧水：将晒过长水的附子捞起，缸内的盐水再加入胆巴煮沸。附子中放入食盐，煮沸的盐胆水趁热倒入，浸泡约 48 小时，夏天可适当缩短时间。最后捞起，滴干水分，即为"盐附子"。

【主要商品规格】

1. 盐附子 肥大，体质沉重，附有结晶盐粒，味咸而麻、刺舌。一等：每千克 16 个以内；二等：每千克 24 个以内；三等：每千克 80 个以内。

2. 白附片 一等：为一等的附子去净外皮，纵切成 2～3mm 的厚片，片面白色，呈半透明，片张大，均匀；二等：为二等的附子去净外皮，片张较小，余同一等；三等：为三等的附子去净外皮，片张小，余同一等。

3. 黑顺片 统货。为二、三等的附子不去外皮，纵切成厚 2～4mm 的厚片，片边黑褐色，油面光滑，片张大小不一，厚薄均匀。

【包装与贮藏】

1. 包装 白附片、黑顺片用纸箱、木箱或竹篓包装。

2. 贮藏 本品易虫蛀、发霉，应置干燥处保存。

（1）盐附子：易吸潮变软，宜置阴凉干燥处，密闭保存。

（2）黑顺片、白附片：置干燥处，防潮，防压碎。

【质量要求】

1. 性状

（1）附子：以个大、肥壮、质坚实、粉性足、残茎及须根少者为佳。

（2）盐附子：以个大、饱满、灰黑色、表面光滑者为佳。

（3）黑顺片：以片匀、棕黄色、油润、有光泽者为佳。

（4）白附片：以片匀、黄白色、半透明者为佳。

2. 总生物碱的含量测定 用滴定法测定，本品含生物碱以乌头碱（$C_{34}H_{47}NO_{11}$）计，不得少于 1.0%。

白 芍

【来源】本品为毛茛科植物芍药 *Paeonia lactiflora* Pall. 的根。

【产地】主产于浙江、安徽、四川、贵州、山东等地,均系栽培。

【采收】芍药宜在种植后第 3 至 4 年的 8 月份收获。收获时选择晴天,割去茎叶,把根刨出,抖尽泥土,运回加工。

【产地加工】将运回的白芍粗根从芍头着生处切下,细根留在芍头上供分株繁殖之用,然后将粗根上的侧根剪去,除去头尾,并按白芍根的自然生长情况切成长 9~12cm、两端粗细相近的芍药条,按大小分档,置室内 2~3 天,每天翻堆 1 次,使质地柔软,便于进一步加工。白芍进一步加工分 3 个步骤。

1. 擦皮 即擦去芍根外皮,可用人工或半机械化擦皮。操作时将截成条的芍根装入箩筐中浸泡 1~2 小时,然后放入木床中,床中加入黄沙,用木耙来回搓擦,或用人工刮皮,使白芍根条的皮全部脱落,再用水冲洗后浸在清水缸中。

2. 煮芍 先将水烧至 80℃左右,将芍药条从清水缸中倒入锅中,煮沸 20~30 分钟,具体时间依据芍药条大小而定。煮时上下翻动,水量以浸没芍根为宜,煮过芍药条的水不宜重复使用,必须每锅换水。

3. 干燥 煮好的芍药条必须马上捞出并置阳光下摊开暴晒 1~2 小时,以后逐渐把芍药条堆厚暴晒,使表皮慢慢收缩。晒时经常翻动,连续晒 3~4 天,以后于中午阳光过强时用晒席覆盖,下午 3~4 点钟再摊开晾晒,一直晒至能敲出清脆响声时,收回室内;堆置 2~3 天后,再晒 1~2 天即可全干。

【主要商品规格】商品分为白芍、杭白芍等规格,按照大小分等。

1. 白芍 一等:根长 8cm 以上,中部直径 1.7cm 以上,无芦头、花麻点,以及有破皮、裂口、夹生;二等:根长 6cm 以上,中部直径 1.3cm 以上,间有花麻点;三等:根长 4cm 以上,中部直径 0.8cm 以上,间有花麻点;四等:根长短粗细不分,兼有夹生、花麻点,以及有头尾、碎节或未去净的栓皮。

2. 杭白芍 一等:根长 8cm 以上,中部直径 2.2cm 以上;二等:根长度同一等,但中部直径 1.8cm 以上;三等:根长度同一等,中部直径 1.2cm 以上;四等:根长 7cm 以上,中部直径 1.2cm 以上;五等:根长度同四等,但中部直径 0.9cm 以上;六等:根长短不分,中部直径 0.8cm 以上;七等:根长短不分,中部直径 0.5cm 以上,间有夹生、破疤。

【包装与贮藏】

1. 包装 一般用麻袋包装,一等杭白芍多用木箱装,内衬防潮纸。本品具粉性且外层栓皮易虫蛀,需置阴凉干燥处,防潮、防蛀。

2. 贮藏 在贮藏过程中应注意检查,凡受潮必须翻晒,但不宜暴晒,如遇烈日则可在其上加一层纸,以免变色泛红。对已生虫或泛红的药材,可喷少许冷水于白芍表面,置熏房内硫熏 3~4 小时,不但可杀虫,还使其色白,增加美观。

【质量要求】

1. 性状 以根粗、坚实、均匀、无白心或裂隙、皮色光洁、断面粉白色、粉性大者为佳。

2. 芍药苷的含量测定 用高效液相色谱法测定，本品含芍药苷（$C_{23}H_{28}O_{11}$）不得少于 1.60%。

【现代研究】白芍含苷类成分芍药苷、芍药花苷、白芍药苷、苯甲酰芍药苷和羟基芍药苷等。另外，还含有苯甲酸、鞣质、挥发油等。

现代研究将新鲜白芍药材（已去头尾及须根），分为 2 份，并分别按下列方法加工：①中国药典方法加工：取新鲜白芍药材，刮去外皮，置沸水中煮至透心，立即捞出放入冷水中浸泡，取出晒干。②直接切片法：取新鲜白芍药材，刮去外皮，切成 2～4mm 的厚片，晒干。以上药材分别用高效液相色谱法测定芍药苷含量，结果提示 2 种加工方法的芍药苷含量无显著性差异。

采用薄层色谱双波长扫描法定量分析亳白芍主要成分芍药苷，结果发现 2 年生亳白芍芍药苷含量最高，随着生长期的延长，芍药苷的含量呈下降趋势；不同规格白芍花片中的芍药苷含量最高；在不同加工品中，以带皮的含量最高。

黄 连

【来源】 本品为毛茛科植物黄连 *Coptis chinensis* Franch. 、三角叶黄连 *Coptis deltoidea* C. Y. Cheng et Hsiao 或云连 *Coptis teeta* Wall. 的根茎。

【产地】黄连主产于四川、重庆、湖北，而贵州、陕西等地也有生产，以重庆石柱、巫溪、城口为道地产区，习称"味连"。三角叶黄连主要栽培于四川洪雅、峨眉山，习称"雅连"。云连主产于云南德钦、维西等地，习称"云连"。

【采收】野生品全年可采挖，以秋末采挖为佳；栽培黄连一般生长 5～6 年，于 9～11 月采收。选晴天挖出全株，除去泥土，剪去须根、叶片，分别收集根茎、须根及叶片，运回加工。云连在栽种后第 4 年亦可采收，但不全部挖起，只挖取粗壮的根茎。

【产地加工】黄连依品种不同，其干燥方法有所不同，具体方法如下。

1. 味连 主要于烘房加温烘干。烘干时火力不宜过大，勤翻动，烘至半干，取出分成大、中、小三级。重新上炕烘制时，大的放下层，中等的放中间，小的放上层，使上、中、下三层黄连干燥一致，火力随干燥程度而减小。烘干后，趁热取出放在竹制槽笼里来回推拉，或放在铁质撞桶里用力旋转、推撞，撞去残存须根、粗皮、鳞芽及叶柄，再拣去石子、土粒，扬去灰渣即成。

2. 雅连 在栽培地附近修建简易土炕，上面横铺竹竿，疏密度以能漏下泥沙而不漏雅连为宜。将全株摊放土炕上，边烘边翻动，除去部分须根、叶、泥土，减少水分。再运回室内用火烘烤，烘至皮干心湿，须根和叶片干焦时取出，除去须根、叶片、杂质后再烘至全干。然后装入竹编槽笼，撞去根须、泥沙，剪去残余连杆和过长的"过桥"即成。

3. 云连 将黄连摊在竹席上晒干或用火炕干燥，而成毛连。将干燥毛连装入撞笼撞去须根、泥沙。亦可用麻袋，内装云连和碎石，抬起来回拉动，使云连与碎石撞击，撞净须毛即成。

【主要商品规格】

1. 味连 多聚集成簇，形如鸡爪或单支，表面黄褐色，粗糙，味极苦。一等：肥壮坚实，间有过桥，长不超过2cm，无1.5cm以下的碎节；二等：较瘦小，有过桥，间有碎节。

2. 雅连 单支，圆柱形，过桥较长。一等：条肥壮，过桥少，长不超过2.5cm，无碎节、毛须、焦枯；二等：较瘦小，过桥较多，间有碎节、毛须、焦枯。

3. 云连 单支，圆柱形，弯曲，较细小。一等：条肥壮，质坚实，直径在0.3cm以上，无毛须、过桥；二等：较瘦小，间有过桥，直径在0.3cm以下。

【包装与贮藏】

1. 包装 一般用内衬防潮纸的纸箱包装，每件15kg。

2. 贮藏 置通风、阴凉、干燥处。商品安全水分11％～13％。本品在高温多湿情况下易生霉，贮藏期间应定期检查，若生霉，要及时晾晒，或采用密封充氮降氧养护。

【质量要求】

1. 性状 以条粗壮、连珠形、质坚重、断面红黄色、有菊花心者为佳。

2. 总灰分检查 不得超过5.0％。

3. 生物碱含量测定 用高效液相色谱法测定，本品含小檗碱（$C_{20}H_{17}NO_4$）不得少于5.5％，表小檗碱（$C_{20}H_{17}NO_4$）不得少于0.80％，黄连碱（$C_{19}H_{13}NO_4$）不得少于1.6％，巴马汀（$C_{21}H_{21}NO_4$）不得少于1.5％。

【现代研究】黄连含大量生物碱，主要有小檗碱、黄连碱、巴马亭、药根碱、表小檗碱、甲基黄连碱、非洲防己碱、木兰花碱等，其中以小檗碱含量最高。

1. 栽培时间对黄连品质的影响 黄连生物碱的含量与生长年限有一定的关系，生长期在6年以内，随着生长年限的增加，其地下根茎不断增长和增粗，4～5年以上的黄连根茎粗壮、饱满、粉性足；生长年限不足4年者，其根茎小而纤细、粉性差、纤维多。随着生长期延长，其生物碱的含量升高，以5～6年生者较为明显。但是黄连生长年限超过6年以上，其地上部分植株开始枯萎，新增植株明显减少，地下部分根茎的发育也显著减慢，无论对产量和内在质量都无较大提高。

经过组织化学研究表明，黄连根茎中小檗碱主要分布积累在皮层、髓、髓射线薄壁组织细胞内，根茎的基部小檗碱含量少，中部和分支内较多，节比节间含量多。在不同生长年限根茎中，2年生苗根茎的一些细胞小檗碱开始积累，以后逐年增加，至第六年达小檗碱积累高峰，以后根茎内小檗碱含量不再增加。所以黄连最适宜的采收期是生长5年左右的植株。

2. 黄连不同采收期对产量及质量的影响 无论是单株根茎鲜重、根茎亩产量，还是小檗碱含量，9～11月采收的黄连均明显高于其他采收时间。采收过早，根茎水分多，折干率低；但采收过迟，如到翌年春雪化后采收，植株已抽薹开花，养分被消耗，根茎中空，产量降低，质量低劣。因此，黄连应于9～11月采收。

3. 黄连不同干燥方法对质量的影响 黄连中小檗碱含量是评价黄连内在质量的主要指标。对黄连以60℃烘干、阳光下直射晒干、阳光下薄纸遮盖后晒干、铁锅内微火炒干等4种干燥方式处理，经比较证明：外观、色泽和内在质量均优者为烘干及阳光下薄纸遮盖后晒干的药材，其小檗碱含量烘干品为5.73％，遮盖薄纸后再晒干者为5.78％，比《中国药典》

2000 年版规定的最低限量高 60%，此时黄连的外观黄亮程度最佳。阳光直射晒干和微火炒干的药材外观颜色明显变深，小檗碱含量降低，分别为 5.50% 和 5.60%。根据上述结果，虽然薄纸遮盖后晒干的药材能保证质量，但由于费工费时不适合大批量生产，而烘干法小檗碱含量仅降低 0.05%，却具有保证外观、色泽、内在质量、效率高及适合大生产等优点，烘箱干燥中小檗碱含量随温度的升高而逐渐下降。因此，黄连的产地干燥加工方法以 60℃ 以下烘干为宜。

延　胡　索

【来源】本品为罂粟科植物延胡索 *Corydalis yanhusuo* W. T. Wang 的块茎。

【产地】主产于浙江东阳、磐安、永康、缙云以及湖北、湖南、江苏等地，以浙江东阳为道地产区。

【采收】在 5～6 月间（立夏前后）地上部分完全枯萎 5～7 天后采挖。采挖时将土扒开，边扒边捡出球茎，运回加工。

延胡索采收宜选择晴天，使土壤呈半干燥状态，以便延胡索块茎与泥土分离，方便操作。另外，收起的块茎既不宜暴晒，以免影响加工；也不宜堆积，以免引起发酵变质。

【产地加工】

1. 净制分档　将运回的延胡索洗净泥土，除去表皮，用网眼直径 1.2cm 的筛子进行大小分档。

2. 煮制　将净制分档后的延胡索投入沸水中煮，大块茎 4～6 分钟，小块茎 3～4 分钟。煮制过程中不断翻动，煮至药材内部呈黄色，中心有一小白点时为度。

3. 干燥

（1）晒干：将经过煮制的延胡索捞起晒 3～4 天后放回室内回潮，使内部水分外渗，再继续晒 2～3 天即可。

（2）烘干：置烘箱或烘房内 50℃～60℃ 烘干即可。

延胡索煮制时，过生易虫蛀变质，不易贮藏；过熟则折干率低，表皮皱缩。一般一锅清水可连续煮 3～5 次，注意每次补充新水，以保持锅内一定水位。当锅内沸水变黄、变混浊时，应注意调换清水，以保证药材表面正常色泽。

【主要商品规格】延胡索呈不规则的扁球形。表面黄棕色或灰黄色，多皱缩，质硬而脆。断面黄褐色，并具有蜡样光泽。味苦，微辛。一等：每 100g 在 90 粒以内，无杂质、虫蛀、霉变；二等：每 100g 在 90 粒以外，余同一等。

【包装与贮藏】

1. 包装　一般用双层麻袋包装，每件 40kg 左右。

2. 贮藏　延胡索宜贮于通风干燥处，以温度 30℃ 以下，相对湿度 70%～75% 之间为宜，安全水分 9%～13%。

【质量要求】

1. 性状　一般以饱满、质坚实、色黄、断面黄亮者为佳。

2. 醇溶性浸出物的含量测定　用热浸法测定，稀乙醇作溶剂，醇溶性浸出物不得少于 13.0%。

3. 延胡索乙素的含量测定 用高效液相色谱法测定，本品含延胡索乙素（$C_{21}H_{25}NO_4$）不得少于 0.050%。

甘 草

【来源】为豆科植物甘草 *Glycyrrhiza uralensis* Fisch. 、胀果甘草 *Glycyrrhiza inflata* Bat. 或光果甘草 *Glycyrrhiza glabra* L. 的根及根茎。

【产地】甘草主产于内蒙古、甘肃、新疆等地，以内蒙古杭锦旗所产品质最佳；光果甘草及胀果甘草主产于新疆、甘肃等地。以内蒙古为道地产区。

【采收】直播法种植的甘草，3～4 年为最佳采挖期；育苗移栽和根茎繁殖的甘草，2～3 年适宜采收。一般于霜降前后，地上茎叶黄萎时采挖，但不可挖断根或损伤根皮，采后抖尽泥土，运回加工。

【产地加工】

1. 皮草 将挖出的根及根茎去净泥土，趁鲜去掉茎头、须根，晒至大半干时，将条顺直，分级，扎成小把晾晒。

2. 粉甘草 基本方法同上，削去外皮后晒干。

【主要商品规格】分为皮草和粉草两大类，皮草为带皮甘草，粉草为去外皮甘草。皮草按产地分西草和东草。主产于甘肃、内蒙古、陕西、青海、新疆等地的称西草；主产于内蒙古东部、东北、河北、山西等地的称东草。目前主要以品质区分，不受地区限制。

1. 西草 圆柱形，斩头去尾，皮细色红，质实体重，粉性足。

（1）大草：25～50cm，顶端直径 2.5～4cm，黑心草不超过总重量的 5%。

（2）条草：长 25～50cm，按顶端直径大小分为：一等 1.5cm 以上；二等 1cm 以上；三等 0.7cm 以上。

（3）毛草：圆柱形弯曲的小草，去净残茎，不分长短。顶端直径 0.5cm 以上。

（4）疙瘩头：为加工条草砍下的根头，长短不分，间有黑心。

2. 东草 圆柱形，上粗下细，不斩头尾，皮粗，质松体轻。

（1）条草：一等：长 60cm 以上，芦下 3cm 处直径 1.5cm 以上；二等：长 50cm 以上，芦下 3cm 处直径 1cm 以上；三等：长 40cm 以上，芦下 3cm 处直径 0.5cm 以上。均可见 5% 有 20cm 以上的草头。

（2）毛草：圆柱形弯曲的小草，长短不分，芦下直径 0.5cm 以上，间有疙瘩头。

【包装与贮藏】

1. 包装 甘草多打成长方形小捆，外加席包，用绳子捆紧。

2. 贮藏 贮藏之前应放在烈日下暴晒 1～2 天，用麻袋封包堆放，四周再用麻袋围封，以防害虫侵入和湿气影响，达到防止霉变的目的。

本品含有大量的淀粉和甘草甜素，极易生虫，生虫后蔓延十分迅速，必须将生虫药材拣出或立即烘干，再用麻袋装好，置于干燥通风处。甘草受蛀不宜硫熏，硫熏后不但褪色，而且还影响甘草外观性状，如有条件则采用冷冻贮藏最佳。

【质量要求】

1. 性状 以外皮细紧、红棕色、质坚实、断面黄白色、粉性足、味甜者为佳。

2. 甘草酸的含量测定 用高效液相色谱法测定，本品含甘草酸（$C_{42}H_{62}O_{16}$）不得少于 2.0%。

3. 甘草苷的含量测定 用高效液相色谱法测定，本品含甘草苷（$C_{21}H_{22}O_9$）不得少于 0.50%。

黄 芪

【来源】本品为豆科植物蒙古黄芪 *Astragalus membranaceus*（Fisch.）Bge. Var. *mongholicus*（Bge.）Hsiao 或膜荚黄芪 *Astragalus membranaceus*（Fisch.）Bge. 的根。

【产地】蒙古黄芪主产于山西、内蒙古、吉林、河北等地，以山西浑源为道地产区。膜荚黄芪主产于黑龙江、内蒙古、甘肃、山西等地。

【采收】在生长 3～4 年后秋季，当霜降地上部分枯萎时，或春季土壤解冻以后至植株萌芽前采挖，运回加工。

黄芪采收以生长 6～7 年者质量最好，并以秋季采收为佳，此时水分小，粉性足，质坚实。黄芪根入土壤较深，采挖时应防止将根挖断或折断。

【产地加工】

1. 原生芪 将运回的黄芪抖净泥土，药材原条带芦头生晒即可。

2. 关芪 将运回的黄芪抖净泥土，去净残茎、须根，切下芦头，平铺于晒场进行晾晒，待晒至七成干时，再进行分等，并按照规格打捆，以晒至干透为度。

【主要商品规格】黄芪呈圆柱形的单条，斩去疙瘩头和喇叭头，顶端间有空心，表面灰白色或浅褐色，断面外层白色，中间淡黄色或黄色，具粉性，味甘，有生豆腥气味。特等：长 70cm 以上，上中部直径 2cm 以上，末端直径不小于 6mm；一等：长 50cm 以上，上中部直径 1.5cm 以上，末端直径不小于 5mm；二等：长 50cm 以上，上中部直径 1cm 以上，末端直径不小于 4mm；三等：上中部直径 7mm 以上，末端直径不小于 3mm，不分长短。

【包装与贮藏】

1. 包装 按等级不同打捆，木箱包装。打捆时，将黄芪条理顺，捆成小把，用绳子捆紧，再用木箱包装，每箱 50kg。

2. 贮藏 黄芪富含淀粉，味甜，易受潮霉变、生虫、变色，故应贮藏于通风干燥处。黄芪水分应控制在 11%～12% 之间，相对湿度在 75% 以下，如含湿量超过 15% 时，应注意及时拆箱摊晒，久贮时每年 5 月份应用硫黄熏一次、摊晾，10 月份再熏一次、摊晾，可预防生虫。

【质量要求】

1. 性状 以条粗长、皱纹少、质坚而绵、断面色黄白、粉性足、味甜者为佳。

2. 黄芪甲苷的含量测定 用高效液相色谱法测定，本品含黄芪甲苷（$C_{41}H_{68}O_{14}$）不得少于 0.040%。

葛　根

【来源】本品为豆科植物野葛 *Pueraria lobata*（Willd.）Ohwi 的根。

【产地】主产于湖南、河南、浙江、四川等地。

【采收】葛根栽种后 2～3 年即可采收，一般于秋季落叶后到春季发芽前进行。将根全部挖起后，去除蔓藤，切下根头作种，抖去泥土，运回加工。

野葛含纤维多，秋季采收，一般在霜降后，称为"柴葛根"。葛花在 7～8 月当花尚未完全开放时采摘，去掉花梗和杂质，晒干即得。

【产地加工】

仔细将药材挖出，用清水洗净泥土，除去芦头、尾梢、细须，刮去粗皮，趁鲜切成厚片或小块，干燥即可。

【主要商品规格】

可分为葛方、葛片等规格，均为统货。

【包装与贮藏】

1. 包装　药材多用麻袋包装，也可用塑料袋包装置于在纸箱。

2. 贮藏　因葛根含淀粉较多，所以贮藏时宜用双层无毒塑料薄膜袋包扎紧后放在装有生石灰、明矾或干燥锯木屑、谷壳等物的容器内，并置于通风干燥处，可防虫蛀、回潮、变质、霉烂。

【质量要求】

1. 性状　一般以块大、质坚实、色白、粉性足、纤维少者为佳。

2. 葛根素的含量测定　用高效液相色谱法测定，本品含葛根素（$C_{21}H_{20}O_9$）不得少于 2.4%。

【现代研究】葛根中含黄酮类化合物达 12%，其中主要含大豆苷、大豆苷元及葛根素。还有尿囊素、β-谷甾醇、胡萝卜苷、6,7-二甲氧基香豆素、5-甲基海因及酚性化合物，色氨酸衍生物及其糖苷、氨基酸、花生酸及大量淀粉。

用 HPLC 法测定葛根不同加工方法中葛根素含量。实验结果表明，鲜药材切成块或片干燥与鲜药材硫黄熏后稍干燥，再切块或片这两种方法差异不明显。另据报道，葛根采挖后，截断或纵切成两三瓣，用硫黄熏 2～3 夜，晒或烘到六成干，刨片或切片，这样制成的饮片既美观又符合要求，且能减少碎片，避免损耗，同时还能减少浸泡时有效成分的流失，以提高疗效。

远　志

【来源】本品为远志科植物远志 *Polygala tenuifolia* Willd. 或卵叶远志 *Polygala sibirica* L. 的根。

【产地】远志主产于山西、陕西、河北、河南，而山东、内蒙古、安徽、湖北、吉林、辽宁等地也有生产，以山西、陕西产量最大，传统认为质量也优，如山西忻州、五台、阳高、闻喜、榆次，陕西合阳、大荔、华阴、潼关、绥德；卵叶远志分布在我国大部分地区，各地自产自销。

【采收】 野生远志,生长3~4年采挖最好;人工种植远志,种子繁殖生长3年后即可采收,根部繁殖的第2年即可采收。一般于春、秋二季采挖,秋季返苗后或春季出苗前挖取根部或用耕耘机耕起,以立秋后8~10月份采挖质量较好。挖出的远志根,除去地上部分和泥沙,运回加工。

【产地加工】

1. 远志筒 将运回的远志,洗净泥土,除去须根、残基、杂质,晾2~3天,至皮部变软,趁水分未干时,选择较粗的根,用力揉搓,或用木棒捶裂或用机器搂松,使其松软,皮木分离,抽出木心,晒干,按粗细分等即可。

2. 远志肉 根细质硬不能抽木心的远志,用刀纵剖或用木棒敲打,使皮层脱离木心,拣去木心即可。

3. 远志棍 采收后不去木心直接晒干。

【主要商品规格】

1. 远志筒 表面浅棕色或灰黄色,呈筒状,中空;全体有较深的横皱纹,皮细肉厚,质脆易断,断面黄白色,无木心、杂质、虫蛀、霉变;气特异,味苦微辛。一等:长7.0cm,中部直径0.5cm以上;二等:长5.0cm,中部直径0.3cm以上。

2. 远志肉 多为破裂断碎的肉质根皮。表面棕黄色或灰黄色;全体有横皱纹,皮粗细厚薄不等,质脆易断,断面黄白色,无根茎、木心、须根、杂质、虫蛀、霉变;气特异,味苦微辛。统货。

3. 远志棍 多细小,抽不出木心,为保护资源,未制订规格标准。

4. 出口商品 分远志筒五等和远志肉。一等品长2.0~6.0cm,直径6mm以上,二、三、四、五等品的直径依次为4.5~5.5mm、3.6~4.2mm、2.4~3.0mm、1.5~2.4mm,长短要求与一等品相同。

【包装与贮藏】

1. 包装 远志一般用麻袋包装。

2. 贮藏 贮存于通风干燥处。温度30℃以下,相对湿度70%~75%,安全水分9%~13%。远志质脆易碎,宜轻搬轻放。受潮后易泛油、虫蛀,泛油后质地变软,颜色加深,表面有油样物质。危害的仓虫主要有锯谷盗、赤拟谷盗。贮藏期间应定期检查,高温高湿季节,可进行密封充氮抽氧养护,发现吸潮或轻度虫蛀时要及时晾晒或翻垛通风,严重时,可用磷化铝等药物熏蒸杀虫。

【质量要求】

1. 性状 以筒粗、皮细、肉厚、色黄、质软、去净木心者为佳。卵叶远志根肉薄,质次。

2. 水分 按水分测定法测定,不得超过12.0%。

3. 灰分 总灰分不得超过6.0%;酸不溶性灰分不得超过1.5%。

4. 远志酸的含量测定 用高效液相色谱法测定,本品含远志酸($C_{29}H_{44}O_6$)不得少于0.70%。

【现代研究】远志含有远志皂苷 A、B、C、D、E、F、G，细叶远志素等三萜皂苷类。此外还有糖类、蔗糖酯类、酮类、树脂、脂肪油等。

远志木质部溶血作用较皮部低。急性毒性，远志肉大于全远志，远志心最低。皂苷的含量，远志肉高于远志心，相差达 25 倍。可见传统药用远志皮是正确的。同等剂量的全远志、远志皮、远志心均可以加强催眠作用；抗惊厥作用以全远志最强，远志皮次之，远志心无效，因此有人认为远志不必去心。近年来，由于远志药材资源紧缺，未到采收年限即被采挖，使远志药材细到了"去心"无法操作的地步，而等级较高的药材如"远志筒"主要用于外贸出口。2005 版《中国药典》未作出去心要求。

远志中糖类成分可能是其宁心安神、益智的有效成分。通过对山西道地产区所产远志进行糖类的含量测定表明，不同品种资源远志的糖类含量差异较大，提示需加强远志资源质量研究。

古代有药用远志地上部分的记载。研究表明，远志及卵叶远志地上部分均含总皂苷，但含量略低于根中，地上部分的药用价值值得深入研究。

人　参

【来源】本品为五加科植物人参 *Panax ginseng* C. A. Mey. 的根。

【产地】主产于吉林、辽宁、黑龙江等地。山参主产于东北三省的长白山区及大、小兴安岭等地，现产区已缩小到长白山，且濒临灭种，被列为国家一类保护植物；园参（生晒参与红参）主产于吉林抚松、集安，辽宁桓仁、宽甸、新宾，黑龙江五常、尚志等地，以吉林抚松、集安、长白山为道地产区。

【采收】一般 5～6 年采收；培植大货，可 8～9 年采收；特殊品种如石柱参，需 12～18 年采收。在 8 月下旬至 9 月上旬，人参生长进入枯萎期，参叶变黄时采挖，此时的人参浆液足、产量高。采收时先拆除棚架，然后将畦面山的土先搂下一部分，随即将参根刨出，抖掉泥土，掰掉茎叶，运回加工。人参茎叶也可进一步深加工，可在收获参根的同时予以采收。

【产地加工】人参新鲜根称为鲜人参或水参；鲜参经干燥加工成的生干参叫生晒参；日本和朝鲜将鲜参除去皮和须根的称为白干参（又分为曲参或直参）；鲜参经沸水烫后干燥的称为汤参或汤通参；鲜参经沸水汤后扎孔，灌入糖汁干燥后称为糖参。以上各类商品人参统称为白参类。另一类是鲜参经蒸后，干燥加工成的商品参称为红参。

1. 鲜参　鲜参分为两种，一种是"生鲜人参"，另一种是"保鲜人参"，两种产品之间的区别是："生鲜人参"是用物理方法或传统的人参保鲜方法保鲜，人参具有活体特征，新鲜感强；"保鲜人参"是采用化学方法或用保鲜剂保鲜，人参没有活体特征，但保鲜时间较长。目前市场上流通的多为"保鲜人参"，生鲜人参相对较少。

（1）生鲜人参：利用科学或传统的方法将采收的新鲜人参其贮藏，使人参保持生鲜。人参保鲜方法主要有低温或冷冻保鲜、气调保鲜、辐照保鲜等。

（2）保鲜人参：采用化学或生物保鲜技术，使新鲜的人参达到延长保鲜贮存时间之目的。目前市场上的保鲜人参多采用保鲜剂保鲜，品种多样。

2. 生晒参　体形较大且外形美观的鲜参适合加工成生晒参。生晒参主要品种为全须生晒参和普通生晒参。二者加工方法基本相同，主要工艺流程包括选参、洗刷、日晒、熏蒸、烘干、绑须等过程。

（1）普通生晒参：清洗后要下须，除留下主根上较大的侧支外，其余全部下掉，然后将鲜参按大、中、小分别摆放于晒参帘上，置于阳光下晾晒1~2天，经日晒后的鲜参装入特制的熏箱内，用硫黄熏蒸12小时，每50kg鲜参需用硫黄量为50~100g。硫黄熏蒸的作用，一是能够加快参根的干燥，二是防止贮存时虫蛀，三是可使参根洁白，但是熏蒸可能污染生晒参，导致参中硫含量高，影响质量。硫熏后将参根放于温度为30℃~40℃的烘干室内进行烘干。在烘干过程中，注意控制温度，温度过高会影响成品参的色泽，温度过低则易产生抽沟。烘至参根含水量为13%以下时，便可达到成品参含水量要求。

（2）全须生晒参：此类要进行绑须，先用喷雾器喷雾须根或用湿棉布盖在须根上，使其吸水软化，便于整形绑须。绑须时，用白棉线捆绑于须根末端，使其顺直。此后，再干燥1次，即成商品全须生晒参。

3. 糖参 白糖参简称糖参，缺头少尾、浆液不足、体形欠佳、质地较软的鲜参适合加工成糖参。主要工艺流程包括选参、熏参、洗刷、焯煮、排针、顺针、灌糖、干燥等步骤。

由于加工糖参的工艺繁琐，多次排针、浸糖，使人参的有效成分严重损失，加上贮藏、运输中易于吸潮、污染，冬季易于烊化返糖，夏季易于发霉变质，故使其应用受到限制，产量亦较少。

4. 红参 一般体形较大、浆液足的鲜参适合加工成红参。主要工艺流程：将运回的鲜参经浸润、清洗、分选、蒸制、晾晒、高温烘干、打潮、下须、低温烘干等步骤。

（1）浸润：要注意浸润方法和时间。一种是将鲜参根装入竹筐内，直接浸入清水20~30分钟。此种方法浸润均匀透彻，但浸润时间较长，易损失有效成分；另一种方法是喷淋浸润，即将鲜参放在参帘上，厚度不超过20cm，水通过管道、喷嘴形成人工雨，冲洗参根5~10分钟。

（2）清洗：鲜参浸润后，可采用人工清洗、滚筒式洗参机、高压雨水状喷淋冲洗式洗参机、超声波洗参机等方法将参根上的泥土洗掉，要求保持参根根须、芦、子等的完整性，并且不能损伤鲜参外表皮。人工刷洗时刮去病疤，刷净泥土，但不要刷破表皮和碰断支根。

（3）分选：将净制的鲜参，根据鲜参质量和商品要求进行分选，挑选出适合加工各种商品参的鲜参原料。

（4）蒸制与晾晒

①锅灶蒸参法：在蒸制过程中应注意根据人参的等级（体积和重量）控制时间和温度。如6~7年生一等货需170分钟，二等货需160分钟。停火后，温度应逐渐下降，使参根慢慢冷却到一定温度，以防造成参根破裂。圆气前用武火，然后用文火保持温度。不能随意加火或撤火，以避免因温度急剧上升或下降而造成参根破裂或熟化度欠佳。出屉后，将芦头向上倾斜摆于晒参帘上晾晒。

②蒸参机蒸制法：蒸参机的温度和压力可以自动控制，使用方便，工作效率较高。蒸制过程由升温升压、恒温恒压和降温降压三个阶段组成。升温升压过程要注意达到恒温的时间应予以控制，一般为15~30分钟，否则会影响红参质量。

蒸制是红参加工过程中的重要环节，蒸制时间过长，温度过高，加工出的红参色泽发黑，重量减轻；蒸制时间过短，温度过低，加工出的红参色淡，生心，黄皮。因此，蒸制时控制温度和时间非常重要。

恒温恒压过程对红参质量有决定性影响，一般恒温温度为 98℃±1℃，恒压压力为 200～400kPa，压力波动范围在±50kPa 之内，恒温恒压时间一般为 150 分钟。降温降压过程即温度由 98℃降至 85℃的过程，降温速度一般不应超过每分钟 1℃，降压太快会造成参根破裂。蒸参水应经常更换，蒸参水的 pH 值应为 7.0±0.1，不能低于 6.8，因为酸性的蒸参环境会破坏人参成分、降低红参物理性状指标。

(5) 高温烘干、打潮、下须及低温烘干：烘干是影响红参质量的关键工序。烘干的最适温度为 70℃，温度超过 70℃，会使红参颜色变黑，失去光泽，断面透明度差；温度过低，失水速度太慢，可使参根略呈酸性，严重时酸败，影响人参内含成分转化，致使三醇型皂苷与二醇型皂苷的比值降低，影响红参特有的药效作用。烘干时应注意排风，如果排风间隔时间太短，会使干燥速度过快，导致表面产生抽沟，降低红参质量。

经烘干的人参，其支根及须根含水量较少，易折断，为便于进行后续操作，必须打潮软化。可将经煮沸消毒的温开水用喷雾器直接喷雾于人参根上或将洁净的厚棉布浸透温开水，直接覆盖于参根上，然后用塑料薄膜包严，闷 8～12 小时即可，也可将参根按一定间隔堆放于回潮室内，通入热蒸汽（不超过 80℃）熏蒸 20～30 分钟，或向 30℃～50℃的密闭回潮室内通入低温蒸汽使其回潮。

打潮软化后进行下须，首先剪掉主体上的毛须，在修剪须根时，较细的须根应短留，较粗的须根应长留，剪下的须根，按长短、粗细分类，捆成小把，以加工各类红参须。将剪完须的参根，按大、中、小分别置于干燥室内进行低温烘干。为使参根各部位内的水分扩散速度与干燥失水速度相近，干燥室内的温度应控制在 30℃～35℃。若烘干室内温度超过 40℃，会造成参根各部位干燥程度不均。过分干燥的主根尾部、中尾须、芦头因完全失水而色泽变黑，呈焦煳状，主根表面抽沟，截面不整齐。

本药材产地加工的还有活性参（冻干参）。野山参的产地加工类似生晒参。

【主要商品规格】

1. 野山参　主根粗短呈横灵体，支根八字分开，五形全美（芦、艼、纹、体、须相衬），中间丰满，形似枣核，皮紧细。主根上部横纹紧密而深，须根清疏而长，质坚韧，有明显的珍珠疙瘩。表面牙白色或黄白色，断面白色，味甜微苦。一等：每支重 100g 以上；二等：每支重 55g 以上；三等：每支重 32.5g 以上；四等：每支重 20g 以上；五等：呈横灵体或须体，每支重 12.5g 以上；六等以下呈横灵体、须体、畸形体，每支重 6.5g 以上，帽不大；七等：每支重 4g 以上；八等：每支重 2g 以上，间有芦须不全的残次品。

2. 鲜参　分为边条鲜参和普通鲜参。边条鲜参呈长圆柱，芦长、身长、腿长，有分枝 2～3 个。须芦齐全，浆足丰满，不烂，无疤痕、水锈、泥土、杂质。边条鲜参依据体长、芦和每支重量区分等级。一等：体长不短于 20cm，芦不超过 15%，每支重 125g 以上；二等：体长不短于 18.3cm，芦不超过 15%，每支重 85g 以上；三等：体长不短于 16.7cm，芦不超过 15%，每支重 60g 以上。

3. 红参 包括"普通红参"和"边条红参"两大类，另有干浆参、红混须、红直须、红弯须等商品规格。红参质地坚实，含水量低，加工中有效成分得以固定和保留，某些化学成分重新组合。

(1) 普通红参：普通红参的主根呈圆柱形，以芦短、身粗、腿短为特征。表面棕红色或淡棕色，半透明，有光泽。质硬而脆，断面平坦、光洁、角质样。以每 500g 所含人参的支数为标准，分为"20 普通红参"、"32 普通红参"、"48 普通红参"、"64 普通红参"、"80 普通红参"、"小货普通红参"等 6 个规格；每个规格名称中的数字表示每 500g 普通红参所允许含有的最多支数。例如，"48 普通红参"，是指每 500g 最多允许含有 48 支普通红参。

(2) 边条红参：由栽培 7～9 年的边条鲜人参按红参加工方法加工制成。边条红参主根呈圆柱形，芦长、体长、腿长。表面红棕色，半透明，有光泽。肩部有环纹，呈淡棕色或杂有黄色。有 2～3 条支根，较粗。根茎上有茎痕 7～9 个。质硬而脆，断面平坦、光滑、角质样。边条红参以每 500g 所含支数为标准，分为"16 边条红参"、"25 边条红参"、"35 边条红参"、"45 边条红参"、"55 边条红参"、"80 边条红参"、"小货边条红参"等 7 个规格。

(3) 参须：依据红参须的长度和形状，将其划分为红直须、红混须和红弯须 3 个规格。

4. 生晒参 生晒参包括全须生晒参、生晒参和白干参 3 个规格。另有皮尾参、白混须、白直须等。

(1) 全须生晒参：全须生晒参完整地保留人参各个部位的特征，芦、体、须齐全。表面黄白色，有抽沟，体质较轻。断面白色或黄白色，皮层和髓部明显，常有大小不等的裂隙。商品按单支重量区分为 4 个等级。

(2) 生晒参：生晒参按每 500g 含有的支数和体表有无破疤，区分为 5 个等级。

(3) 白直须和白混须：长度在 8.3cm 以上者，称白直须；长度在 8.3cm 以下并与细小弯须混同者，称白混须。白直须区分为 2 个等级。

5. 糖参 商品主要按支条是否均匀划分为两个等级。一等：根呈圆柱形；芦须齐全，表面色白，体充实，枝条均匀，断面白色；味甜、微苦；不返糖，无浮糖；无碎芦、杂质、虫蛀、霉变。二等：根呈圆柱形；表面黄白色，大小不分，断面白色；味甜、微苦；不返糖，无浮糖；无碎芦、杂质、虫蛀、霉变。

【包装与贮藏】

1. 包装 活性参在选参时，随时将选好的鲜参装入塑料袋内，采用限气保鲜法存放。人参包装用无毒聚乙烯尼龙复合膜充 N_2 密封，或用搪瓷桶、瓷器、玻璃制品等，并且不宜太大，密封。不宜用木制或塑料制品等进行包装存贮。

2. 贮藏 人参是含糖分的珍贵药材，很容易生虫和受潮发霉。应置于阴凉干燥处，密封保存，防蛀。

人参现代贮藏方法如下：

(1) 少量人参的贮藏方法：①将人参以纸包好放入茶叶筒中收藏；②将人参置入广口瓶放进冰箱收藏；③将人参置于炒米的广口瓶中收藏。

(2) 限气贮藏：又称 MA 贮藏（Modified Atmosphere Storage），是气调贮藏或 CA

（Controlled Atmosphere Storage）贮藏的一种方式，利用薄膜等包装使产品在改变了气体成分的条件下贮藏，产品通过呼吸降低 O_2 和升高 CO_2 浓度。它是在低温冷藏基础上进一步提高贮藏效果的措施。

（3）气调贮藏：主要通过充入大量 N_2 作为 O_2 的稀释剂，使 O_2 迅速下降到要求的浓度。在普通无制冷窖中，利用不同厚度（0.05mm 和 0.07mm）聚乙烯膜小包装，对鲜人参进行人工充 N_2 处理，每次充 N：量达 95％左右，经过 210 天贮存，商品率达 90％以上，人参保持新鲜状态，硬度高，浆气足，人参总皂苷含量损失甚微（0.17％）。两种膜袋相比，厚膜优于薄膜；同时做对照的砂埋和散放处理者，人参干缩失去鲜参价值，人参总皂苷含量损失 0.32％～0.58％，对人参质量、新鲜程度有一定影响。认为小包装（25cm×14cm 袋，贮量 500g）贮存，则充 N_2 频繁，若试用大包装贮存效果更好。

（4）辐射贮藏：近年来我国在人参保鲜上进行了应用研究，采用^{60}Co-γ 射线辐照鲜人参，其辐射保鲜的适宜吸收量为 0.4～0.6kGy，在这个剂量范围内，鲜人参贮藏 12 个月，保鲜达 97％以上，参根硬度、色泽、药效成分与鲜人参无明显差异。

（5）冷冻贮藏：鲜人参采用−30℃速冻及−18℃贮藏 160 天，其色、形、味与原鲜人参相同，人参总皂苷含量未降低，可以作为加工鲜人参制品的原料。

【质量要求】

（1）山参：一般以芦、艼、纹、体、须五形俱全者为佳。

（2）生晒参：以条粗、体短横、饱满无抽沟者为佳。

（3）红参：以体长、表面棕红色或棕黄色，有光泽，无黄皮、破疤者为佳。

2. 人参皂苷的含量测定 用高效液相色谱法测定：生晒参含人参皂苷 Rg_1（$C_{42}H_{72}O_{14}$）、Re（$C_{48}H_{82}O_{18}$）的总量不得少于 0.30％，人参皂苷 Rb_1（$C_{54}H_{92}O_{23}$）不得少于 0.20％；红参中 Rg_1、Re 总量不得少于 0.25％，人参皂苷 Rb_1 不得少于 0.20％。

【现代研究】 人参含皂苷、果胶、多糖、淀粉、挥发油、多种氨基酸及微量元素等成分。

1. 不同人参产品中果胶成分的变化 生晒参、红参和白参中果胶含量与鲜参基本相同，但果胶组成有明显差异，尤其影响果胶分子外围结构木糖含量。其中生晒参不含木糖；红参中木糖含量差异较大，从不含木糖到较高含量均有；白参与鲜参相近。各种加工方法均导致低分子量果胶流失，以红参流失量最多。

2. 不同人参产品中淀粉的变化 各种加工方法均导致淀粉流失，红参淀粉降解最为严重，生晒参次之，白参最小。在淀粉组成上，鲜参以直链淀粉为主，生晒参与鲜参相近，其次为白参；红参主要含支链淀粉。

3. 不同人参产品中糖成分的变化 红参单寡糖含量最高，麦芽糖比例较高，高于鲜参，而白参和生晒参低于鲜参。总糖含量生晒参低于鲜参，其他与鲜参相近。

4. 人参中油脂的变化 人参加工过程中，随着热处理温度的升高和加热时间的延长，亚油酸的相对含量呈上升趋势，棕榈酸、硬脂酸、油酸、亚麻油酸却呈下降趋势。

5. 鲜参的储藏研究 鲜人参产于地下，属低呼吸类品种，在低温条件下均衡受冷时，对小包装的形式变化不敏感，而对储藏温度、湿度及包装大小的变化敏感。实验表明：各种冷藏处理中用不同包装方法单支包装人参，在 200 天时，其气体条件和好参率均没有太的差别，而包装的大小和储藏温度的高低对储藏效果影响较大。湿度指标与鲜活参失水速率及菌类活动密切相关，高湿度（相对湿度高于 85%）利于保持人参的含水量，延长储藏期，但易于菌类生长；反之，虽可减少人参致腐因素，但易造成人参在储藏过程中失水，使鲜参储藏期缩短，变成干参。所以，高湿条件下抑菌、灭菌是鲜参储藏的关键问题之一，而储藏前对鲜参进行灭菌、抑菌处理则是人参保鲜的重要环节，尤其在人参长期储藏中表现更为突出。京 2B 膜剂可提高贮藏鲜参的好参率，降低腐烂率和失水率，是值得鲜参储藏中推广应用的一种保鲜剂。

西 洋 参

【来源】本品为五加科植物西洋参 *Panax quinquefolium* L. 的根。

【产地】原产加拿大和美国。现我国东北、华北、西北等地已引种栽培。

【采收】西洋参栽培品一般以 4 年生收获最好，也有 3 年或 5 年收获的。各地区根据气候差异，收获时间可在 9 月中旬到 10 月中旬，多用人工采挖。起收西洋参时，先要将地上部分枯枝落叶及床面覆盖物清理干净，若床土湿度过大时，可晾晒 1～2 天，然后用镐、叉子或三齿子将床头、床帮的土刨起，再由参床的一头开始将西洋参刨出，边刨边拣，抖去泥土，运回加工。

除收参根外，西洋参的茎、叶、花、果以及花蕾也得到开发利用。目前，利用最多的是西洋参茎叶，主要用于提取人参皂苷。当年起收的地块，可在收参前割取；其他地块，以在 10 月上旬，参叶枯萎但未着霜前采收为宜。

【产地加工】西洋参加工包括洗刷、晾晒和烘干 3 个步骤。

1. 洗刷 洗刷是西洋参加工的第一道工序。洗刷的方法有高压水冲洗或刷参机洗刷及手工洗刷。洗刷前应先把西洋参在水中浸 10～30 分钟，然后把泥土刷掉。一般洗刷西洋参不能过重，除有较重的锈病外，只要浮土及支根分叉处大块泥土洗除即可。

2. 晾晒 洗刷后的西洋参，在进入加工室之前，要在日光下将表面水分晾晒至干。并经分级把不同大小的西洋参放在不同的烘干帘（盘）上。常分成三级，一级直径大于20mm，二级直径 10～20mm，三级直径 10mm 以下。

3. 烘干 一般采用烘干室干燥的方法。烘干室可根据条件来定，有的采用玻璃房靠日光晒干；有的采用暖气烘干；有的采用电热风吹干；也有的采用地炕烘干。

西洋参烘干是决定产品质量好坏、价格高低的重要因素。通常烘干室内设有多层放置摆放参帘（盘）的架子，有较完善的供热调温和排湿系统。西洋参烘干采用低温烘干法，即开始温度为 25℃～27℃（2～3 天）→28℃～30℃（2～3 天）→32℃～35℃（4～5 天）（最高不得超过 38℃）→32℃～30℃（3～4 天）烘至含水率低于 13% 为止。在整个干燥过程中必须排潮，前期控制室内相对湿度在 65% 以下，后期在 50% 以下，否则易产生青支（主要是霉变），如果温度超过 40℃ 易产生红支。总之，西洋参应低温缓慢干燥，如果温度过高或烘干过快，参体表面先形成干的硬壳，内部水分不能均匀排出，使某硬壳较薄处水分蒸发过快而产生抽沟现象，从而影响西洋参的外观质量。

【主要商品规格】商品西洋参分长支、短支、统货等几种规格。根形短粗，根长 2～5cm

的为短支；根长大于 5cm 的为长支；根体长短不一，粗细不等的称统货。长支、短支还可根据根体大小再分出不同的规格。

【包装与贮藏】

1. 包装 西洋参含淀粉，具粉性，易被虫蛀，因此应用纸箱密封保存。

2. 贮藏 西洋参存放于干燥环境，避光，注意防蛀、防霉。

【质量要求】

1. 性状 无论何种规格西洋参产品，均以横皱纹细密、断面黄白色、平坦、可见树脂道斑点、形成层环明显、香气浓郁、无青支、无红支、无病疤、无虫蛀、无霉变者为佳。

2. 人参皂苷的含量测定 用高效液相色谱法测定，本品含人参皂苷 Rg_1（$C_{42}H_{72}O_{14}$）、人参皂苷 Re（$C_{48}H_{82}O_{18}$）和人参皂苷 Rb_1（$C_{54}H_{92}O_{23}$）的总量不得少于 2.0%。

【现代研究】 西洋参含皂苷、多糖、淀粉、挥发油、氨基酸、脂肪酸及微量元素等成分。有人应用太阳能大棚配合远红外工艺干燥西洋参，可缩短加工时间，提高西洋参质量，还可减少加工成本，明显提高经济效益。

三　七

【来源】 本品为五加科植物三七 *Panax notoginseng*（Burk.）F. H. Chen 的根及根茎。

【产地】 主产于广西田阳、靖西、百色及云南文山等地，多系栽培。

【采收】 一般栽种 3～4 年后采收，摘除花薹后 7～8 月采挖的三七为"春七"；留种后 12 月至翌年 1 月采挖的三七为"冬七"。一般在采收前 10 天左右割去地上茎，选择晴天采挖地下部分，抖尽泥土，运回加工。

另外，三七花、三七茎叶也可采收使用。三七花的采收年限为二年生以上，7～8 月采收，当花薹生长至 5cm 左右时人工采摘。两年生三七茎叶的采收时间为 12 月至翌年 2 月，三年生以上与根部的采收同时进行。

【产地加工】

1. 根 采挖后洗净，将主根上的支根、茎基及须根分别剪下，分类干燥。支根习称"筋条"，茎基（芦头）习称"剪口"，须根习称"绒根"，主根习称"头子"。将"头子"暴晒 1 天，进行第一次揉搓，使其紧实，暴晒至半干，反复搓揉，以后每日边晒边搓，直到完全干燥，即为"毛货"。将"毛货"置麻袋中加粗糠或稻谷往返冲撞，使外表呈灰绿色光亮，即为成品。如遇阴雨，可搭烤架在 50℃以下烘干，烘烤时要勤检查，并不断揉搓。

2. 茎叶和花 晾晒或烘烤至含水量 13% 以下即可。

【主要商品规格】 三七规格分为 20 头、30 头、40 头、60 头、80 头、120 头、160 头、200 头、无数头、剪口、筋条、毛根、花、茎叶等十四个规格。"头"表示三七大小专用规格单位，指质量为 500g 的干燥三七主根个数。等级分为优质品和合格品两个等级，其中 120 头、160 头、200 头、无数头只设合格品等级。

【包装与贮藏】

1. 包装 采用纸箱或木箱包装。一般用双层草纸包好，每包 0.5～1.5kg，然后盛入包装箱内。

2. 贮藏　加工好的三七产品应贮存在仓库里，不得与有损三七质量的物质混贮，仓库应具备透风除湿设备，货架与墙壁的距离不得少于 1m，离地面距离不得少于 20cm。水分超过 13% 者不得入库。

【质量要求】

1. 性状　以个大、体重、质坚、表面光滑、断面灰绿色或黄绿色者为佳。

2. 人参和三七皂苷的含量测定　用高效液相色谱法测定，本品含人参皂苷 Rb_1（$C_{54}H_{92}O_{23}$）、人参皂苷 Rg_1（$C_{42}H_{72}O_{14}$）和三七皂苷 R_1（$C_{47}H_{80}O_{18}$）三者的总量不得少于 5.0%。

白　芷

【来源】本品为伞形科植物白芷 *Angelica dahurica* （Fisch. ex Hoffm.）Benth. et Hook. f. 或杭白芷 *Angelica dahurica* （Fisch. ex Hoffm.）Benth. et Hook. f. var. *formosana* （Boiss.）Shan et Yuan 的根。

【产地】主产于四川、河南、河北、浙江等地。产于河北安国（祁州），称祁白芷；产于河南禹州等地，称禹白芷；产于浙江，称杭白芷；产于四川遂宁等地，称川白芷。

【采收】白芷因产地和播种时间不同，采收期各异。秋播种植的白芷，次年 7～8 月采收，春播种植的在当年 10 月采收。

采收时选择晴天进行，割去地上部分，然后将根刨出，抖落泥土，或在畦旁挖沟约 30cm 深，由侧面取根不会损伤根部，除去须根和根头残留的茎叶，运回加工。

【产地加工】运回的白芷，先暴晒 1～2 天，除去泥土、残存叶基、须根。晒时勤翻动，忌雨淋及晚上露水打湿，否则霉烂、黑心。

白芷含淀粉较多，不易晒干。为防止白芷腐烂，一般采用熏硫方法，遇阴雨天或被雨淋湿，应立即熏蒸；大白芷应熏透后再晒。通常 1000kg 鲜白芷，用硫黄 7～8kg。熏时不断加入硫黄，熏透为止。白芷按大、中、小根分类叠放，每层厚 5～6cm，一般小根熏一昼夜，大根 3 天即可熏透。烘烤温度控制在 60℃以下，每天翻动 1 次。取样检查可用小刀将白芷顺切成两块，在切面涂碘试液，呈蓝色而很快消失，表示硫已熏透。然后立即暴晒至干。

浙江产区通常用水洗净白芷，放在木板或光滑水泥地面上，按鲜重加入 2%～5% 的石灰拌匀，使表皮渗透石灰加速吸收水分，以石灰均匀粘附于白芷表面为度，再分大小暴晒；一般小者 8～9 天，大者约 20 天左右可晒至全干。也可以将根放在缸内加石灰拌匀，放置一周后以针刺不入为度，再取出晒干，即可。

【主要商品规格】圆锥形，表面灰白色或黄白色，体重，质坚实。断面白色或黄白色，具粉性。香气浓，味辛、微苦。一等：每千克 36 支以内，无空心、黑头等；二等：每千克 60 支以内；三等：每千克 60 支以上，顶端直径不得小于 0.7cm，间有白芷尾、黑心、油条，但总数不得超过 20%。

【包装与贮藏】

1. 包装　一般内销用麻袋包装，每件 45kg；外销则用木箱或竹篓盛装，外套以单丝麻袋，每件重 50kg 或 100kg。

2. 贮藏 置阴凉干燥处，温度不超过 30℃，相对湿度为 70%～75%，商品安全水分为 12%～14%。因含淀粉、挥发油，故极易虫蛀、发霉及变色，贮藏期间定期检查，发现虫蛀、霉变可用微火烘烤，并筛除虫尸碎屑，放凉后密封贮藏；或用塑料薄膜封垛，充氮降氧养护。若数量较大，可用磷化铝、氯化苦、溴甲烷熏蒸抑菌、杀虫。

【质量要求】

1. 性状 以独支、条粗壮、体重、质硬、粉性足、香气浓者为佳。

2. 欧前胡素、异欧前胡素薄层鉴别 以石油醚（30℃～60℃)-乙醚（3：2）为展开剂，在 25℃下展开，紫外灯（365nm）下检视，在与欧前胡素、异欧前胡素对照品色谱相应的位置上，显示相同颜色荧光斑点。

3. 总灰分检查 不得超过 6.0%。

4. 酸不溶性灰分检查 不得超过 1.5%。

5. 欧前胡素的含量测定 用高效液相色谱法测定，本品含欧前胡素（$C_{16}H_{14}O_4$）不得少于 0.080%。

【现代研究】白芷主要成分为挥发油和香豆素。挥发油中的甲基环癸烷、1-十四碳烯、月桂酸乙酯、榄香烯等含量较高；香豆素类有氧化前胡素、欧前胡素、异欧前胡素、别前胡素、珊瑚菜内酯等。

白芷在采收后的干燥过程中，常发生根腐病（或称炭腐病），该病轻时腐烂率在 16% 左右，严重时达 30% 以上，是白芷产地加工中的一种重要病害。它是由真菌菜豆壳球孢 *Macrophomina phaseoliua* (Tassi) Goid 引起，生产上一直采用硫熏的方法防治该病。但近年研究发现，硫熏对白芷的质量有很大的影响。

采用薄层扫描法对川白芷和杭白芷药材加工（硫熏）前后的香豆素类成分进行含量测定，结果川白芷硫熏前总香豆素含量为 0.571%，熏后下降为 0.190%；杭白芷熏前总香豆素含量为 0.421%，熏后下降为 0.178%，说明白芷药材经硫熏后对它的有效成分之一香豆素类损失较大。另外，对挥发油的含量测定结果显示，未经硫熏过的川白芷挥发油总含量为 0.50%，经硫熏过的则下降为 0.19%。

使用扫描电镜加 X 射线技术对川白芷横切面的各结构区域进行无机成分定性和半定量分析比较，发现川产川白芷横切面各结构区域的硫含量百分比明显高于赣产川白芷（前者切片硫含量占无机成分的 22.431%，后者为 6.521%），认为与川产白芷产地入库前采用硫黄熏有关。白芷经硫黄熏蒸后，硫不仅残留于药材的表皮组织，而且可渗入药材内部组织，并穿透细胞壁附着于淀粉粒上。这些硫是单体还是以结合形式存在，是否对用药者有危害值得进一步研究。

采用硫熏方法，不仅对白芷的两类主要有效成分香豆素类和挥发油类损失极大，致使白芷药材质量明显下降，而且硫还渗入药材内部，存在着危害用药者的隐患。所以，目前认为白芷药材的加工方法还是采取自然晒干配合其他物理方法为好。

当 归

【来源】本品为伞形科植物当归 *Angelica sinensis* （Oliv.）Diels 的根。

【产地】主产于甘肃岷县、武都、漳县、成县、两当、舟曲、西和、渭源、文县等地，云南、陕西、四川、贵州等地也产。以甘肃岷县为道地产区。

【采收】甘肃当归菌栽于当年10月中下旬适时采收。云南当归一般栽培2年，在立冬前后采挖。挖起后，翻晒半日，待水分稍蒸发后，抖净泥土，拣除病株，运回加工。

当归采收以10月中下旬为宜。采挖过早，根条不充实，产量低，品质差；采挖过迟，土壤冻结，根易断。采挖前，应先将地上部分割除，使土壤暴晒8～10日，既有助于土壤水分的蒸发以便采挖，又有助于物质的积累和转化，使根更加饱满充实。采挖时还要注意适当深挖，以保证根部完整无损。勿沾水受潮以免变黑腐烂。

【产地加工】

1. 当归（全当归）

（1）晾晒：将运回的当归选择通风处及时摊开晾晒至侧根失水变软，残留叶柄干缩。

（2）扎把：将晾晒好的当归理顺侧根，切除残留叶柄，以每把鲜重约0.5kg左右扎成小把。

（3）烘烤：将扎成小把的当归架于棚顶上，或装入长方形竹筐内，然后将竹筐整齐摆在棚架上。先以湿木材火烘烟熏上色，再以文火熏干，经过翻棚，使色泽均匀，全部干度达70%～80%时，停火。

2. 当归头 将当归剔除侧根，即根头部分干燥，用撞擦方法撞去表面浮皮，露出粉白肉色为度。

当归加工不能阴干或日晒。阴干质轻，皮肉发青，日晒易干枯如柴，皮色变红走油。也不宜直接用煤火熏，否则色泽发黑影响质量。烘烤时室内温度控制在30℃～70℃为宜。

【主要商品规格】

1. 全归 上部主根圆柱形，下部有多条支根，表面黄褐色或黄棕色，断面淡黄色或黄白色，具油味。香气浓，味甘微苦。特等：每千克20支以内；一等：每千克40支以内；二等：每千克70支以内；三等：每千克110支以内。

2. 归头 又叫葫首归，呈长圆形或拳状。色泽、油性气味等同当归。一等：每千克40支以内；二等：每千克80支以内；三等：每千克120支以内。

3. 出口当归 特等：每千克36支以下；一等：每千克52～56支；二等：每千克60～64支。

【包装与贮藏】

1. 包装 分为竹篓和木箱包装，前者是在硬竹篓垫以草纸，盛入当归药材，每件20～30kg。后者是在木箱内衬以牛皮纸，盛入当归，每件50～75kg。无论是竹篓还是木箱包装，其最外层均套以麻袋，以便防护。

2. 贮藏 当归极易走油和吸潮，应贮于干燥、凉爽处。遇阴雨天严禁开箱，防止潮气进入。

【质量要求】

1. 性状 以主根粗长、油润、香气浓郁者为佳。

2. 醇溶性浸出物的含量测定 用热浸法测定,70％乙醇作溶剂,醇溶性浸出物不得少于 45.0％。

3. 挥发油的含量测定 本品含挥发油不得少于 0.40％（ml/g）。

4. 阿魏酸的含量测定 用高效液相色谱法测定,本品含阿魏酸（$C_{10}H_{10}O_4$）不得少于 0.050％。

【现代研究】 当归主含挥发油和非挥发性成分。挥发油中主要有藁本内酯、正丁烯基内酯等;非挥发性成分中含有阿魏酸、丁二酸、烟酸、尿嘧啶等。此外,还含有当归多糖、氨基酸及多种微量元素。

归头、归身挥发油含量、比重、折光率、旋光度均无明显差别,但微量元素的含量不同,归头中的钙、铜、锌为归身中的 1.5～6.8 倍。挥发油含量归头低,但挥发油中藁本内酯的含量却以归尾最低。阿魏酸含量以归头最低,归身较高。

当归加工时,重制法比晒干、晾干法挥发油及阿魏酸含量都高。

羌　活

【来源】 本品为伞形科植物羌活 *Notopterygium incisum* Ting ex H. T. Chang 或宽叶羌活 *Notopterygium forbesii* Boiss. 的根茎及根。

【产地】 羌活主产于四川、甘肃、青海,云南等地也有生产;宽叶羌活主产于四川,而陕西、青海等地也有生产。

【采收】 春秋两季,以秋天采挖质量较好。栽培品种植 2～3 年后采收,采挖根茎及根后,去净泥土、须根及茎叶,运回加工。

【产地加工】 将运回的羌活晒至 5～6 成干时,堆积"发汗"使内部变成棕色,然后再行晒干或烘干。

【主要商品规格】 商品按产地分川羌和西羌,主产于四川的称"川羌",主产于西北的称"西羌"。由于形状不同,又可分为蚕羌、条羌、竹节羌等。根茎环节密者称"蚕羌",节疏者称"竹节羌",带根者称"条羌"。一般认为蚕羌质优,条羌、竹节羌次之。

1. 川羌 一等（蚕羌）:全体环节紧密似蚕状,长 3.5cm 以上,顶端直径 1cm 以上,表面棕黑色,体轻质松脆。断面有紧密的分层,呈棕紫、黄白色相间的纹理。气清香纯正,味微苦辛。二等（条羌）:长条形,长短、大小不分,间有破碎,表面棕黑色,多皱纹,体轻质脆。断面紧密分层,呈棕紫、黄白色相间的纹理。气清香纯正,味微苦辛。

2. 西羌 一等（蚕羌）:断面紧密分层,呈棕紫、白色相间的纹理。气微膻,味微苦辛。其余性状同川羌一等。二等（大头羌）:呈不规则瘤状突起的块状,表面棕黑色,体轻质松脆。断面有黄、白色相间的纹理。气膻浊,味微苦、辛。三等（条羌）:长条形,表面暗棕色,多纵纹。香气较淡,味微苦辛。间有破碎。

【包装与贮藏】

1. 包装 竹篓、竹筐包装,内衬席片、荷叶,每件 100～150kg。

2. 贮藏 置阴凉干燥处，防虫蛀、发霉。

【质量要求】

1. 性状 以条粗壮、表面棕褐色、断面油点多、香气浓郁者为佳。

2. 醇溶性浸出物的含量测定 用热浸法测定，乙醇作溶剂，醇溶性浸出物不得少于 15.0%。

3. 挥发油的含量测定 本品含挥发油不得少于 2.8%（ml/g）。

【现代研究】

羌活挥发油的损失，既与产地加工的干燥条件有关，也与饮片切制后的干燥过程及贮存期过长有关，更与贮存、供货单位的仓储条件有关。

羌活一般多在 9～11 月采收，此时挥发油含量最高。以后随着贮存期的延长，其含油量逐渐下降。另外，羌活产地多潮湿，采收后药农常就地用明火烘烤，导致挥发油含量下降，且极易烤焦而影响药材质量。实验证明，羌活以晒干或低温烘干为好。

<h1 style="text-align:center">独　　活</h1>

【来源】本品为伞形科植物重齿毛当归 *Angelica pubescens Maxim. f. biserrata* Shan et Yuan 的根。

【产地】主产于四川、湖北、浙江，而甘肃、陕西、青海、山西、河北、黑龙江、内蒙古等地也有生产。

【采收】春季刚出苗时或秋季地上部分枯萎后采挖。挖取植株根部，除去残茎、须根及泥沙，运回加工。

【产地加工】将运回的独活薄摊晒或烘至半干，堆放 2～3 天，发软后再烘至全部干燥。

【主要商品规格】主根粗短，略呈圆柱形，下部 2～3 分枝或较多，根头膨大，药材因产地、性状差异而形成不同的商品独活。浙独活为野生的重齿毛当归的干燥根，商品主产地为浙江天目山等地；资丘独活主产区分布于湖北宜昌地区的长阳、五峰等县；四川达县地区和万县地区所产的独活称为川独活。

【包装与贮藏】

1. 包装 竹篓、竹筐包装，内衬席片、荷叶，每件 100～150kg。

2. 贮藏 置阴凉干燥处，防虫蛀、发霉、走油。

【质量要求】

1. 性状 以条粗壮、油润、香气浓郁者为佳。

2. 总灰分 不得超过 8.0%。

3. 醚溶性浸出物的含量测定 用热回流法测定，乙醚作溶剂，醚溶性浸出物不得少于 3.0%。

4. 蛇床子素的含量测定 用高效液相色谱法测定，本品含蛇床子素（$C_{15}H_{16}O_3$）不得少于 0.50%。

【现代研究】

1. 产地、生长方式对独活化学成分及药理作用的影响 采用 GC－MS－DS 方法，分别对浙独活、资丘独活、川独活中的挥发油进行分析检测，结果表明：三种商品独活中挥发油的化学成分和含量均存在着一定的差异。高效液相色谱测定结果表明：三种商品独活所含香豆素的成分和含量也有差异。

药理实验表明：不同产地独活的醇提物均能抑制实验性血栓的形成。其抑制顺序为：资丘独活＞浙独活＞川独活；不同产地独活挥发油均能抑制乙酰胆碱和组胺所致肠肌痉挛性收缩，其作用强度的顺序为：浙独活＞资丘独活＞川独活。

以上独活的化学成分分析及药理实验结果表明：野生或栽培、产地的气候、土壤等自然条件及产地加工等的不同，造成不同产地独活存在着质量差异。

2. 采收期对资丘独活化学成分的影响　通过对不同采收期、定点采集、按传统加工方法加工的资丘独活中化学成分进行分析后发现：资丘独活挥发油含量在霜降至立春前采收较立春后至出苗前采收为高；不同采收期资丘独活中香豆素含量基本无变化，在霜降至立春前采收者，香豆素含量略高。

3. 不同加工方法对资丘独活化学成分的影响　资丘独活产地加工有烟熏、煤火烤干、晒干等方法，化学研究表明：经烟熏加工后的资丘独活挥发油含量高于晒干及煤火烤干品；不同加工方法资丘独活香豆素含量相近，烟熏者香豆素含量略高。

川　芎

【来源】本品为伞形科植物川芎 *Ligusticum chuanxiong* Hort. 的根茎。

【产地】主产于四川，江西、湖北、湖南、陕西、云南等地也有生产。以四川为道地产区。

【采收】平原栽培者于五六月间（小满前后），当茎部的节盘显著膨大，并略带紫色时采挖；山地栽培者于八九月间采挖，除去茎苗及泥沙，运回加工。

【产地加工】

就地晾晒 3～4 小时后，用竹撞篼抖去川芎根茎表面泥土，平铺在炕床上，外用鼓风机向炕床下吹入热风，烘干过程中注意时常翻动，使受热均匀。炕 8～10 小时后取出，堆积发汗，再放入炕床，改用小火炕 5～6 小时，炕干（用刀砍开中心部不软），放冷后撞去表面残留须根和泥土。

炕干过程严格控制炕床温度，火力不宜过大，药材处温度不得超过 70℃。

【主要商品规格】呈绳结状，质坚实。表面黄褐色。断面灰白色或黄白色。有特异香气，味苦辛、麻舌。一等：每千克 44 个以内，单个的重量不低于 20g；无空心、焦枯、杂质、虫蛀、霉变。二等：每千克 70 个以内。三等：每千克 70 个以外，个大空心。

【包装与贮藏】

1. 包装　包装材料可选用麻袋或编织袋，如装量小时，可选用真空包装。

2. 贮藏　放置在通风、干燥、避光和阴凉低温的仓库或室内贮藏，切忌受潮、受热。库内最好有降温和除湿设备。贮藏过程中，特别是梅雨季节，要经常检查。一旦发现有变质现象，要及时取出进行处理。

【质量要求】

1. 性状 以个大、质坚实、断面黄白、油性大、香气浓者为佳。

2. 川芎对照药材的薄层鉴别 以正己烷-乙酸乙酯（9：1）为展开剂展开，置紫外光灯（365nm）下检视。供试品色谱中，在与对照药材色谱相应的位置上，显相同颜色的荧光斑点。

3. 灰分 总灰分不得超过 6.0％；酸不溶性灰分不得超过 2.0％。

4. 醇溶性浸出物的含量测定 用热浸法测定，乙醇作溶剂，醇溶性浸出物不得少于 12.0％。

【现代研究】 川芎含川芎嗪、川芎酚、阿魏酸、藁本内酯等化学成分。对采于两个 GAP 基地的川芎，在 3 年贮藏期内，每半年按照《中国药典》方法分别测定水分、挥发油、阿魏酸的含量，酸性染料比色法测定总生物碱含量。随贮藏时间延长，水分和挥发油含量均呈下降趋势，贮藏 3 年后，挥发油含量已经降至贮藏前的 1/4～1/3。阿魏酸含量随贮藏时间延长而有逐渐增加的趋势。总生物碱含量变化无规律，增减均有。结合贮藏期内有效成分的变化和川芎在贮藏中极易出现霉变、虫蛀现象，认为川芎不宜久贮。

前　胡

【来源】 本品为伞形科植物白花前胡 *Peucedanum praeruptorum* Dunn. 的根。

【产地】 主产于浙江、江苏、江西、湖南、湖北、广西、四川、安徽、福建等地，以浙江淳安等新安江地区所产的前胡质柔、皮黑、体轻、气香最为著名。

【采收】 前胡在秋末与冬季地上部分枯萎或春季刚出苗不久时采收为好，秋末收得产品质坚实。一般于 10 月下旬霜降后至翌年 2 月上旬立春前采挖，以霜降后苗枯时最为适宜。挖起或刨起全株，除去茎叶、泥沙，运回加工。

【产地加工】 将运回的前胡除尽地上部分、须根和泥土，晒干，亦可阴干六七成后，再微火烘干。

前胡在日晒过程中，应边晒边剪去须根及尾梢，如遇雨天，可用文火烘干。

【主要商品规格】 商品分长条、头子、尾子 3 种规格。

1. 长条 肉色洁白，质软，独根，无尾。一等：头部直径 6cm 以上，尾部直径 2.5cm 以上，身长 10～15cm；二等：头部直径 4.8～6cm，尾部直径 2～2.5cm，身长 8～12cm；三等：头部直径 3.5～4.8cm，尾部直径 1.5～2cm，身长 7～11cm；四等：头部直径 3～3.5cm，尾部直径 1～1.2cm，身长 7cm 以下；长条统货：长条四等以下，三等头子以上的货。

2. 头子 剪成平头，内坚实。一等：每千克在 100 支以内；二等：每千克 100～240 支；三等：每千克 240～360 支。

3. 尾子 均为统货。

【包装与贮藏】

1. 包装 前胡药材多用麻袋、席包或竹篓包装，每件 50kg 或 100kg。

2. 贮藏 因前胡受潮易发热泛油，且易发霉和虫蛀，尤其到夏季应防止受潮，因此前胡应贮藏于通风、凉爽的干燥处。入库前要进行水分检查，商品安全水分为 11％～15％。

【质量要求】

1. 性状 一般以根粗壮、皮部肉质厚、质柔软、断面油点多、香气浓者为佳。

2. 醇溶性浸出物的含量测定 用冷浸法测定，稀乙醇为溶剂，本品醇溶性浸出物不得少于 20.0%。

3. 白花前胡甲素的含量测定 用高效液相色谱法测定，本品含白花前胡甲素（$C_{21}H_{22}O_7$）不得少于 0.90%。

柴　胡

【来源】本品为伞形科植物柴胡 *Bupleurum chinense* DC. 或狭叶柴胡 *Bupleurum scorzonerifolium* Willd. 的根。按性状不同，前者习称"北柴胡"，后者习称"南柴胡"。

【产地】北柴胡主产于河北、河南、辽宁、湖北等地。南柴胡主产于湖北、四川、安徽、黑龙江等地。

【采收】一般生长 2～3 年即可采收。于春初植株发芽前或秋末落叶后挖起根部，以秋季采挖为宜。人工栽培 2 年生的植株（或第 1 年育苗，第 2 年移栽），秋季植株枯萎时，用药叉采挖，运回加工。

【产地加工】采挖后剪去残茎和须根，抖去泥土，晒干。

【主要商品规格】

1. 北柴胡 呈圆锥形，上粗下细，顺直或弯曲，多分支。头部膨大，呈疙瘩状，残茎不超过 1cm。表面灰褐色或土棕色，有纵皱纹，质硬而韧，断面黄白色，显纤维性。微有香气，味微苦、辛。统货。

2. 南柴胡 类圆锥形，少有分支，略弯曲。头部膨大，有残留茎基。表面土棕色或红褐色，有纵皱纹及须根痕，质较软。断面淡棕色。微有香气，微苦、辛。大小不分。残留茎不超过 1.5cm。统货。

出口商品按大、中、小分等出售。

【包装与贮藏】

1. 包装 麻袋包装，置于通风、阴凉、干燥处，防虫蛀。

2. 贮藏 本品含挥发油，贮藏期间，注意环境通风、阴凉，防止挥发性成分走失。

【质量要求】

1. 性状 一般认为商品以北柴胡为优。以条粗、坚实、分枝少、气味浓者为佳。

2. 灰分测定 总灰分不得超过 8.0%。

3. 醇溶性浸出物的含量测定 用热浸法测定，乙醇作溶剂，醇溶性浸出物不得少于 11.0%。

【现代研究】柴胡主要含柴胡皂苷（a、b、c、d）、柴胡皂苷元、有机酸类、槲皮素、异槲皮素、芸香苷、多糖等。

北柴胡均以萌动期和枯萎期的有效成分含量为最低，营养期、开花期、结果期含量较高，其中营养生长末期还稍高于开花期和结果期。因此，可以认为营养生长末期的柴胡皂苷含量高、质量好，但此时根中所含淀粉最少，根重最小，就折干率而言，则以果期为最好。

兼顾二者，最佳采收期应为花期到果期。

北 沙 参

【来源】本品为伞形科植物珊瑚菜 *Glehnia Littoralis* Fr. Schmidt ex Miq. 的根。

【产地】主产于山东、江苏、河北、辽宁、天津等地。以山东莱阳产质量最佳，河北秦皇岛及辽宁辽阳产量大，品质亦佳。

【采收】春秋两季采挖其根部。一般春参在第三年4~5月采收，秋参在第二年9月白露至秋分时采收，以秋参为好。采挖后抖尽泥土，运回加工。

北沙参应选择晴天采收，采挖时必须深刨，以免折断。

【产地加工】将运回的北沙参除去地上部分及须根，洗净泥土，按条根粗细分级扎把，置沸水中先烫根尖片刻，然后全部投入，反复翻动几次，全过程2~3分钟，取出放凉后去外皮，当日晒干或用文火烘干即可。注意避免潮湿及露水。

【主要商品规格】呈细长条圆柱形。表面黄白色，质坚而脆；断面皮部淡黄白色，有黄色木质心。微香，味微甘。无芦头、细尾须、油条、虫蛀、霉变。一等：条长34cm以上，上中部直径0.3~0.6cm；二等：条长23cm以上，中部直径0.3~0.6cm；三等：条长22cm以下，粗细不分，间有破碎。

【包装与贮藏】

1. 包装 因北沙参含淀粉较多，所以宜用双层无毒塑料薄膜袋包扎紧。

2. 贮藏 放在装有生石灰、明矾或干燥锯木屑、谷壳等物的容器内，并置于通风干燥处，可防虫蛀、回潮、变质、霉烂。商品安全水分为11%~13%。

【质量要求】一般以枝条细长均匀、圆柱形、表皮细洁、质坚实而脆、外皮白色、内色黄白而味甜者为佳。

【现代研究】北沙参根、根茎含多种香豆精类化合物，并含北沙参多糖、磷脂、微量挥发油、甾醇等。

1. 北沙参采收期对质量的影响 以醇溶性和水溶性浸出物为指标，11月采收的样品含量均显著高于10月份采收的样品，说明北沙参以11月为最佳采收季节。

2. 北沙参去皮加工对质量的影响 用薄层色谱-紫外分光法测定北沙参中欧前胡素和异欧前胡素的含量。结果表明，绝大部分欧前胡素和异欧前胡素存在于根皮中，而在药材北沙参中含量甚微。药理实验证明，带根皮北沙参的乙醚提取物具有明显的祛痰作用，而经沸水烫后去皮品的乙醚提取物祛痰作用相对较弱。所以，北沙参沸水烫后刮皮的加工方法不但费工费时，而且损失了大量的有效成分，北沙参以带根皮入药为妥。又报道，采用薄层扫描方法对未去皮北沙参与去皮北沙参进行含量比较。结果显示，经浸烫后北沙参中卡林二醇的含量降低。未去皮的北沙参含量约为0.1458%，而去皮北沙参的含量约为0.007%，卡林二醇也有损失，建议药用北沙参不去皮。

3. 北沙参去芦加工对质量的影响 带芦头北沙参的水溶性浸出物及醇溶性浸出物含量均高于去芦头北沙参，说明去芦头可造成某些芦头中所含成分的损失。

4. 北沙参水洗加工对质量的影响 水洗北沙参与未洗北沙参的醇溶性浸出物及水溶性

浸出物含量均有显著性差异，这可能是由于水洗，而使药材成分溶于水而损失。而洗后在室温下放置 10 天，于 56℃烘干，其水浸出物、醇浸出物含量均有显著升高，分析其原因可能因为在水洗后的放置过程中，药材中的某些大分子物质发生降解，从而使浸出物含量增加。

龙 胆

【来源】本品为龙胆科植物龙胆 *Gentiana scabra* Bge.、三花龙胆 *Gentiana triflora* Pall.、条叶龙胆 *Gentiana manshurica* Kitag. 或坚龙胆 *Gentiana rigescens* Franch. 的根及根茎。前三种习称"龙胆"，最后一种习称"坚龙胆"。

【产地】龙胆主产于东北地区；三花龙胆主产于东北及内蒙古等地；条叶龙胆主产于东北地区；坚龙胆主产于云南。前三种以东北三省为道地产区。

【采收】人工栽培龙胆栽植后 2～3 年即可采收，在春、秋两季进行。留种田在 10 月上旬至 10 月下旬采收，春季采收多在 4 月中旬至 5 月上旬进行。采收后抖尽泥土，运回加工。

由于根中总有效成分含量在植株枯萎至萌动前为最高，因此每年龙胆收获时节为春、秋两季，但以秋季收获为佳。春季在未萌动前进行，因龙胆萌动后，本身营养物质消耗，影响药效及折干率。

收获时，首先去除畦床面秸秆，然后用镐从畦两侧向内将根刨出，不能从畦面向下刨，以免刨坏根茎。起货时还应注意气温变化，当温度过低时，不能起货，虽然龙胆根在土壤中可抗御－40℃的低温，但出土后的根茎一经受冻后呈透明状，有效成分及折干率可下降 15%～20%，因此采收时应特别注意防冻。

【产地加工】

1. 清除泥土杂质 将起出的鲜品运回加工点，先将上部的根茎选出做种栽，其中的大货选出加工，然后用喷水枪将泥土冲洗干净，也可人工冲洗，但不要过度揉搓，以免降低药效成分。在冲洗的同时，将杂质除去。

2. 装盘烘干 先将洗净的龙胆捋齐装盘，放入干燥室进行烘干。烘干室内温度应控制在 30℃～45℃，经 40～60 小时即可烘干。烘干期间要不断调整烘干盘的位置，以防干燥受热不均或烘焦。如烘干数量小，可采用室内自然阴干，室内自然阴干的龙胆折干率较高。

3. 打潮捆把 把烘干好的龙胆干品放在塑料膜上，摆一层，喷一层温水。但喷水不要过量，喷好后将其包好。经 2～3 小时后，将其打开，并将捋好把，把的大小要均匀适度，一般 40～60g 为宜。捆好后，再整齐装入盘内，放入低温室进行二次干燥。

4. 回潮包装 经两次烘干的龙胆即可打包装箱。具体方法是将烘盘装入蒸汽锅中进行气体回潮，10～15 分钟后将其取出，立即装箱包装。

【主要商品规格】包括关龙胆和坚龙胆两种。

1. 关龙胆 根茎呈不规则块状，长 1～3cm，直径 0.3～1cm。表面暗灰棕色或深棕色，上端有茎痕或残留茎基，周围和下端着生多数细长的根（龙胆的根通常 20 余条；三花龙胆的根约 15 条；条叶龙胆的根常少于 10 条）。根细长呈圆柱形或扁圆柱形，略扭曲，长 10～20cm，直径 0.2～0.5cm。表面淡黄色或黄棕色，上部多有显著的横皱纹，下部较细，有纵皱纹及支根痕。质脆，易折断，断面略平坦，皮部黄白色或淡黄棕色，木质部色较淡，有

5～8个木质部束环状排列，习称筋脉点。气微，味甚苦。统货。

2. 坚龙胆　根茎呈不规则结节状，上有残茎一至数个。根表面呈黄棕色或红棕色，略呈角质状，无横皱纹，有脱落的灰白色膜质套筒状物（为外皮层和皮层）。质坚脆易折断，断面皮部黄棕色或棕色，木质部黄白色，易与皮部分离。统货。

【包装与贮藏】

1. 包装　一般采用包装箱包装，包装箱四周铺好包装纸，顺序是芽茎向外，根末端向内。做到摆放整齐，美观紧凑。包装箱质量及大小要按客户要求确定，一般每箱 20kg 左右为宜，形状以扁长方形为好。

2. 贮藏　贮藏之前应放在烈日下暴晒 1～2 天，再用麻袋封包堆放，四周最好再用麻袋围封，以防害虫侵入和湿气影响，达到防霉、防蛀的目的。

【质量要求】

1. 性状　一般以条粗长、色黄或黄棕者为佳。

2. 灰分测定　总灰分不得超过 7.0%。

3. 龙胆苦苷的含量测定　用高效液相色谱法测定，本品含龙胆苦苷（$C_{16}H_{20}O_9$）不得少于 1.0%。

【现代研究】龙胆主要含龙胆苦苷、獐牙菜苦苷、獐牙菜苷、苦龙胆脂苷、龙胆黄碱、龙胆碱等。

从龙胆苦苷及折干率分析，2～5 年生龙胆均可采收，其中 4 年生的龙胆苦苷及折干率最高，与 3 年生和 5 年生相比，龙胆苦苷含量和折干率分别高 20.4%、5.7% 及 25.4%、10.6%。另外，25℃烘干的龙胆苦苷含量最高，随着烘干温度升高，龙胆苦苷含量呈下降趋势，折干率以室温 16℃～18℃时最高，25℃烘干与其相近，但烘干时间明显减少。

秦　艽

【来源】本品为龙胆科植物秦艽 *Gentiana macrophylla* Pall. 、麻花秦艽 *Gentiana straminea* Maxim. 、粗茎秦艽 *Gentiana crassicaulis* Duthie ex Burk. 或小秦艽 *Gentiana dahurica* Fisch. 的根。前三种按性状不同分别习称"秦艽"和"麻花艽"，后一种习称"小秦艽"。

【产地】主产于甘肃、陕西、山西、四川、云南，内蒙古、河北、黑龙江、青海等地也有生产。产于四川、云南二地者，统称"川秦艽"；产于甘肃、山西者称"西秦艽"。

【采收】春、秋二季采收。挖取根，除去茎叶及泥沙，运回加工。

【产地加工】将运回的秦艽和麻花艽晒软，堆置"发汗"至表面呈红黄色或灰黄色时，摊开晒干，或不经"发汗"直接晒干；小秦艽趁鲜搓去黑皮，晒干。

【主要商品规格】包括大秦艽、麻花艽和小秦艽三种。

1. 大秦艽（秦艽）　分二等。

（1）一等：主根粗大似鸡腿，表面灰黄色或棕色，断面棕红色或棕黄色，中心土黄色。质坚而脆，气特殊，味苦涩。芦下直径 1.2cm 以上。

（2）二等：表面灰黄色或黄棕色，芦下直径 1.2cm 以下，最小不低于 6mm，余同一等。

2. 麻花艽　统货，芦下直径不小于 3mm。

3. **小秦艽** 分二等。一等条长 20cm 以上，芦下直径 1cm 以上。二等大小不分，芦下最小直径不低于 3mm，余同一等。

【包装与贮藏】

1. **包装** 用竹篓、麻袋包装。

2. **贮藏** 置通风干燥处。防香气散失，防泛油。

【质量要求】

1. **性状** 以质实、色棕黄、气味浓厚者为佳。

2. **醇溶性浸出物的含量测定** 用热浸法测定，乙醇作溶剂，醇溶性浸出物不得少于 24.0%。

3. **龙胆苦苷的含量测定** 用高效液相色谱法测定，本品含龙胆苦苷（$C_{16}H_{20}O_9$）不得少于 2.0%。

【现代研究】

1. **产地、生长方式及生长年限对秦艽中龙胆苦苷含量的影响** 采用 RP-HPLC 法分别测定野生和栽培秦艽中龙胆苦苷的含量，结果显示：野生和栽培秦艽中龙胆苦苷含量均符合《中国药典》规定，且栽培秦艽含量高于野生秦艽。这为评价栽培秦艽的质量，开发利用秦艽资源，确保引种栽培的品质提供了科学依据。同时表明：不同产地、不同生长年限栽培秦艽中龙胆苦苷的含量也各不相同，二年生栽培品龙胆苦苷的含量高于一年生和三年生栽培品，确定人工种植秦艽生长年限应为 2 年。

2. **采收季节对秦艽中龙胆苦苷含量的影响** 采用 RP-HPLC 法对不同季节采收的秦艽中龙胆苦苷进行了含量测定，结果表明：秋季采收栽培秦艽中龙胆苦苷的含量高于春季采收的。

丹　参

【来源】为唇形科植物丹参 *Salvia miltiorrhiza* Bge. 的根及根茎。

【产地】主产于安徽、江苏、山东、四川等地。

【采收】无性繁殖丹参在当年秋天下霜后或第二年春季植株萌发前采收，种子繁殖丹参第二年秋后或第三年春季植株萌发前采收。先从垄的一端挖深沟，深度由根长而定，当根全部露出后，顺垄逐株小心取出全部根系，在田间暴晒，去掉泥土，运回加工。

丹参根入土较深，质脆易断，采收时应选择晴天，土壤半干时深挖。

【产地加工】

1. **北方加工法** 采挖后晒干即可。

2. **南方加工法**

（1）晾晒：在阳光下先晾晒至半干。

（2）"发汗"：将晾晒至半干的根条集中堆闷"发汗"，每堆根条 500～1000kg，堆闷 4～5 天后，再晾堆 1～2 天。晾堆后，要进行"倒堆"，即把堆表层的根条捋下，堆在下面，将原堆内层的根条堆在上面，即内层和外层交换位置，使整个参堆"发汗"均匀，然后加盖芦席继续堆闷，至根条内心由白色变成紫黑色时即可。

（3）晒干：将"发汗"好的根条摊堆，晒至全干。

（4）去须根：用火燎去根条上的细须根，整齐地放入竹篓内，轻轻摇动，使其相互撞擦，除去根条上附着的泥土及未去掉的须根，即成成品。

丹参加工时忌用水洗。

【主要商品规格】丹参商品分野生、家种两个规格。

1. 野生 呈圆柱形，条短粗，有分支，多扭曲，表面红棕色或深浅不一的红黄色，皮粗糙，多鳞片状，易剥落。体轻而脆。断面红黄色或棕色，疏松有裂隙，显筋脉白点。气微，味甘微苦。无芦头、毛须、杂质、霉变。统货。

2. 家种 呈圆柱形和长条形，偶有分支。表面紫红色或黄红色，有纵皱纹。质坚实，皮细而肥壮。断面灰白色或黄棕色。无纤维。气弱，味甜微苦。一等：多为整支，头尾齐全，主根上中部直径在 1cm 以上。无芦茎、碎节、须根、杂质、虫蛀、霉变；二等：主根上中部直径 1cm 以下，但不得低于 0.4cm。有单支及撞断的碎节，无芦茎、须根、杂质、虫蛀、霉变。

【包装与贮藏】

1. 包装 用麻袋或竹筐包装，每件 50～75kg。

2. 贮藏 丹参的商品安全水分为 11%～14%，贮藏适宜温度在 30℃以下，相对湿度为70%～75%，按上述要求贮于库内。

本品质脆易断，应防重压，易吸潮生霉，易虫蛀。贮藏期间应定期检查，发现受潮或温度过高时，应及时翻垛、摊晾。高温、高湿季节前可进行密封抽氧充氮养护。

【质量要求】

1. 性状 一般以条粗壮、色紫红色者为佳。

2. 丹参酮 II_A 的含量测定 用高效液相色谱法测定，本品含丹参酮 II_A（$C_{19}H_{18}O_3$）不得少于 0.20%。

3. 丹酚酸 B 的含量测定 用高效液相色谱法测定，本品含丹酚酸 B（$C_{36}H_{30}O_{16}$）不得少于 3.0%。

黄　芩

【来源】本品为唇形科植物黄芩 *Scutellaria baicalensis* Georgi. 的根。

【产地】主产于河北、山西、内蒙古、山东、河南、东北等地。

【采收】通常种植 3～4 年后收获。于秋季霜降前后地上部分枯萎时，选择晴朗天气将根挖出，除去茎叶及须根，抖落泥土，运回加工。

黄芩根系深长，根条易断，采收时需要深挖，切忌挖断。

【产地加工】将运回的黄芩晒至半干后撞去或剥去外皮，捆成小把，然后迅速晒干或烘干。

在晾晒过程中避免因阳光太强，暴晒过度而发红，同时还要防止水湿雨淋，因黄芩见水变绿，最后发黑，影响药材质量。

【主要商品规格】

1. 枝芩（条芩） 呈圆锥形，上部较粗糙，有明显网纹及扭曲的纵皱，下部皮细有顺纹或皱纹，表面黄色或黄棕色，质坚脆，断面深黄色，气微，味苦。一等：条长 10cm 以上，中部直径 1cm 以上；二等：条长 4cm 以上，中部直径 1cm 以下，但不小于 0.4cm。

2. 枯碎芩 老根呈中空的枯芩、块片碎芩及破碎尾芩。表面黄色或浅黄色，质坚、脆，断面黄色，气微，味苦。无粗皮、茎芦、碎渣、杂质、虫蛀、霉变。

【包装与贮藏】

1. 包装 黄芩一般用麻袋包装，每件 25kg。

2. 贮藏 黄芩应贮于干燥通风处，适宜温度 30℃，相对湿度 70％～75％，安全水分 11％～13％。黄芩在高温季节易受潮变色和虫蛀，所以贮藏期间应保持环境整洁。高温高湿季节前，按垛或按件密封贮藏。发现受潮或轻度霉变品，及时翻垛、通风或晾晒。密闭仓库充氮气养护，无霉变和虫害，色泽气味正常，对黄芩成分无明显影响。也可用 10000∶1 的荜澄茄挥发油密封熏蒸 6 天，其霉菌含量大大减少。

【质量要求】

1. 性状 一般以条粗、色黄、质坚实、除尽外皮、内心充实、枯心少者为佳。

2. 黄芩苷的含量测定 用高效液相色谱法测定，本品含黄芩苷（$C_{21}H_{18}O_{11}$）不得少于 9.0％。

【现代研究】黄芩含多种黄酮类化学成分，其中主要含黄芩苷、汉黄芩苷、黄芩酮Ⅰ及Ⅱ、千层纸素 A、葡萄糖醛酸苷、黄芩素、汉黄芩素。另外，还含有黄酮醇、二氢黄酮和二氢黄酮醇、苯乙醇糖苷、挥发油以及葡萄糖、蔗糖、苯甲酸、β-谷甾醇、豆甾醇、菜油甾醇和苯甲醇等。

黄芩生长到 2～3 年便可采挖，但 3 年生的鲜根和干根产量均比 2 年生增加一倍左右，商品根产量高出 2～3 倍，而且主要有效成分黄芩苷的含量也较高，故以生长 3 年为最佳采收期。现代研究对黄芩根中的黄芩苷进行定期测定，结果表明黄芩苷含量最高时期为秋季落叶期。可以认为，最佳采收期应是在生长第三年秋季地上部分枯萎之后。

地　黄

【来源】本品为玄参科植物地黄 *Rehmannia glutinosa* Libosch. 的块根。

【产地】主产于河南温县、博爱、武陟、孟州等地。

【采收】当年栽植，于当年 10 月份停止生长后采收，割去地上部分，挖出根状茎，去掉泥土即为鲜地黄，鲜地黄可运回加工成生地。

【产地加工】生地加工包括装焙、翻焙、传焙、打圆等环节。

1. 装焙 采收后的地黄除去须根、芦头、泥沙，然后分档，放在火炕上摊放均匀，厚度不超过 30cm 厚。炕的温度刚开始时可掌握在 45℃ 左右，缓慢加热到保持 50℃～60℃ 为宜。温度过高则发生"焦枯"，使里生外熟，汁液不易渗出；温度过低，则不易干燥并引起发霉而影响质量。

2. 翻焙 开始每天翻动 1 次，以后每天翻动 2 次。翻动时应随时拣出发软的成货。每焙一炕成货需 4～5 天。

3. 传焙 将地黄下焙后，需经过堆积发汗 3～4 天。待地黄内部汁液大量渗出体外时，通风换气，使表里柔软一致，再进行装焙。第二次装焙时要适当掌握火候，勤翻动，使其再一次发汗，然后置通风处晾干。

4. 打圆 地黄在第二次堆积发汗后，应趁体软时将小地黄及瘦长地黄及形态不美观的搓成圆形后再装焙一次。下焙后堆积发汗以便定型，经此番工艺加工的地黄，商品称谓"圆身地黄"。此操作一方面是为了药材的外表美观，同时也为药材在加工饮片时，使其片形大而美观。

【主要商品规格】生地可分成五等。一等：每千克 16 支以内；二等：每千克 32 支以内；三等：每千克 60 支以内；四等：每千克 100 支以内；五等：每千克 100 支以上。

生地出口按照每千克支数分为 8 支、16 支、32 支、50 支、小生地及生地节等规格等级。

【包装与贮藏】

1. 包装 生地黄用篓装或麻袋装，置干燥通风处，防潮、防蛀。

2. 贮藏 本品质柔软，油润，具黏性，味甜，贮藏期间极易霉变，除应保持干燥外，因其霉变多从破损处开始，存放时应选择完整无损的，破皮或折断者不宜久藏。鲜地黄易腐烂，不宜久藏，可贮藏于潮湿的砂土中，一层砂土，隔放一层生地，至 5～6 层后再以砂土覆盖，一般底层砂土和上层的砂土要求厚一些。堆放处也应阴凉干燥，防止霉烂。

【质量要求】

1. 性状 以块大、体重、断面乌黑、质地软、油润、味甜者为佳。

2. 水溶性浸出物的含量测定 按冷浸法测定，水溶性浸出物不得少于 65.0%。

3. 梓醇的含量测定 用高效液相色谱法测定，本品含梓醇（$C_{15}H_{22}O_{10}$）不得少于 0.20%。

巴 戟 天

【来源】本品为茜草科植物巴戟天 *Morinda officinalis* How 的根。

【产地】主产于广东、广西、海南、福建，如广东高要、德庆及广西苍梧、北流、凭祥、钦州，福建永定、南靖一带等，江西有少量种植。以广东高要、德庆等地为道地产区。

【采收】过去种植 7～8 年可收，1～3 年只长须根，第 4 年后有肉质根，7～10 年后鲜根直径可达 4～6cm，长 60～100cm。现随着栽培技术的进步，种植 3～4 年后即可采收。全年均可采挖，但以在秋、冬季采挖为好，挖时注意勿伤根皮。挖出后，抖尽泥土，摘下肉质根，运回加工。

【产地加工】

1. 自然干燥 运回的巴戟天，洗净泥土，除去须根，在阳光下晒至六七成干，用木槌轻轻捶扁，将粗条者切成 9～13cm 的段，中、细条者切成 6～10cm 的段，再晒至全干。

2. 蒸后干燥 运回的巴戟天洗净后，先蒸约半小时，晒至半干后捶扁，再晒干，可使色泽蓝紫、质地润柔。

【主要商品规格】现行规格分一、二、三等，统装。也称为大条、中条、细条。

【包装与贮藏】

1. 包装 用麻袋或木箱包装，每件 30kg。

2. 贮藏 巴戟天含有多糖及低聚糖，易受潮，应置于阴凉干燥处保存，并防回潮、虫蛀。以温度 30℃ 以下、安全水分 12%～14%、相对湿度 70%～80% 为宜。相对湿度 80% 以上时，2 周后即易出现霉斑。如遇发霉，忌水洗，宜在阳光下晒后，用毛刷刷去霉。入夏可经常检查和晾晒干燥，以防霉蛀、泛油，也可用氯化苦或磷化氯熏，但不宜用硫黄熏，否则易变色，质地发硬，有损品质。

本品虫蛀、泛霉、泛油，吸潮品颜色加深，质体返软，断面溢出油样物，散发特殊气味，有的出现霉斑。危害的仓库害虫有药材甲虫、烟草甲虫、大理窃蠹、黑毛皮蠹、印度谷螟等。蛀蚀品的蛀洞较小，不易察见，但周围常见碎屑，其中可发现活仓虫。贮藏期间应保持环境清洁，定期使用 2.5% 溴氰菊脂进行消毒。发现受潮及轻度霉变、虫蛀，要及时晾晒或翻垛通风；虫情严重时可用磷化铝熏杀。有条件的地方可进行密封抽氧充氮养护，小件可在包装袋边缘放置袋装的无水氯化钙吸潮。

【质量要求】

1. 性状 以条粗壮、皮细洁、连珠状、肉厚、木心细、色紫、味甘者为佳。

2. 水分 按水分测定法测定，不得超过 15.0%。

3. 灰分 总灰分不得超过 6.0%；酸不溶性灰分不得超过 0.8%。

4. 水溶性浸出物的含量测定 用冷浸法测定，水溶性浸出物不得少于 50.0%。

【现代研究】 巴戟天含有蒽醌和环烯醚萜两大类化学成分。从巴戟天根中获得 14 个蒽醌类化合物及水晶兰苷、乙酰车叶草苷等环烯醚萜苷类化合物。含 Fe、Mn、Cu、Zn、Cr、Sn、Ni、Mo、Co、V、Sr 等 11 种人体必需微量元素，含亮氨酸、异亮氨酸、甲硫氨酸、苯丙氨酸、赖氨酸、缬氨酸及胱氨酸等 8 种人体必需氨基酸及低聚糖等。

巴戟天的化学成分受产地等的影响。有人对广东省内 5 个不同产地、5 年生巴戟天微量元素、糖类、总蒽醌、氨基酸含量进行分析，结果表明道地产区德庆、高要产巴戟天中的锰、铁、铜、钒含量显著高于一般产区，总蒽醌含量、水解氨基酸总量亦显著高于其他地区。注意采收时间，有人认为四年生巴戟天灰分、浸出物含量等指标符合药典规定，可供药用，还可避开巴戟天茎基腐病。但有人综合微量元素、氨基酸、糖含量，并综合生产量，认为 5 年以上采收为好。

桔　梗

【来源】 本品为桔梗科植物桔梗 *Platycodon grandiflorum* （Jacq.）A. DC. 的根。

【产地】 主产于安徽、浙江、江苏、江西、河北、辽宁、吉林、黑龙江等地。全国大部分地区有栽培。

【采收】 直播生长两年，育苗移栽后生长一年即可采收。一般在秋季 9～10 月或次年 3～4 月桔梗萌芽前进行，以秋季者体重质实，质量较好。除去地上枯萎的茎叶，仔细挖出全根，注意不要挖破外皮和挖断。

桔梗应边采挖边加工。

【产地加工】将其鲜根挖出后，去净泥土、芦头及须根，趁鲜时刮去外皮，浸入水中用竹刀、木棱、瓷片等刮去栓皮，洗净后晒干或烘干，如遇雨天可摊放阴凉干燥处，连续雨天用湿沙土埋起，以免外皮干燥收缩，不利于加工。

桔梗加工时外皮要趁鲜刮净，若时间长则难刮。刮皮后应及时晒干，否则易发霉变质和生黄色水锈。桔梗收回太多可用沙埋起来，防止外皮干燥收缩，不易刮去。刮皮时不要伤破中皮，否则内心黄水流出而影响质量。晒时应经常翻动，到近干时，堆起来发汗一天，使内部水分转移到体外，再晒至全干。阴雨天可用无煤烟炕烘，至桔梗出水时出炕摊晾，待回润后再烘，反复至干。

【主要商品规格】桔梗商品分为南桔梗和北桔梗，南桔梗分为三个等级，北桔梗为统货。

1. 南桔梗　呈顺直的长条形，去净粗皮及细梢。表面白色，体坚实，断面皮层白色，中间淡黄色。味甘、苦、辛。一等：上部直径 1.4cm 以上，长 14cm 以上，无杂质、虫蛀和霉变；二等：上部直径 1cm 以上，长 12cm 以上，余同一等；三等：上部直径在 0.5cm 以上，长度不低于 7cm，余同一等。

2. 北桔梗　呈纺锤形或圆柱形，多细长弯曲，有分枝，去净粗皮。表面白色或淡黄色，体松泡，断面皮层白色，中间淡黄白色，味甘。大小长短不分，上部直径不小于 0.5cm，无杂质、虫蛀和霉变，统货。

【包装与贮藏】

1. 包装　桔梗用麻袋包装，每件 30kg；或压缩打包件，每件 50kg。

2. 贮藏　桔梗应贮于干燥通风处。因本品易虫蛀、发霉、变色和泛油，所以贮藏期间应定期检查，若发现吸潮或轻度霉变、虫蛀，要及时晾晒，或用磷化铝熏杀。有条件的地方可密封抽氧充氮养护，效果更佳。商品安全水分 11%～13%。

【质量要求】

1. 性状　一般以根条长、质结实、白色、菊花心明显、味苦微甜者为佳。

2. 桔梗总皂苷的含量测定　本品总皂苷的含量不得少于 6.0%。

【现代研究】桔梗含大量三萜皂苷、维生素 A 及维生素 B、多聚糖类、多种氨基酸及微量元素等成分。

1. 桔梗去皮加工对质量的影响　传统要求桔梗的产地加工应趁鲜刮去外皮。通过测定桔梗皂苷以及用溶血指数等研究桔梗是否去皮，结果显示桔梗皮也含有桔梗皂苷，其含量略低于去皮桔梗。但研究证明，去皮桔梗中粗皂苷含量为 9.7%，而带皮桔梗的含量为10.14%。另有实验结果表明：桔梗外皮所含成分与桔梗相似，桔梗皮仅占全药材的 5%，但刮去皮后约损耗 10%～15%；祛痰、毒性实验及溶血作用实验结果显示，去皮与不去皮桔梗亦未见明显差异，故建议桔梗的产地加工可以不去皮。桔梗根、根皮、须根、茎、叶、花、果均有非常显著的祛痰作用。

2. 桔梗去芦加工对质量的影响　桔梗的传统产地加工要求去芦头，通过测定桔梗皂苷以及用溶血指数等研究桔梗是否去芦头，结果显示桔梗的芦头和根中所含化学成分基本一致，而皂苷的含量芦头比根多 20%～30%；而芦头在桔梗生药中占 16%～17%，按此折算，

45kg 带芦头的桔梗相当于 50kg 桔梗中的皂苷含量。故从桔梗皂苷的角度看，桔梗可以不去芦头。

党　参

【来源】本品为桔梗科植物党参 *Codonopsis pilosula* （Franch.） Nannf. 、素花党参 *Codonopsis pilosula* Nannf. var. *modesta* （Nannf.） L. T. Shen 或川党参 *Codonopsis tangshen* Oliv. 的根。药材依次称为"潞党"、"西党"和"川党"。

【产地】潞党主产于山西平顺、陵川、长治、壶关及河南新乡等地。西党主产于甘肃定西、岷县、文县、临潭及四川、陕西等地。甘肃文县、四川平武产者又称"纹党"，陕西凤县产者又称"凤党"。川党主产于四川阿坝及湖北、陕西等地。

【采收】以生长 3 年以上者，在秋季白露前后采收。采收时选择晴天，先除去支架，割掉参蔓，再在地畦的一头用镢头开 30cm 左右深的沟，挖取根部，抖尽泥土，运回加工。

党参的采收期，育苗移栽者以 3～4 年为宜，直播者以 4～5 年为宜。采收季节可从秋季地上部分枯萎开始，直至次年春季植株萌芽为止，但以秋季采收为佳。鲜党参根脆嫩、易破、易断裂，采伤参根会造成根中乳汁外溢，影响中药材品质，因此采收时要注意免伤其根。

【产地加工】

1. 潞党　将采挖的党参根除去残茎，抖去泥土，用水洗净，分档后分别晾晒至三四成干，至表面略起皱发软后再用手揉搓，搓后再晒，反复 3～4 次，晒至八九成干即可。

2. 纹党　将党参根采挖后，摘除枯萎的地上部分，抖去泥土，用水洗净，用细麻绳在根头部约 2cm 处穿过，使之成串，再晒至三四成干后用细麻绳捆成直径 25～30cm 的小捆，将捆用力揉搓，搓后再晒，反复 3～4 次，晒至根头部分干燥即可。

3. 凤党

（1）挑选：将原药材选取头尾完整者，摘去支根及末梢，抖去泥土，大小分档。

（2）刷洗：取分档的药材，用毛刷蘸水顺其纹理轻轻刷去泥土和杂质。

（3）烫制：将刷洗干净的药材投入沸水中烫约 10 分钟，待根条变软后出锅，保湿闷润后捋顺根条。

（4）扎把：取经上述处理的党参，依商品规格不同，从根条中部扎把。

（5）熏蒸：将捆扎好的党参送入熏房内用硫黄熏半小时，进行包装。

4. 川党

（1）净制：将运回的党参根按大小分档，洗去泥土。在日光下晒 1～2 天，使参根失去部分水分，质地由鲜脆变为柔韧。

（2）干燥：①晒制：即白天在日光下晾晒，夜晚收回揉搓，反复 4～5 次，再晒干即可。②烘制：在烘房内距地面 2 米高处横搭牢固竹棚，将党参根平摆于棚上，下面生炭火烘烤，烘至 2～3 成干时，将党参根放于平板上，用手或小木板平压滚动揉搓。搓后继续烘烤，反复烘搓 3～4 次，至七八成干时，参头压参尾在日光下晾晒至干。

党参加工大部分产区都要进行揉搓操作，可使其坚实饱满，皮肉紧密相连，但搓的次数不宜过多，用力不宜过大，否则会变成油条，影响质量。干燥时，根头部较粗，其内部较难干燥，而尾部易干，故晒至七八成干时，应注意互相重叠压制，将根尾部压在下面不再受日晒，在日光下晒至全干，以免根尾过干而折断。

【主要商品规格】

1. 西党 呈圆柱形，头大尾小，上端多横纹，外皮粗松。表面米黄色或灰褐色，断面黄白色，有放射状纹理，味甜。一等：芦下直径 1.5cm 以上，无油条、杂质、虫蛀、霉变；二等：芦下直径 1cm 以上，余同一等；三等：芦下直径 6mm 以上，余同一等。

2. 潞党 呈圆柱形，芦头较小。表面黄褐色或灰黄色，断面棕黄色或灰白色，味甜。一等：芦下直径 1cm 以上，无油条、杂质、虫蛀、霉变；二等：芦下直径 8mm 以上，余同一等；三等：芦下直径 4mm 以上，余同一等。

3. 川党 呈圆柱形，根头部茎痕较少而小，条较长。表面灰白色，断面白色或黄白色，有放射状纹理，味甜。一等：芦下直径 1.2cm 以上，无油条、杂质、虫蛀、霉变；二等：芦下直径 8mm 以上，余同一等；三等：芦下直径 5mm 以上，余同一等。

【包装与贮藏】

1. 包装 散顺装或按不同等级打捆，木箱包装。打捆时将党参条理顺，扎成小把，用绳子捆紧，以木箱内衬防潮纸包装，每箱 50～75kg。

2. 贮藏 党参富含糖类成分，味甜质柔润，尤其夏季易吸潮、生霉、走油、虫蛀，故须处于干燥、凉爽、通风处。适宜温度不超过 28℃，相对湿度 65%～75% 为宜，安全水分控制在 11%～14% 之间。

【质量要求】

1. 性状 以条粗长、皮松肉紧、狮子盘头较大、横纹多、味香甜、嚼之无渣者为佳。

2. 醇溶性浸出物的含量测定 用热浸法测定，45% 乙醇作溶剂，醇溶性浸出物不得少于 55.0%。

白　术

【来源】本品为菊科植物白术 *Atractylodes macrocephala* Koidz. 的根茎。

【产地】主产于浙江嵊州、东阳、新昌、天台、仙居、缙云、余姚及安徽、湖南、江西、湖北等地。以浙江为道地产区。

【采收】立冬前后，当白术茎秆黄褐色、下部叶片枯黄、上部叶片已硬化、易折断时采收。采收时选择晴天，土质干燥时挖其术块，剪去白术秆，去净泥土杂质，运回加工。

【产地加工】

1. 烘术

（1）烘制：将运回的白术铺至炕面，用烘灶加热，并保持炕面温度 80℃ 左右加热烘制 1 小时至蒸汽上升。白术表皮熟后，适当抑制火力，并继续加热约 2 小时。其间将白术上下翻转，使细根脱落。继续烘制 3～5 小时，将白术全部倒出，不断翻动至须根全部脱落，并修除术秆。

（2）修术：将上述经烘制去除须根后的白术大小分档，大的放底层，小的放上层，再烘制 8～12 小时，温度保持在 60℃～70℃ 之间，中间翻动一次，达七八成干时，全部出炕，再次修去术秆。

（3）"发汗"：将经过二次修术后的白术大小分档，分别堆置室内 6～7 天，使内部水分外溢，表皮软化。

（4）炕干：将"发汗"后的白术大小分档，在 50℃～60℃ 炕上加热烘制 24～36 小时，约 6 小时翻动一次，炕至干燥即可。

2. 生晒术　将运回的白术抖净泥沙，剪去术秆，日晒至充分干燥为止。

在晒制时要注意逐步搓擦去除须根。如遇阴雨天气，应注意薄摊通风，切忌堆积淋雨。

出口白术快速加工法：选择壮实之白术晒至四成干，用小刀削去少许肉疤和芦头，现出芦茎，再将芦茎削光，洗去外附泥土，用硫黄熏烘 24 小时，至外皮带黄色时再晒 1～2 天，堆放 1 天，使水分外溢，再晒 3～4 天，干燥即可。

【主要商品规格】白术呈不规则团块状，表面灰棕色或灰黄色，断面黄白色或灰白色，味甘、微苦辛。一等：形体完整，每千克 40 支以内，无焦枯、油个、虫蛀、霉变；二等：每千克 100 支以内，余同一等；三等：每千克 200 支以内，余同一等；四等：每千克 200 支以外，体形不计，但需全体是肉，间有不同程度但不严重的碎块、油个、焦枯、松泡等。

【包装与贮藏】

1. 包装　分为麻袋和竹篓包装，每件 50～75kg。竹篓包装内衬防潮纸，再外套麻袋。

2. 贮藏　白术含挥发油，在高温高湿条件下易泛油、虫蛀、霉变，含水量过高易生霉，故宜置于阴凉干燥处。适宜温度 30℃ 以下，相对湿度 70%～75%，安全水分 13%～16%。白术不宜多年久贮，否则易走油或变黑。

【质量要求】本品以个大、质坚实、断面黄白色、气香浓者为佳。

苍　术

【来源】本品为菊科植物茅苍术 *Atractylodes lancea*（Thunb.）DC. 或北苍术 *Atractylodes chinensis*（DC.）Koidz. 的根茎。

【产地】茅苍术主产于江苏句容、镇江、溧水及河南、湖北、浙江、安徽、江西等地。以河南桐柏、江苏句容、安徽太平为道地产区。北苍术主产于东北，河北、陕西、山西也有生产。

【采收】栽培的苍术一般生长 2～3 年后采收。茅苍术多在秋季采挖。北苍术春、秋两季都均可，但以秋后至翌年初春苗未出土前采挖为佳。野生茅苍术，春、夏、秋季都可进行采挖，以 8 月份采收的质量最好。挖后除去茎叶，抖掉泥土，运回加工。

【产地加工】

1. 茅苍术　将运回的苍术自然晒干后撞掉须根，也可以晒到九成干时用微火燎掉须根。

2. 北苍术　将运回的苍术晒至四五成干时装进筐中，撞去部分须根，至表皮呈黑褐色。再晒到六七成干时，撞第二次，以去掉大部分老皮。晒到九成干时撞第三次，到表皮呈黄褐色为止。

用筐撞击时，要注意力量大小，不要太过，防止苍术表皮有过多的损坏。避免苍术黄色油点暴露，而促使油分挥发，不利贮藏。

【主要商品规格】

1. 茅苍术 呈不规则链球状的圆柱形，略弯曲，表面灰褐色，质坚，断面黄白色，有朱砂点，气浓香，味微甘、辛。无须根、杂质、虫蛀、霉变。统货。

2. 北苍术 呈不规则的疙瘩状或结节状，表面黑棕色或棕褐色，除去外皮者黄棕色，质较疏松，断面黄白色或灰白色，散有棕黄色油点，气香，味甘、辛。无须根、杂质、虫蛀、霉变。统货。

3. 出口苍术 分统货、大苍术、小苍术。统货不分等；大苍术每千克 50～60 个；小苍术每千克 60 个以下。

【包装与贮藏】

1. 包装 分为木箱、席包、筐、竹篓和麻袋包装，外用麻绳捆紧。每件重 50kg、75kg 或 100kg。

2. 贮藏 苍术容易走油和变质，因此宜贮于凉爽、避光、防热、通风干燥处。受潮后多在外皮生霉，可用水洗净晒干。雨季前后要进行摊晾，可以防霉、防蛀。若发现虫蛀，可用氯化苦熏蒸。

【质量要求】

1. 性状 本品以个大、饱满、质坚实、断面朱砂点多、香气浓者为佳。

2. 苍术素的含量测定 用高效液相色谱法测定，本品含苍术素（$C_{13}H_{10}O$）不得少于 0.30%。

木 香

【来源】本品为菊科植物木香 *Aucklandia lappa* Decne. 的根。

【产地】主产于云南丽江、迪庆、大理及四川、湖北、湖南、广东、广西、陕西、甘肃、西藏等地，以云南丽江、迪庆为道地产区。进口木香主产于印度、巴基斯坦等地。

【采收】一般直播生长 3～4 年，移栽生长 2～3 年，在霜降前茎叶枯黄后，割去茎秆，进行采挖。采挖时选择晴天挖取根部，并注意用铁叉开茬深挖，防止断损，挖出鲜根，除去残茎及细根，运回加工。

【产地加工】

1. 晾晒 将木香洗净泥土，稍晾后，晒至大部分水分消失即可。切勿使木香接触霜冻。

2. 切段 将晾晒好的木香砍掉疙瘩头，去细尾，切成 5～10cm 的小段，粗大者再纵剖成 2～4 块，以干燥后厚度不小于 1cm 为度，整理为木香条。

3. 干燥 将整理好的木香条置阴凉干燥处风干，也可低温烘干。干燥后装入麻袋内撞去须根和粗皮即可。

木香干燥时不能用大火烘烤，否则所含油分挥发使其成为不易晒干的"油条"。烘烤温度应控制在 50℃～60℃，注意勤翻，以防泛油或烘枯，影响质量。

【主要商品规格】

1. 国产木香　呈圆柱形或半圆柱形，表面黄棕色至灰褐色，有明显的皱纹、纵沟及侧根痕，质坚，不易折断，断面灰褐色至暗褐色，周边灰黄色或浅棕黄色，形成层环棕色，有放射状纹理及散在的褐色油点，气香特异，味微苦。一等：根条均匀，长 8～12cm，最细的一端直径 2cm，不空、不泡、不朽、不焦枯，无芦头、根尾、杂质、油条、虫蛀、霉变等；二等：根条长 3～10cm，最细的一端直径不小于 8mm，间有芦头、根尾、碎块，余同一等。

2. 进口木香

（1）老木香：呈不规则形，大小不等，长 6～10cm，直径 2～5cm，表面黄棕色至棕褐色，有纵深沟纹，质硬，不易折断，断面灰黄色或黄棕色，有明显的暗棕色形成层环纹及多数油点，皮部较窄，木部宽广，木射线呈放射状，有强烈香气，味苦、辛。

（2）新木香：呈圆柱形或圆锥形，长 6～15cm，直径 1～4cm，表面灰黄色或灰棕色，有浅纵沟及略突起的细根痕，质硬，不易折断，断面灰黄色，有明显的形成层环纹及放射状纹理，分布多数棕色油点，有香气，味苦、辛。

【包装与贮藏】

1. 包装　按等级分装于纸袋后装于木箱内，每件 50kg。

2. 贮藏　密封，置阴凉干燥通风处，防潮，防霉变，防虫蛀。

【质量要求】

1. 性状　以身干、色黄白、质坚实、香气浓、根条匀称、油多者为佳。

2. 木香内酯的含量测定　用高效液相色谱法测定，本品含木香烃内酯（$C_{15}H_{20}O_2$）和去氢木香内酯（$C_{15}H_{18}O_2$）的总量不得少于 1.8%。

【现代研究】木香根主要含挥发油、木香碱、菊糖及甾醇等。油中的主要成分为木香内酯、二氢木香内酯、α-木香醇、α-木香酸、凤毛菊内酯、脱氢木香内酯、二氢脱氢木香内酯、木香烃内酯、二氢木香烃内酯、12-甲氧基二氢木香烃内酯、单紫杉烯、α 及 β-木香烯，还有少量萜醇、莰烯、萘、水芹烯、α 及 β-紫罗兰酮、β-芹子稀、木香酸、豆甾醇、白桦脂醇、香叶烯、对-伞花烃、芳樟醇、β-榄香烯、木香烯、草烯、雪松烯、雪松醇、正十七四烯。

干燥时烘烤温度不能高于 60℃，否则会使药材所含挥发油损失过多，影响质量。

泽　泻

【来源】本品为泽泻科植物泽泻 *Alisma orientalis*（Sam.）Juzep. 的块茎。

【产地】建泽泻主产于福建建阳、建瓯、浦城、福州及闽南等地，江西广昌、石城、宁都以及广东、湖南衡阳等地也有生产；以福建建阳、建瓯、浦城，江西广昌、石城为道地产区。川泽泻主产于四川都江堰、眉山、彭山等地，贵州、云南等地也有生产；以四川都江堰为道地产区。

【采收】本药材最佳采收期一般在 11 月下旬至翌年 1 月，植株茎叶枯萎初期采收。采收前需将地排水晒干，采收时先用刀在球茎周围划一圈，将部分须根划断，再拔起植株，小心除去球茎周围的泥土和残根，避免损伤药材，除去地上部分及泥土、须根，运回加工。

本药材采收时应注意上述采收期，提早采收，药材尚未生长完全；晚收上冻，影响收获。采收时注意保留茎上的中心叶，如摘掉中心叶，加工干燥时会从中心叶处流出异色汁液，干燥后药材凹陷，影响质量。

【产地加工】将运回的泽泻，削去粗皮，摊开暴晒1～2天后再焙、烘烤，亦可直接上焙、烘烤。火力先大后小，24小时翻焙一次，第二天把火力调小，12小时上下翻动一次，并在药材上加盖保温，第三天趁热取下药材装入去毛机或竹篓内撞去残余的外皮及须根直至去净为止，烘焙至泽泻心有些发软或相碰时有清脆声时表明全干，一般100kg鲜货可烘焙25kg干货，然后按大小分等即可。

【主要商品规格】商品按产地分福建产品（建泽泻）与四川产品（川泽泻）。

1. 建泽泻 一等：呈椭圆形，撞净外皮及须根，表面黄白色，有细小突起的须根痕，断面浅黄白色，细腻有粉性，味甘微苦。无双花、焦枯、杂质、霉变、虫蛀等。每千克32个以内；二等：呈椭圆形或卵圆形，表面灰白色，每千克56个以内，余同一等；三等：呈类球形，断面浅黄白色或灰白色，每千克56个以外，最小直径不小于2.5cm，间有双花、轻微焦枯，但不超过10%，余同一等。

2. 川泽泻 呈卵圆形，去净粗皮及须根，底部有瘤状小疙瘩，表面灰黄色，断面黄白色，质坚硬，味甘微苦。一等：每千克50个以内，无焦枯、杂质、霉变、虫蛀等；二等：每千克50个以外，最小直径不小于2cm，间有少量焦枯，但不超过10%。

【包装与贮藏】

1. 包装 将泽泻药材用麻袋、篓包装好。

2. 贮藏 置于阴凉、通风干燥处，并注意防潮、防霉变、防虫蛀。本品较难贮藏，每年3月或8月用微火烘1次，以免虫蛀、发霉。商品安全水分11%～15%。

【质量要求】

1. 性状 一般以个大、质坚、色黄白、粉性大者为佳。

2. 灰分测定 本品总灰分不得超过5.0%，酸不溶性灰分不得超过0.5%。

3. 醇溶性浸出物的含量测定 用热浸法测定，乙醇作溶剂，醇溶性浸出物含量不得少于10.0%。

4. 23-乙酰泽泻醇B的含量测定 用高效液相色谱法测定，本品含23-乙酰泽泻醇B（$C_{32}H_{50}O_5$）不得少于0.050%。

【现代研究】泽泻含多种四环三萜酮醇衍生物，并含胆碱、卵磷脂、倍半萜类成分及钙、镁、钾等元素。另含黄酮、有机酸、氨基酸、多糖、挥发油、脂肪酸、树脂、蛋白质、淀粉等成分。

对泽泻的现代研究主要集中于采收期、干燥方法和药用部位。采用RP-HPLC法对道地泽泻样品及各地饮片中泽泻醇A-24-乙酸酯、泽泻醇B-23-乙酸酯的含量同时进行测定。定量研究结果表明，不仅是不同产地泽泻中主要成分的含量差异较大，即使是同一产地不同采收期泽泻中所含主要成分的含量也有很大差异。对泽泻不同采收期泽泻醇B-23-乙酸酯含量变化的研究发现，4月采收的药材含量高。另外，泽泻的产季及规格对利尿作用有较大影响，一般为冬季产泽泻的利尿作用强于春泽泻。泽泻须亦有一定的利尿作用，而泽泻草根和春泽泻须无利尿作用，甚至有抗利尿作用。

香　附

【来源】 本品为莎草科植物莎草 *Cyperus rotundus* L. 的根茎。

【产地】 主产于山东、浙江、安徽、福建、湖南、湖北、河南、广东、江西等地。

【采收】 野生品春、秋两季采挖，以秋季 9～10 月采收者质量为好。栽培品多 4 月下种，次年秋季采挖。挖取根茎，抖尽泥土，运回加工。

【产地加工】

1. 毛香附　运回的香附，除去地上部分、泥沙，晒至半干，用火燎去须根，入沸水中略煮片刻，或放蒸笼中蒸 40 分钟，取出晒干。也有火燎后不经蒸煮，直接晒干者。

2. 光香附　"毛香附"再放入竹笼中来回撞擦，用竹筛去净灰屑及毛须即可。

3. 香附米　将"毛香附"晒至七八成干，用石碾碾去毛皮，成为碎颗粒，除去杂质，晒干。亦有不经火燎，即将根茎放入麻袋撞擦后晒干者。

【主要商品规格】

1. 光香附　呈纺锤形，有的略弯曲。去净毛须。表面棕褐色或黑褐色，具光泽有纵皱纹，并有 6～10 个略隆起的环节，节上有未除净的棕色毛须及须根断痕；去净毛须者较光滑，环节不明显。质坚硬，经蒸煮者断面黄棕色或红棕色，角质样；生晒者断面色白而显粉性，内皮层环纹明显，中柱色较深，点状维管束散在。气香，味微苦。大小不分。无杂质、虫蛀、霉变。统货。

2. 毛香附　形较小，外表带毛须，质轻，较次。统货。

3. 香附米　碾碎成颗粒状。统货。

【包装与贮藏】

1. 包装　香附多用麻袋包装。

2. 贮藏　置阴凉干燥处，防蛀。

【质量要求】

1. 性状　以粒肥大、质坚实、紫棕色、毛须净、香气浓者为佳。

2. 灰分　总灰分不得超过 4.0%。

3. 醇溶性浸出物的含量测定　用热浸法测定，稀乙醇作溶剂，本品含醇溶性浸出物不得少于 15.0%。

4. 挥发油的含量测定　本品含挥发油不得少于 1.0%（ml/g）。

天　南　星

【来源】 本品为天南星科植物天南星 *Arisaema erubescens*（Wall.）Schott、异叶天南星 *Arisaema heterophyllum* Bl. 或东北天南星 *Arisaema amurense* Maxim. 的块茎。

【产地】 天南星主产于四川、河南、贵州、陕西、云南、甘肃、湖北、安徽、浙江等地，以四川雅安为道地产区。东北天南星主产于黑龙江、吉林、辽宁等地。异叶天南星主产于江苏、浙江等地。

【采收】野生品一般在 9 月秋后采挖，此时块茎个大、粉性足；也可初春抽叶时采挖。栽培品以块茎繁殖，清明至谷雨时下种，栽后当年 10～11 月采收；种子繁殖，秋季 8～9 月播种，次年谷雨至立夏苗高 10 cm 时移栽定植，当年 10～11 月采收。采收时挖出天南星块茎，抖尽泥土，运回加工。

【产地加工】运回的天南星，除去茎叶、须根，用竹刀刮去外皮。或用箩筐盛置水中，踩擦，捣撞外皮，沥干水分，或装入撞兜内撞搓，撞去表皮，倒出用水清洗，对未撞净的表皮再用竹刀刮净，烈日下晒干。也有用明矾水浸泡，待色白后去皮晒干者，此法易使外皮脱落。有些地区将刮皮后的鲜南星用沸水煮过，晒干，干后呈棕色角质样。

本品有毒，加工操作时应戴手套、口罩或手上擦菜油，预防皮肤发痒红肿。如有皮肤红肿，用甘草水洗。南星未去外皮者不宜入药。

【主要商品规格】天南星分 1～3 等及统货。东北天南星分 1～2 等及统货。

【包装与贮藏】

1. 包装　天南星多用麻袋或木箱包装。

2. 贮藏　置通风干燥处，防霉、防蛀。天南星应常晾晒，必要时也可烘烤，可用去砷硫黄熏蒸以防止其腐烂，也可用磷化铝、溴甲烷治虫。生霉者可擦洗处理。整个贮存过程中可以气调养护。

【质量要求】以个大、色白、坚实、粉性足者为佳。

【现代研究】天南星含多种生物碱类、苷类、β-谷甾醇等甾醇类、氨基酸类等成分。天南星在产地加工时，将鲜南星泡入 6% 的白矾水中共煮至沸，停火浸泡 4 天，加 6% 生姜片共煮 8 小时，切片干燥所得制品。有研究表明，在同等剂量下，其祛痰、镇静作用明显强于生品。

半　夏

【来源】本品为天南星科植物半夏 *Pinellia ternata* （Thunb.）Breit. 的块茎。

【产地】主产于四川、湖北、河南、贵州、安徽等地，湖南、江苏、浙江、江西、云南、山东等地也有生产。以湖北荆州为道地产区。

【采收】种子播种后的第三年或第四年采收，块茎繁殖者于当年或第二年采收。一般于夏、秋季茎叶枯萎倒苗后采挖，选择晴天顺垄挖 12～20cm 深的沟，逐一将半夏挖出，运回加工。

半夏最好以夏季芒种至夏至间采收，此时半夏水分少，粉性足，质坚硬，色泽洁白，药材质量好，产量高。

【产地加工】将鲜半夏洗净泥沙，按大、中、小分级，分别装入麻袋内，在地上摔打，然后倒入清水缸中，反复揉搓，或将块茎放入筐内，在流水中用木棒撞击或用去皮机除去外皮，以外皮去净为止。洗净，再取出晾晒，不断翻动，晚上收回，平摊于室内，次日取出，晒至全干或半干，以硫黄熏之。亦可拌入石灰，使水分外渗，再晒干或烘干，切忌暴晒。采用烘干温度一般控制在 35℃～60℃，烘干过程要勤翻动，力求干燥均匀，以免出现僵子。

出口半夏质量要求较高，需进一步加工：将生半夏按等级过筛，剔除较小的个体，再用水洗（俗称回水）。将半夏倒入清水里浸泡10～15分钟，反复揉搓，除去浮灰、霉点、杂质，至表面洁白为止。捞出晒干，拣去带有霉点、个体不全、颜色发暗等不符合标准的，即成出口半夏。可用硫黄熏蒸，每100kg鲜半夏用硫黄0.5kg，熏蒸24小时，可使颜色洁白，且不易虫蛀和腐烂。

【主要商品规格】

1. 一般商品 类球形，表面白色或浅黄色，顶端有凹陷的茎痕，周围密布麻点状根痕，质坚实，断面洁白，富粉性，味辛辣，麻舌而刺喉。一等：每千克800粒以内；二等：每千克1200粒以内；三等：每千克3000粒以内；统货：大小粒不分，但颗粒直径不得小于0.5cm。

2. 出口商品 特级：每千克800粒以内；甲级：每千克900～1000粒；乙级：每千克1700～1800粒；丙级：每千克2300～2800粒；珍珠级：每千克3000粒以上。

【包装与贮藏】

1. 包装 用麻袋或竹篓包装，每件75kg。

2. 贮藏 置通风干燥处，防蛀。生半夏系毒品，应按《医疗用毒性药品管理办法》贮藏。

【质量要求】

1. 性状 以色白、质坚实、粉性足者为佳。

2. 薄层鉴别 以正丁醇-冰醋酸-水（8∶3∶1）为展开剂，喷以茚三酮试液，105℃加热至斑点显色清晰。供试品色谱中，在与精氨酸、丙氨酸、缬氨酸、亮氨酸对照品色谱相应位置上，显相同颜色的斑点。

【现代研究】 半夏含精氨酸、丙氨酸、缬氨酸、亮氨酸、谷氨酸、β-和γ-氨基丁酸等多种氨基酸，以及β-谷甾醇、β-谷甾醇-β-D葡萄糖苷、l-麻黄碱、胆碱、胡芦巴碱和3,4-二羟基苯甲醛葡萄糖苷、微量元素等。

1. 半夏不同采收期对折干率与产量的影响 半夏鲜品的折干率，以9月16～26日为最高，6月上旬与10月份的鲜品折干率偏低，特别是10月上旬以后随着采收、加工时间的推迟，折干率逐渐降低，可能与半夏内淀粉成分的变化有关。一种一收即春种秋收，当年亩产量为1087.6kg，而两种两收即春种夏收后接着夏种秋收，当年亩产量834.7kg，减产幅度为23.2%。再者，两种两收费工费时，延长了采收时间，折干率又有所下降（下降6.9%），相对影响了半夏的产量和质量，因此不宜推广。不同采收期β-谷甾醇、缬氨酸及精氨酸含量也存在着很大的差异。

2. 半夏加工时去皮对质量的影响 传统加工半夏均要去皮，但半夏皮中含有16种无机元素，均高于去皮半夏。带皮半夏中含的铝、铁、钙、镁、锰等14种无机元素普遍高于去皮半夏，并且差异非常显著。

3. 半夏加工时熏制对质量的影响 半夏加工中常用除砷的硫黄熏制，其目的是防止半夏腐烂霉变，增加表面洁白度，提高质量。实验表明，经硫熏制的半夏与未熏制半夏的几种重金属元素的量无明显变化。

百 部

【来源】本品为百部科植物直立百部 *Stemona sessilifolia*（Miq.）、蔓生百部 *Stemona japonica*（Bl.）Miq. 或对叶百部 *Stemona tuberosa* Lour. 的块根。

【产地】直立百部主产于安徽、江苏、湖北、浙江、山东等地；蔓生百部主产于浙江、安徽、江苏等地；对叶百部主产于重庆、湖南、湖北、广东、福建、四川、贵州等地。

【采收】本品种植 2～3 年后即可采挖，每年 2～3 月新芽出土前或 8～9 月植株将枯萎时采挖，除去茎叶及须根，运回加工。

【产地加工】将除去芦头、茎叶及须根的药材洗净，置沸水中烫，待水再沸时立即捞出，晒干；或洗净后，置容器内蒸至无白心，取出，晒干。

百部加工时要注意烫制时间，如烫制过久会使中心变黑，影响质量。

【主要商品规格】以块根粗壮、质坚实、颜色黄白者为佳，药材多为统货。

【包装与贮藏】

1. 包装 药材多用麻袋、塑料编织袋、竹筐包装。

2. 贮藏 贮存时应防潮、防蛀，放置在干燥通风处。商品安全水分 12%～16%。

【质量要求】

1. 性状 一般以条粗壮、质坚实者为佳。要求成品外皮灰黄色，断面黄白色，足干，成条。

2. 水溶性浸出物的含量测定 用热浸法测定，本品水溶性浸出物不得少于 50.0%。

川 贝 母

【来源】本品为百合科植物川贝母 *Fritillaria cirrhosa* D. Don、暗紫贝母 *Fritillaria unibracteata* Hsiao et K. C. Hsia、甘肃贝母 *Fritillaria przewalskii* Maxim. 或梭砂贝母 *Fritillaria delavayi* Franch. 等的鳞茎。前三者按性状不同分别习称"松贝"和"青贝"，后者习称"炉贝"。

【产地】川贝母主产于四川、西藏、云南；暗紫贝母主产于四川；甘肃贝母又称岷贝，主产于甘肃、青海、四川；梭砂贝母因四川产品多集散在康定（旧名打箭炉）而名炉贝，主产于四川、云南。

【采收】采挖季节因各地气候不同而异。野生品多在夏、秋两季或积雪融化后杂草未长时采收，青海一带一般在 7 月采挖；四川、云南、甘肃一般在 6 月下旬至 7 月采挖。用种子播种栽培者于第三年茎叶枯萎后采收，除去残茎、叶、须根、粗皮及泥沙；用鳞茎及分割鳞茎繁殖者于次年采挖。运回加工。

【产地加工】

1. 晒干法 将鳞茎去尽泥土和须根，摊于竹席上，盖以黑布，置烈日下暴晒干透呈粉白色。如遇阴雨天可用微火 40℃～50℃烘干。

2. 水洗法 将鳞茎用水洗去泥沙，再晒干或烘干。此法易使贝母变黄，影响质量。

3. 撞击法 将鳞茎去净泥土及须根后，盛于布袋或竹筐中，加入大量麦麸，再撞摇至残根脱落及鳞茎表皮略有擦伤为度，用麦麸吸去撞击时渗出的水分，再直接烘干或晒干。再置熏蒸室内熏蒸 10～12 小时（每 10kg 贝母用硫黄 0.5kg），以熏透为度（以硫黄烟熏至断面加碘液不变蓝色），取出晒干即得。

【主要商品规格】商品川贝母，分为松贝、青贝、炉贝。

1. 松贝 类圆锥形或近球形，鳞瓣二，大瓣紧抱小瓣，未抱合部分呈新月形，顶端闭口，基部圆平。一等：每 50g 在 240 粒以上；二等：每 50g 在 240 粒以内。

2. 青贝 扁球形或类圆形，两鳞片大小相似，顶端闭口或微开口，基部较平或圆形。一等：每 50g 在 190 粒以外，对开瓣不超过 20％；二等：每 50g 在 130 粒以外，对开瓣不超过 25％；三等：每 50g 在 100 粒以外，对开瓣不超过 30％；四等：大小粒不分，间有油贝、碎贝、黄贝。

3. 炉贝 长圆锥形，贝瓣略似马牙。一等：表面白色，大小粒不分；二等：表面黄白色或淡棕色，有的具棕色斑点。

【包装与贮藏】

1. 包装 包装有木箱和麻袋两种，亦有用麻布袋或白布袋盛装，然后再盛入木箱，每件重 50kg 或 75kg。

2. 贮藏 置通风干燥处，防潮。川贝母粉性大，夏季受潮后易生虫、变色，入库验收应检查含湿量，若用手摸而有冷凉感时，则认为潮湿。必要时，先晾晒干燥，再以硫黄熏一次，以防虫蛀。从清明至寒露时节应勤检查。倒垛堆码贝母袋时要轻搬轻放，不得摔、压。

【质量要求】以质坚实、粉性足、色白者为佳。

【现代研究】川贝母含多种甾体生物碱，如川贝碱、西贝素、岷贝碱、岷贝分碱、青贝碱、松贝碱、炉贝碱、梭砂贝母碱甲、梭砂贝母碱乙等。

1. 不同加工方法对川贝母有效成分的影响 采用三种加工方法。

（1）传统加工法：夏季挖取鳞茎，去净泥土，晒至半干后撞去外表粗皮，再复晒至足干。

（2）水洗法：夏季挖取鳞茎，水洗去泥土，晒至足干。

（3）打硫法：夏季挖取鳞茎，去净泥土，装入网袋置于熏炉中，用硫黄熏后晒干。

对以上三种不同加工方法处理的川贝母进行总皂苷和总生物碱含量比较，结果总皂苷含量分别为 0.887％、0.949％、0.486％，总生物碱含量分别为 0.082％、0.098％、0.095％。由单因素方差分析显示，传统加工法与水洗法处理后的样品含总皂苷无显著性差异（P＞0.05），均显著高于打硫法处理后的总皂苷含量。而水洗法与打硫法处理后的样品含生物碱无显著性差异（P＞0.05），均显著高于传统加工法处理后的总生物碱含量。可见水洗法处理后贝母含总皂苷和总生物碱较高，色泽洁白，外观好，加工方法也较简便，较其他两法为优。传统加工法损失生物碱较多，打硫法损失总皂苷较多，因此可根据所需成分加以选择。

川贝母在加工中用硫熏以达到干燥快、色泽洁白并可防虫的目的，但实验结果表明，该加工方法在一定程度上影响了川贝母的有效成分含量，直接干燥的川贝母有效成分西贝素含量高于熏硫干燥的川贝母。

2. 加工成不同商品规格川贝母的有效成分含量不同　在川贝母两类商品中，青贝 2 个等级无论在总生物碱含量或者在西贝素含量上均比松贝各等级高。在同一类川贝母中，其总生物碱和西贝素的含量，青贝以 50g100 粒的规格比 160 粒的规格含量高；松贝以 50g600 粒含量最高，250 粒次之，而 1400 粒含量最低。部颁《七十六种药材商品规格标准》中，川贝母（松贝）以每 50g 多于 240 粒为一等品，少于 240 粒为二等品。传统认为商品川贝鳞茎小而质优，在中药材市场上以颗粒越小质量越好，其价格越贵。实验结果提示：青贝（大鳞茎）的生物碱含量高于松贝（小鳞茎），松贝粒数应在一定范围内才遵循粒越小，有效成分含量越高的规律；而颗粒过小，有效成分含量反而比较低。至于在什么范围内，川贝母有效成分含量与颗粒的大小才成反比关系，还有待于进一步研究。

浙　贝　母

【来源】本品为百合科植物浙贝母 *Fritillaria thunbergii* Miq. 的鳞茎。

【产地】主产于浙江宁波，江苏、安徽、湖南、湖北、四川等地也有生产。以浙江宁波为道地产区。

【采收】由鳞茎繁殖者，栽培 1～2 年采收；由种子繁殖者，4～5 年采收。浙贝母一般在 5 月上、中旬（立夏后）植株枯萎时选择晴天收获，从地畦的一端采挖，注意不伤鳞茎，挖起后洗去鳞茎上的泥土，运回加工。

【产地加工】

1. 大贝、贝芯、珠贝

（1）去芽分档：选大的鳞茎挖去心芽，加工成大贝（元宝贝）；较小的（直径 2cm 以下）鳞茎不去心芽，整个加工成为珠贝；挖下的心芽加工成贝芯。

（2）去皮加石灰：将去芽分档的鳞茎放入机动或人力撞船里相互摩擦，或置木质撞桶中，来回推动 15～20 分钟，至表皮脱落渗出浆液时，每 50kg 鲜浙贝加入 1.5～2.5kg 熟石灰或贝壳灰继续撞击约 15 分钟，直至浙贝全部粘满灰为止。

（3）晒干：将经上述加工后的浙贝放在阳光下连续晒制 3～4 天，晒至表皮上的灰干后，装入麻袋放室内堆闷 1～3 天，使贝母内部水分渗到表面（发汗），再晒 1～2 天，至表里均干为止。在晒制过程中，每天用筛子（筛眼孔径约 0.5cm）将脱落的贝壳灰及杂物等筛去。

2. 浙贝片　采挖后，除去地上部分，大小分开，洗净，除去芯芽，趁鲜切成厚片，干燥。

浙贝母加工在进行捋鳞片挖贝芯时，有重瓣的鳞片要分开，便于晒干，芯芽不要挖得太大，以免影响产量和质量。大多是上午挖起浙贝，下午去皮加工，并注意放入竹箩内过夜，使石灰或贝壳灰渗入贝母内部，促其干燥并起防腐作用。加工期间如遇阴雨天气，应减少碰撞时间，加大贝壳灰用量以加强其防腐作用，并注意通风摊晾。干燥的标准是折断时松脆，断面白粉状，颜色一致，中心无玉色，否则说明未干，需要再晒。阴雨天亦可放在通风处摊薄阴干或用火烘干。烘干时，先文火后武火，烘的温度以不超过 70℃为宜，注意随时翻动，否则会造成僵子，降低质量。

【主要商品规格】

1. 大贝 呈新月形，外表面类白色至淡黄色，内表面白色或淡棕色，被有白色粉末，质硬而脆。断面白色至黄白色，富粉性。气微，味微苦。统货。

2. 珠贝 呈扁球形，表面类白色，外层鳞叶 2 瓣，肥厚，略似肾形，互相抱合，内有小鳞叶 2～3 枚及干缩的残茎。统货。

【包装与贮藏】

1. 包装 多用竹篓外套以麻袋包装，每件重 75～100kg。

2. 贮藏 本品粉性大，夏季受潮后易发霉、虫蛀或变色，须贮于通风干燥处，温度 28℃以下，相对湿度 65%～70%，安全水分 12%～13%。如受潮发霉，可以暴晒，阳光强烈时，上面覆盖以薄纸。如发霉、虫蛀严重时可用溴甲烷熏杀。高温、高湿季节采用密封抽氧充氮养护效果较佳。

【质量要求】

1. 性状 本品以鳞叶肥厚、质坚实、粉性足、断面色白者为佳。

2. 贝母素的含量测定 用高效液相色谱法测定，本品含贝母素甲（$C_{27}H_{45}NO_3$）和贝母素乙（$C_{27}H_{43}NO_3$）的总量不得少于 0.080%。

黄　精

【来源】本品为百合科植物滇黄精 *Polygonatum kingianum* Coll. et Hemsl.、黄精 *Polygonatum sibiricum* Red. 或多花黄精 *Polygonatum cyrtonema* Hua. 的根茎。

【产地】滇黄精主产云南，四川、贵州、广西等地也有生产。云南滇西地区的大理、丽江、迪庆、怒江等地产量较大，野生资源十分丰富，为道地药材品种；黄精主产于河北、内蒙古、陕西等地；多花黄精主产于贵州、广西、云南等地。

【采收】栽植后 3 年收获。一般在春秋两季采收，以秋末冬初采收的根状茎肥壮而味甜滋润者质量最好。挖起根茎，抖尽泥沙，运回加工。

【产地加工】

1. 生黄精 挖取后，除去地上部分及须根，洗净，直接晒干；也可晒至柔软后边晒边搓，或用筐笼撞去粗皮，反复晒、搓至干燥。

2. 熟黄精 洗净后，闷润一夜，置特制木甑内隔水蒸 12 小时，停火闷 12 小时，取出，晒半干。再置甑内按前法蒸焗 1～2 次，至黄精内外呈黑色，气味香甜，口嚼无刺喉感。

3. 其他方法 广东连州加工黄精的方法是从第二次蒸制时起，将上一次蒸制黄精的锅内余水（黑色液汁）洒淋于黄精上润透再蒸，连蒸 3～4 次。每次将上次蒸制时锅内液汁洒润，使蒸制的熟黄精色乌黑，味纯甜，气香浓厚，质量特佳。

【主要商品规格】

1. 黄精 呈肥厚肉质的结节块状，表面淡黄色至黄棕色，具环节，质坚韧，断面角质，气微、味甜。统货。

2. 熟黄精 个大沉重，内外黑色，乌亮滋润，气香、味甜。统货。

【包装与贮藏】

1. 包装　药材一般用麻袋包装，每件 40kg。也可用竹篓、木箱包装。

2. 贮藏　由于药材含糖分，易回潮、发霉、泛油、虫蛀，贮藏时应置干燥通风处。贮藏期间应定期检查，高温高湿季节可装入内衬防潮纸的木箱或缸内保存。若发现轻度霉变、虫蛀，应及时晾晒，或热蒸 1～2 小时后晒干。霉变、虫蛀严重时，用磷化铝熏灭。有条件的地方可密闭抽氧保护。防潮、防蛀。商品安全水分 11%～15%。

【质量要求】

1. 性状　一般以块大、肥润、色黄、断面透明者为佳。

2. 醇溶性浸出物的含量测定　用热浸法测定，稀乙醇作溶剂，醇溶性浸出物不得少于 45.0%。

3. 黄精多糖的含量测定　用紫外-可见分光光度法测定，本品含黄精多糖以无水葡萄糖（$C_6H_{12}O_6$）计，不得少于 7.0%。

【现代研究】黄精主要含有多糖、氨基酸等多种成分。

1. 不同产地黄精的质量研究　用硫酸蒽酮比色法，比较不同产地黄精中多糖（葡聚糖）的含量。安徽九华山、贵州、湖南、河南周口、云南、河南济源、河北等地黄精中的多糖含量分别为：17.9%、13.19%、8.25%、11.47%、10.99%、4.47%、9.91%，结果表明，不同产地黄精中多糖的含量差异明显，其中以安徽九华山产黄精中多糖的含量最高。

2. 黄精根茎与须根的研究　用薄层层析法对黄精根茎与须根相关成分进行分析，发现南京地区黄精中含有多糖，几乎不含黄酮、蒽醌类化合物，且根茎与须根成分基本相同，同时观察黄精根茎及须根对免疫功能、糖代谢、耐缺氧能力及离体心肌冠脉流量的影响，发现黄精须根与根茎的药效学作用类同。

玉　　竹

【来源】本品为百合科植物玉竹 *Polygonatum odoratum*（Mill.）Druce 的根茎。

【产地】主产于湖南、浙江、广东、江苏、河南等地，江西、安徽、山东、辽宁、吉林等地也产。

【采收】玉竹一般在栽种后 2～3 年收获。南方于秋季采收，北方于春季采收，以便与栽种时间衔接。秋季地上部分枯萎变黄后，或在春季萌动前，选晴天、土壤比较干燥时收获。采挖时，用锄挖起根状茎，除去地上茎叶，抖去泥土，去掉须根，防止折断，运回加工。

【产地加工】

1. 常规加工

（1）分等：将挖出的根状茎，按长、短、粗、细挑选，分等。

（2）摊晒：将不同等级玉竹分别摊晒。夜晚，待玉竹凉透后加覆盖物。切勿把未凉透的玉竹堆放后装袋，以免发热变质。一般晒 2～3 天至玉竹既柔软又不易折断。

（3）揉搓：放入箩筐内撞去须根和泥沙，再取出根状茎放在石板或木板上揉搓。揉搓时要先慢后快，由轻到重，至粗皮去净、内无硬心、色泽金黄、呈半透明、手感有糖汁粘附时为止，晒干即成商品玉竹。

2. 其他加工　也有采用蒸揉结合的加工方法，即先将鲜玉竹晒软后蒸10分钟，用高温促其发汗，使糖汁渗出，再用不透气的塑料袋装好，约30分钟以后，用手揉搓或整包用脚踩踏，直到色黄半透明为止，然后取出摊晒至干。这样加工的玉竹，比较柔润。

玉竹加工要防止搓揉过度，否则色泽变深，甚至变黑，影响商品质量。

【主要商品规格】玉竹主要商品规格依产地分西玉竹、湘玉竹等。

1. 西玉竹　呈长条圆柱形，顺直，长10~20cm，直径约1cm，少有支根及分支。表面金黄色，有较密的节状环纹。折断面黄色，呈半透明状。富糖性，味清甜，嚼之有黏性。统货。

2. 湘玉竹　呈圆柱形，有的稍压扁，单枝，少数有分支，长8~14cm，直径1.2~1.6cm。表面淡黄色，有细纵皱纹及微隆起的环状节纹，一端较疏，另一端较密，支根长出处凹陷呈结节状。质略柔润，断面黄白色，微透明，富糖性，味甜，嚼之有黏性。 一等：长10cm以上，每0.5kg不超过30根；二等：长6.7cm以上，每0.5kg在50根以内；三等：长3.3cm以上，每0.5kg在100根以内。

【包装与贮藏】

1. 包装　玉竹一般用麻袋包装，每件40kg。

2. 贮藏　贮藏于通风、干燥处，防霉，防斑。适宜30℃以下，相对湿度70%~75%。商品安全水分12%~15%。由于本品易虫蛀、生霉、泛油，所以贮藏期间要勤加检查，适当通风、翻垛、除湿、降温。高温、高湿季节应将商品与无水氯化钙、生石灰、木炭等吸潮剂一同密封于堆垛或容器内。对出霉、泛油品可用明矾水洗净，并迅速烘干或晾干，冷却后再密封保存。如果虫情严重的，可用磷化铝熏杀。有条件的地方可进行抽氧充氮保护。

【质量要求】

1. 性状　一般以块大、肥润、色黄、断面透明者为佳。

2. 玉竹多糖的含量测定　用紫外可见分光光度法测定，本品含玉竹多糖以葡萄糖（$C_6H_{12}O_6$）计，不得少于6.0%。

【现代研究】玉竹含玉竹黏多糖、玉竹果糖、氮杂环丁烷-2-羧酸、甾体皂苷、黄酮及其苷、氨基酸、微量元素、生物碱、黏液质、白屈菜酸、维生素A等。

1. 产地加工对化学成分的影响　据报道，玉竹在产地直接切片晒干可以提高药材中总糖、总氨基酸、必需氨基酸、非必需氨基酸、具有紫外吸收的醇溶性和脂溶性成分的含量，但对水溶性浸出物、淀粉、可溶性蛋白和游离氨基酸的含量基本无影响。

2. 加工工艺改革研究

（1）干燥研究：有研究比较了阴干、晒干、烘干对玉竹药材质量的影响。结果表明，随着干燥温度的提高，干燥时间缩短，药材的出干率及水浸出物、淀粉、水溶性多糖、可溶性糖含量等均有不同程度的提高，但蛋白质、氨基酸及各类具有紫外吸收成分的含量却因药材总干物质的增加而有所降低，故玉竹药材以烘干为宜。

（2）去皮研究：玉竹去皮加工虽然可缩短干燥时间，提高出干率及水浸出物、可溶性糖的含量，但却显著降低了蛋白质、氨基酸及各类具有紫外吸收成分的含量，且操作烦琐，建议玉竹的去皮加工应在生产中予以省去。此外，有人研究在蒸玉竹的加工过程中，采用高压灭菌柜高压蒸制代替传统的蒸笼蒸制法。此法的优点是操作简便、节约能源、省时省力，还可以避免有效成分的流失，从而提高加工质量。

百　合

【来源】本品为百合科植物卷丹 *Lilium lancifolium* Thumb.、百合 *Lilium brownii* F. E. Brown var. *viridulum* Baker 或细叶百合 *Lilium pumilum* DC. 的肉质鳞茎。

【产地】卷丹主产于江苏宜兴、吴江及浙江湖州；百合主产于湖南隆回、邵阳及江西；细叶百合主产于东北及河南、山东、山西、内蒙古、陕西、宁夏、甘肃、青海等省区。全国各地均有栽培，尤以甘肃、江苏、湖南、浙江栽培历史悠久。

【采收】移栽后，山地生长者第三年收获，水地生长者第二年收获。11月上旬"立冬"前后，当地上茎叶枯萎、地下鳞茎成熟时采收。采收时挖起全株，除去茎秆，运回加工。

百合采收应在晴天进行，雨天或雨后均不宜采收。采收的百合应及时运回室内，切不可在阳光下暴晒，以免外层鳞片干燥及变色。

【产地加工】

1. 净选　将运回的百合剪去茎基部须根，洗净泥土等杂物，沥干余水。

2. 剥片　剥取鳞片或用小刀于鳞茎基部横切使鳞片自然散落。

3. 煮片　将上述百合鳞片投入沸水中，以旺火煮沸一定时间（外层片6～7分钟，芯片约3分钟），至鳞片边缘柔软而中部未熟、表面有极小的裂纹时，立即捞出，用清水漂洗，使之迅速冷却，并洗去黏液。

4. 干燥

（1）自然干燥：将煮及漂洗好的百合鳞片，薄摊于晒垫或竹帘席上暴晒。刚煮漂的百合不宜翻动，以防破碎，晚间收进屋内也要平整摊晾，勿重叠或堆放。一般晒二天翻一次，再晒一天，晒至九成干，用手掰百合片易断、片硬为准。

（2）人工干燥：将百合鳞片上的水沥干后均匀摊在烘烤盘中，上熏蒸架后置于烤房内熏蒸。把熏蒸好的百合鳞片，分盘放进烤箱烘烤架，温度控制在38℃～45℃排湿。待排湿后，每隔2小时进行一次换盘翻动烘烤，便于加快百合鳞片均匀干燥的速度。经28～36小时全部烘干后，取出烤盘预冷。待完全冷却后，进行分装。

百合加工剥鳞片时，应小心轻剥，以免损伤鳞片，并注意捡出破损鳞片，以保证质量。剥片后要按外层鳞片、中层鳞片和芯片分开盛装，若将鳞片混淆，因内外层老嫩不一，难以掌握煮片时间，影响产品质量。煮片的一锅沸水可连续煮片3次，如沸水浑浊应换水，以免影响成品色泽。如遇阴雨天，温度高，湿度大，来不及干燥，则易发霉变黑，腐烂，应及时采用人工干燥。

目前也有用木炭和煤球烘干的，烘干时火力不宜过大，以免烘焦，注意翻动并保持中、文火烘干，但不宜用木柴火烘烤，以免烟出熏染，影响色泽。

【主要商品规格】百合呈长椭圆形，披针形或长三角形，肉质，中间较厚，边缘薄而呈波状或向内卷曲，表面乳白色或淡黄色，光滑细腻略具光泽，半透明，瓣内有数条平行纵向的白色维管束，质硬脆，折断面角质，无臭，味微甘。统货。

【包装与贮藏】

1. 包装 一般用塑料袋与纸箱包装。将烘好的百合定量包装，每包 500g，每箱 100 包为宜。

2. 贮藏 将百合贮干燥容器内，在常温下避光贮藏，防潮。

【质量要求】本品以鳞片均匀肉厚、色黄白、质硬而脆、断面较平坦、角质样、无黑片、油片、无臭者为佳。

天　冬

【来源】本品为百合科植物天冬 *Asparagus cochinchinensis* (Lour.) Merr. 的块根。

【产地】主产于贵州、四川、广西、浙江、云南，陕西、甘肃、安徽、湖北、湖南、河南、江西等地也有生产。以贵州为道地产区。

【采收】秋、冬二季采挖。待地上茎叶黄萎时，选择晴天，采挖肥壮块根，运回加工。

【产地加工】洗净泥沙，除去茎基及须根，大小分开，放沸水中煮至能剥去外皮为度，趁热捞起，剥净外皮，在明矾水中浸 8～10 小时（每 100kg 天冬约加明矾粉 1.5kg），捞出薄摊于竹匾上，晒干即可。也可将净制的天冬置沸水中煮至透心或蒸至皮裂，趁热除去外皮，洗净，干燥即可。

天冬加工时蒸煮时间不宜太长，否则颜色变红。

【主要商品规格】商品按产地有川天冬、温天冬、湖天冬之分，按根条粗细分为三等。

块根长纺锤形，硬皮去净，表面黄白色，半透明，断面中央有白色中柱。一等：中部直径 1.2cm 以上；二等：中部直径 0.8cm 以上，间有未剥净硬皮，但不超过 5%；三等：中部直径 0.5cm 以上，表面及断面红棕色或红褐色，稍有未去净硬皮，但不得超过 15%。

【包装与贮藏】

1. 包装 一般装在衬有防潮纸的木箱中，注意防潮。

2. 贮藏 置通风干燥处，防霉，防蛀，防走油。

【质量要求】

1. 性状 以条粗壮、色黄白、半透明者为佳。

2. 水分检查 按照水分测定法测定，不得超过 16.0%。

3. 醇溶性浸出物的含量测定 用热浸法测定，稀乙醇作溶剂，醇溶性浸出物不得少于 80.0%。

麦　冬

【来源】本品为百合科植物麦冬 *Ophiopogon japonicus* (Thunb.) Ker-Gawl. 的块根。

【产地】主产于浙江、四川，广西、贵州、云南、安徽、湖北、福建等地也产。以浙江、四川为道地产区。

【采收】杭麦冬于栽培后第三年或第四年 4 月中旬至 5 月上旬（即生长足 2～3 年）采收，川麦冬于栽培后的第二年 4 月采收。采收时选择晴天，用锄或犁翻耕 20～25cm，掘出麦冬，抖尽泥土，运回加工。

【产地加工】

1. 杭麦冬　将已洗净的带须根的麦冬薄摊于竹圌，经数次暴晒和堆集逐步干燥。一般是：第一次晒3～5天，堆集2～3天，此时外燥内潮，堆集使其还性；第二次再晒3～5天，堆集3～4天；第三次晒4～5天，堆集6～7天，此时干度约在八成以上，剪去须根，继续堆晒至干燥，修去两端残存须根，再复晒一次，趁热装箱成件。如遇阴雨天，可用40℃～50℃微火烘15～20小时，取出放几天反润，再烘干。

2. 川麦冬　将洗净的麦冬摊放，暴晒，水气干后，用手搓揉，晾晒，反复5～6次，直至去掉须根为止。当麦冬彻底干燥后，用筛子筛去须根和杂质。

近年来烘干法使用较多。将洗净的麦冬置特制烘炕上，先垫上竹帘，再放上麦冬，厚约15cm左右，上盖薄麻布，温度控制在50℃～60℃，烘3～4小时翻动一次，如此烘炕、翻动，2～3天即可干燥。在烘炕过程中，升温不宜太快、太高，以防烘焦，最后剪去须根即可。

3. 麦冬快速干燥　由于麦冬含有大量黏液质，质地柔润，在贮藏中易受潮发热，极易生霉、泛油，现采用"架空离地薄膜覆盖法"干燥。方法：将采收的麦冬洗净，置于露天高地架空（架空高度在30cm以上）的竹席或芦席上，摊成2～3cm厚，用聚乙烯塑料薄膜覆盖，四周压住，日晒夜露至干燥，取出，除去须根、灰屑即可。

塑料薄膜覆盖可提高日光的热利用率，提高干燥温度，从而加快了麦冬水分的蒸发。一般需一周即可完全干燥。它与直接日晒及采取搓、揉、踩等工序比较，干燥时间缩短三分之二。本法干燥的麦冬，色白光亮，美观，质量符合要求。

麦冬在加工中应注意：①鲜货时，必须洗净至洁白，否则干燥后商品色黄；②须根不宜过早修除，待麦冬干燥至八成干后修除，因须根能起到排潮的作用，促使麦冬内外均匀快速干燥，过早地修去须根，不仅延长干燥时间，麦冬两端也易变质，影响颜色；③装件时必须晒至全干，然后趁热装箱，否则易泛油变色。

【主要商品规格】商品有杭麦冬、川麦冬。按大小各分为三等。

1. 杭麦冬　纺锤形，半透明，表面黄白色，质柔韧，断面牙白色，有木质心，味微甜，嚼之有黏性。一等：每50g在150只以内，无须根；二等：每50g在280只以内；三等：每50g在280只以上，最小不低于麦粒大，油粒、烂头不超过10%。

2. 川麦冬　纺锤形，半透明，表面淡白色，断面牙白色，木质心细软，味微甜，嚼之少黏性。一等：每50g在190只以内，无须根、乌花、油粒、杂质、霉变；二等：每50g在300只以内；三等：每50g在300粒以上，最小不低于麦粒大，间有乌花、油粒，但不超过10%，无须根、杂质、霉变。

【包装与贮藏】

1. 包装　用木箱、竹篓、麻袋包装。浙江产品多采用木板箱内衬以牛皮纸，外包麻袋，一级品每箱净重50kg，其他每箱重100kg。

2. 贮藏　置于阴凉通风干燥处，大量时贮存于冷库。麦冬受潮后泛油变黑发霉，发现受潮时，应及时翻晒。

【质量要求】

1. 性状　以肥大、淡黄白色、半透明、质柔、嚼之发黏者为佳。

2. 水分检查　按照水分测定法测定，不得超过 18.0%。

3. 水溶性浸出物的含量测定　用冷浸法测定，水溶性浸出物不得少于 60.0%。

【现代研究】麦冬含多种皂苷：麦冬皂苷 A、B、B′、C、C′、D、D′，其中以苷 A 的含量最高。麦冬皂苷 A、B、C、D 的苷元均为鲁斯皂苷元，皂苷 B′、C′、D′ 的苷元均为薯蓣皂苷元。另含有黄酮类成分，麦冬黄酮 A、B，甲基麦冬黄酮 A、B，二氢麦冬黄酮 A、B 等。此外，还含有单糖类和寡糖类成分、挥发油、β-谷甾醇、豆甾醇等。

不同商品等级的麦冬，主要有效成分之一的总皂苷含量有较明显差异，川麦冬（四川绵阳）的二等品含量最高（10.92%），一等品稍低（10.16%～9.13%），而三等品最低（7.81%），统货中的总皂苷的含量变化较大（5.22%～3.31%）。麦冬中的水溶性多糖有抗缺氧和免疫促进作用，作为麦冬质量指标之一。不同商品等级的多糖含量差异也较大。总体上看，等级提高，有利于多糖的积累。如杭麦冬（浙江慈溪）的多糖一等品含量最高（51.09%），统货最低（31.54%）；川麦冬（四川绵阳）的二等品含量最高（86.42%），统货最低（24.36%）。传统分等级是以块根的大小粗细来分的，而块根粗壮的含糖量较高，皂苷含量偏低。

麦冬须根在产地加工时常作为杂质而被弃去。但对川麦冬及其须根的稀醇提取物进行安全性和主要成分皂苷、甾醇和酚类物质的对比试验，其结果两者基本一致，故有认为麦冬须根可作药用。

知　　母

【来源】本品为百合科植物知母 *Anemarrhena asphodeloides* Bge. 的根茎。

【产地】主产于河北、山西等地，河南、内蒙古、甘肃、陕西以及东北等地也有产。以河北易县、山西沁县为道地产区。河北易县所产称为"西陵知母"。

【采收】野生知母春、秋二季采挖，以 10 月下旬霜降前后至立冬采挖的根茎肥壮，质坚实，肉柔润，质量好。栽培知母种子繁殖 4～5 年以后采收，分根繁殖 3～4 年以后采收，早春出苗前或秋后茎叶枯萎时采挖。将根茎挖出，抖掉泥土，运回加工。

【产地加工】

1. 毛知母　运回的知母，除去地上茎、叶、须根及泥沙，反复晾晒，直至干燥。或用文火烘烤，经常翻动，使受热均匀，烘至半干时取出晾晒至干。

2. 光知母　运回的知母，除去地上茎、叶、须根及泥沙，趁鲜刮去外皮，晒干或烘干。知母含有黏液质，不宜晒干，干燥过程长达 2～3 个月，干燥时注意防止雨水淋湿。

【主要商品规格】

1. 毛知母　呈长条状，微弯曲，略扁，偶有分枝。上面有一凹沟，具紧密排列的环状节，节上密生黄棕色的残存叶基，由两侧向根茎上方生长；下面隆起而略皱缩，并有凹陷或突起的点状根痕；一端有浅黄色的茎叶残痕，习称"金包头"。表面黄棕色至棕色。质硬，易折断，断面黄白色，略显颗粒状。气微，味微甜、略苦，嚼之带黏性。长 6cm 以上，扁宽 0.6cm 以上。无杂质、虫蛀、霉变。统货。

2. 光知母　也称知母肉。呈扁圆条形，去净外皮。表面黄白色或棕黄色。质硬。断面淡黄白色，颗粒状。气微，味微甜、略苦，嚼之带黏性。长短不分，扁宽 0.5cm 以上。无烂头、杂质、虫蛀、霉变。统货。

出口商品分 3 种：大知母（盖王），长 12cm 以上；中知母（顶王），长 9～12cm；小知母，长 6～9cm。

【包装与贮藏】

1. 包装　毛知母多用麻袋包装，光知母因已除去外皮，极易吸潮，用木箱包装为宜。

2. 贮藏　置通风干燥处。本品易发霉，应避免吸潮，贮藏中还应注意鼠害。知母含黏液质，极易吸潮，一经受潮极易发生霉变，若在 3～4 月和 8～9 月时各取出晒一次，可防止受潮变质发霉。知母与细辛同贮，可防止虫蛀。

【质量要求】

1. 性状　毛知母以根条肥大、毛色金黄、质坚而柔润、断面黄白色、嚼之味苦而发黏者为佳。光知母以根条肥大、质柔肉细、内外色黄白、嚼之发黏者为佳。

2. 水分　按水分测定法测定，不得超过 12.0%。

3. 灰分　总灰分不得超过 8.5%；酸不溶性灰分不得超过 4.0%。

4. 菝葜皂苷元的含量测定　用高效液相色谱法测定，本品含菝葜皂苷元（$C_{27}H_{44}O_3$）不得少于 1.0%。

【现代研究】知母含有甾体皂苷、双苯吡酮类、木脂素类、多糖类、有机酸类、大量黏液质及微量元素等。知母含多种甾体皂苷，其皂苷元主要为菝葜皂苷元、吗尔考皂苷元、新吉托皂苷元、薯蓣皂苷元等，根茎中含总皂苷约 6%。双苯吡酮类成分新芒果苷、芒果苷具有清热作用，还有抗炎、降血糖、抗病毒、抗抑郁等药理作用。知母中含铁、锌、铜、锰、钴、铬、镍等微量元素，其中以铁、锌含量最高。此外，还有 β-谷甾醇、脂肪油、鞣酸、泛酸、胆碱、黏液质等。

传统认为知母皮是非药用部分。通过对知母皮、毛知母和光知母有效成分测定和体外抑菌试验比较，证明知母皮皂苷含量最高，体外抑菌作用最强，建议不去掉知母皮。

知母的采收月份传统认为宜春、秋采收。研究表明：芒果苷的含量以 3 月份刚萌芽不久时含量最低，仅 0.12%，而 4 月份达到最高点为 1.26%，此为知母开花期，亦为营养期。开花后，芒果苷含量下降，至 10 月份以后又升到较高水平。以芒果苷含量为指标，则 4～5 月份和 10 月以后采集为佳。另外，以菝葜皂苷元的含量为指标，则春、秋采收为佳。栽培品的皂苷元含量随栽培年限的延长而增高，认为栽培 3 年收获较适宜。皂苷的含量在 1 年中以 4～5 月（开花前期）最高，其次是果期后至 11 月份。秋收、春收的干鲜比基本一致。

不同产地知母中的皂苷类成分量的差异较大。其中山西沁县、河北易县、安徽亳州所产知母中皂苷类成分量最高，可达 8.6% 以上，而其他产地较低，最低仅为 1.6%。而相同采收期、不同产地的知母中芒果苷含量、新芒果苷含量变异也很大。

知母根、叶中皆有较大的芒果苷分布，各产地差异很大，且大部分产地根中芒果苷含量要比其根茎中含量高，提示知母是否去须根值得探讨。

山　药

【来源】本品为薯蓣科植物薯蓣 *Dioscorea opposita* Thunb. 的根茎。

【产地】主产于河南温县、武陟、博爱，湖南、江西等地也有生产。以河南为道地产区。

【采收】冬季植株枯萎后采挖。

【产地加工】

1. 山药　采挖后切去芦头，除去外皮及须根，洗净，水浸2～3小时，取出，用竹刀刮去外皮，反复用硫黄熏后，晒干，即为"毛山药"。

2. 光山药　选择肥大顺直的毛山药，置清水中，浸至无干心，闷透，硫黄熏后，用木板搓成圆柱形，切齐两端，晒干，打光，习称"光山药"。

【主要商品规格】商品分光山药和毛山药2种规格。

1. **光山药**　一等：长15cm以上，直径2.3cm以上，无裂痕、空心、炸头、杂质、虫蛀、霉变；二等：长13cm以上，直径1.7cm以上，余同一等；三等：长10cm以上，直径1cm以上，余同一等；四等：不分长短，直径8mm以上，间有碎块，余同一等。

2. **毛山药**　一等：长15cm以上，中部直径3cm以上，无破裂、黄筋、空心、杂质、虫蛀、霉变；二等：长10cm以上，中部直径2cm以上，余同一等；三等：长7cm以上，中部直径1cm以上，间有碎块，余同一等。

【包装与贮藏】

1. 包装　应置于纸箱中密封保存。

2. 贮藏　山药因含丰富的黏液质、淀粉和蛋白质等，贮藏期间极易发生虫蛀，导致虫蛀、变色、断碎，因此在贮藏期间防虫、防霉变对药材品质非常重要。

一般在雨季前，需适当摊开暴晒，上档货暴晒时，上面应盖一层纸，以免日晒过度使颜色变黄，起裂痕，影响质量，晒后装箱，置干燥通风处，四周再用麻袋围好。也有的在装箱时同时拌入少量的丹皮，能防止山药生虫。雨季后应作检查，必要时再晒一次，保证不变质。

扁山药块茎的贮藏适宜温度为14℃～19℃。在此温度下贮藏周期可达170天，最长的可达185天左右。如果低于14℃，块茎易受到寒害；如果在20℃以上的室温下贮藏2个月，即会造成块茎100%萌芽。圆山药块茎在2℃～5℃的温度条件下贮藏最佳，低于0℃则受冻腐烂，高于7℃则易发芽。长山药块茎的贮藏适宜温度为8℃～12℃。

【质量要求】

1. **性状**　本品一般以条粗、质坚实、粉性足、色白者为佳。

2. **水溶性浸出的含量测定**　用冷浸法测定，本品溶性浸出物含量不得少于7.0%。

干　姜

【来源】本品为姜科植物姜 *Zingiber officinale* Rosc. 的根茎。

【产地】主产于四川、湖南，浙江、贵州等地也产。以四川省犍为县为道地产区。

【采收】冬至前后，茎叶枯黄时采收。挖取全株，去掉茎叶，抖尽泥沙，运回加工。

【产地加工】将运回的鲜姜用烘房干燥或用火炕干燥，烘烤火力应先大后小。烘干后，趁热取出装入竹制撞笼中，来回推送，撞去沙、须根和粗皮即成。

【主要商品规格】干姜呈扁平块状，肥壮饱满，具指状分枝，表面灰黄或浅灰棕色，粗糙，有纵皱纹和明显环纹。质坚实，断面白色或灰白色，粉性或颗粒状，内皮层环纹明显。气香，味辛辣。无烤焦、虫蛀、霉变。统货。

【包装与贮藏】

1. 包装 用竹篓、竹筐、麻袋包装。

2. 贮藏 置阴凉干燥处，防蛀。

【质量要求】

1. 性状 以质坚实、外皮灰黄色、断面色黄白、粉性足、少筋脉、香气浓郁者为佳。

2. 总灰分 不得超过6.0%。

3. 挥发油的含量测定 本品含挥发油不得少于0.8%（ml/g）。

莪 术

【来源】本品为姜科植物蓬莪术 *Curcuma phaeocaulis* val.、广西莪术 *Curcuma kwangsiensis* S. G. Lee et C. F. Liang 或温郁金 *Curcuma wenyujin* Y. H. Chen et C. Ling 的根茎。后者习称"温莪术"。

【产地】蓬莪术主产于福建、四川、广东、广西、云南、山东、台湾、浙江、湖南等地。广西莪术主产于广西、云南等地。温莪术主产于浙江。

【采收】12月中、下旬，地上部分枯萎时，挖掘根部，除去根茎上的泥土，运回加工。少数于次年2～3月间采收。

【产地加工】将运回的莪术洗净，置锅里蒸或煮约15分钟，晒干或烘干，撞去须根即成。也可将根茎放入清水中浸泡，捞起，沥干水，润透，切薄片，晒干或烘干。

【主要商品规格】一般为统货，分四川统装、广西原装等。

【包装与贮藏】

1. 包装 以篓、筐或麻袋包装。每件100～150kg。

2. 贮藏 置通风干燥处，防蛀。

【质量要求】

1. 性状 以个大、质坚实、断面淡绿色、气味香者为佳。

2. 吸光度 用紫外可见分光光度法测定，在242nm波长处有最大吸收，吸光度不得低于0.45。

3. 总灰分 不得超过7.0%。

4. 酸不溶性灰分 不得超过2.0%。

5. 醇溶性浸出物的含量测定 用热浸法测定，稀乙醇作溶剂，醇溶性浸出物不得少于7.0%。

6. **挥发油的含量测定** 本品含挥发油不得少于1.5%（ml/g）。

【现代研究】

1. 不同品种莪术的化学成分研究　用 GC-MS 法对蓬莪术、广西莪术和温莪术中的挥发油进行成分分析。结果表明：3 种莪术挥发油含量及其组分均存在差异，广西莪术挥发油含量略高于蓬莪术与温莪术。采用 HPLC 法对不同品种莪术中的有效成分进行研究后发现：尽管姜黄素具有较好的抗癌和抗炎活性，但广西莪术却不含该成分，故只用姜黄素为指标来衡量不同品种的莪术质量是不够的。体外抗肿瘤实验证明：吉马酮对人卵巢癌 A2780、结肠癌 HCT 和鼻咽癌 KB3 种瘤株均有一定的抑制作用，尽管吉马酮不是姜黄属的特有成分，但各品种莪术中均含有该成分，且含量稳定，因此，也可将吉马酮作为指标性成分控制莪术的质量。另外，莪术挥发油部分组成复杂，但其中多数成分均有一定的生理作用，故挥发油可作为有效部位，同时也作为质量控制指标。

2. 采收季节对莪术品质的影响　通过对 12 月中、下旬与次年 2~3 月采收的莪术中挥发油的含量进行测定，证明以当年 12 月采收的含量为高。

3. 加工方法对莪术品质的影响　实验证明：莪术经蒸（或煮）后再晒（或烘）干比直接晒干为好，既可以缩短干燥时间，又可避免药材发霉变质，而且有效成分含量并无明显减少。

4. 贮存方式对莪术挥发油含量的影响　用 HPLC 法测定，比较鲜品冷藏、阴干室温贮存和阴干冷藏方式对温莪术中挥发油的影响。结果表明：采用鲜品冷藏和阴干冷藏方式贮存的温莪术中莪术醇含量较高，证明冷藏是温莪术较好的一种贮藏方式。

姜　黄

【来源】 本品为姜科植物姜黄 *Curcuma longa* L. 的根茎。

【产地】 主产于四川、福建、江西、广西、湖北、陕西、台湾、云南等地。

【采收】 12 月中、下旬茎叶逐渐枯萎，块根生长充实时采收，挖出根茎，去掉泥土和茎秆，运回加工。少数于次年 2~3 月间采收。

【产地加工】 将运回的姜黄根茎洗净，放入锅内煮或蒸至透心，取出晒干或烘干。

【主要商品规格】 一般为统货，分四川、广西统装等。

【包装与贮藏】

1. 包装　以篓、筐或麻袋包装。每件 100~150kg。

2. 贮藏　密闭，置阴凉、通风干燥处，防蛀。

【质量要求】

1. 性状　以体长圆、质坚实、断面橙黄色为佳。

2. 水分　不得超过 16.0%。

3. 总灰分　不得超过 7.0%。

4. 酸不溶性灰分　不得超过 1.0%。

5. 醇溶性浸出物的含量测定　用热浸法测定，稀乙醇作溶剂，醇溶性浸出物不得少于 12.0%。

6. 挥发油的含量测定　本品含挥发油不得少于 7.0%（ml/g）。

7. 姜黄素的含量测定 用高效液相色谱法测定，本品含姜黄素（$C_{21}H_{20}O_6$）不得少于 1.0%。

【现代研究】

1. 采收季节对姜黄品质的影响 姜黄中姜黄素和挥发油的积累始于母姜的形成，至 9 月上旬二者的含量均达到最大值。随后在子姜和根中累积，达到最大值后便随干物质的累积而逐渐下降，故采收期不宜过晚，否则有效成分含量会下降。一般在植株枯萎后收获为宜。通过对 12 月中、下旬与次年 2～3 月采收的姜黄中挥发油的含量进行测定，证明以当年 12 月采收的含量为高。

2. 加工方法对姜黄品质的影响 实验证明：姜黄经蒸（或煮）后再晒（或烘）干比直接晒干为好，既可以缩短干燥时间，又可避免药材发霉变质，而且有效成分含量并无明显减少。

3. 贮藏期对姜黄品质的影响 随着贮藏年限的增加，姜黄中姜黄素和挥发油的含量逐渐下降，最长不宜超过 3 年。

郁 金

【来源】本品为姜科植物温郁金 *Curcuma wenyujin* Y. H. Chen et C. Ling、姜黄 *Curcuma louga* L.、广西莪术 *Curcuma kwangsiensis* S. G. Lee et C. F. Liang、蓬莪术 *Curcuma phaeocaulis* Val. 的块根。

【产地】温郁金主产于浙江温州、瑞安等地；姜黄主产于四川双流等地；广西莪术主产于广西贵港、大新等地；蓬莪术主产于四川乐山、温江及广东、福建等地。

【采收】在冬季植株枯萎时采挖，抖掉泥土，摘下块根，运回加工。

【产地加工】

1. 净制 将运回的鲜郁金块根除去根茎、须根，置洗药池中洗去泥土。

2. 蒸制 将净制后的郁金药材置蒸笼内，蒸至圆气后，继续蒸制约 15 分钟。

3. 干燥 将蒸好的药材拿出，摊放在晒台上晒至干燥。

郁金加工干燥时，如遇阴雨天气则不易干燥，常使块根发黏，出水，产生霉烂。为保证加工质量，可以每 100kg 块根加 10kg 草木灰混拌使其黏于块根上，防止发黏、出水和霉烂，并加速其干燥。蒸制过程中不能过熟或过生，过熟则块根起泡易坏，过生又不易晒干，一般蒸至九成熟即可。干燥时只能自然晒干，不能用火烘，否则起泡影响质量。

【主要商品规格】本品呈长圆形或卵圆形，稍扁。表面灰褐色或灰棕色，断面灰棕色，角质样，内皮层环纹明显。气微香，味微苦。统货。

【包装与贮藏】

1. 包装 分为竹篓和麻袋包装。一般每件 50～100kg。

2. 贮藏 贮藏于阴凉干燥处，防虫蛀和霉变。

【质量要求】郁金以个大、肥满、外皮皱纹细、断面色黄者为佳。

天 麻

【来源】本品为兰科植物天麻 *Gastrodia elata* Bl. 的块茎。

【产地】主产于贵州、四川、安徽、云南、湖北、陕西等地。以贵州、四川为道地产区。

【采收】在春秋两季地上部分枯萎时，即天麻休眠期采收，挖起后，除去地上部分及须根，运回加工。

【产地加工】

1. 净制　将运回的天麻除去残茎，洗去泥土，保留箭芽，搓去菌索及鳞片。

2. 蒸制　将净制后的药材，依药材大小蒸制30分钟或20分钟，以熟透无白心为度。

3. 干燥

（1）火炕烘干法：将上述天麻置于火炕上，用煤或木材做燃料将炕烧热，使炕温平稳上升，保持在40℃～50℃，2～3小时后，使炕温逐渐升高到70℃～80℃，天麻体内水分迅速蒸发，干燥至八成干时，用木板压扁，并在50℃～60℃温度下进行烘干至八九成干时，下炕回潮发汗，即堆放在低温处，用双层麻袋盖严，闷10小时以上，使天麻体内水分向外渗出，然后上炕在50℃温度下继续烘干即可。

（2）烘房烘干法：大批量加工时，将天麻摆在叉盘上摊平，不重叠。温度从40℃逐渐上升至70℃，期间根据室内湿度变化及时排潮，待到七八成干时，取下用木板压扁，回潮后再继续烘干为止。

天麻蒸制时，如出现大的气胀现象时，可用竹针刺破排气。干燥时应严格控制温度，开始火力不可过猛，注意从40℃逐渐上升至80℃。如果开始温度过高，天麻药材外层水分因迅速蒸发并形成硬壳，而内部水分外排困难时，则不易干燥。不论是火炕烘干法，还是烘房烘干法，都应注意回潮发汗。

大部分地区的天麻加工采用蒸法处理，部分地区也有采用清水煮、明矾水煮加工者。

【主要商品规格】天麻呈长椭圆形，稍扁缩弯曲，表面黄白色或淡棕黄色，略透明，有潜伏芽排列成的多环纹，顶端有红棕色鹦哥嘴状顶芽，末端有脐形疤痕，断面角质样，牙白色。一等：每千克26个以内；二等：每千克46个以内；三等：每千克90个以内；四等：每千克90个以上。

【包装与贮藏】

1. 包装　一般用木箱和麻袋包装，每件50kg。

2. 贮藏　本品易生霉虫蛀，宜于通风干燥处贮藏。入夏前最好用硫黄熏1～2次。

【质量要求】

1. 性状　以个大、色黄白、质坚实沉重、断面半透明、有光泽者为佳。

2. 天麻素的含量测定　用高效液相色谱法测定，本品含天麻素（$C_{13}H_{18}O_7$）不得少于0.20%。

【现代研究】天麻含天麻苷、香荚兰醇、对羟基苯甲醇、对羟基苯甲醛等酚类化合物。还含有胡萝卜苷、β-谷甾醇、有机酸及微量元素。

天麻加工时直接晒干或烘干，天麻苷含量明显下降，而其苷元的含量明显上升。经蒸制后干燥，天麻苷含量明显上升，而苷元的含量下降。可见，经蒸制处理，可灭活分解天麻苷的酶，从而保存有效成分天麻苷。另外，天麻用水煮的方法加工可使天麻苷等水溶性成分产生损失，故应采用蒸法处理。

第八章

叶类及全草类中药材的采收与产地加工

叶类及全草类中药材采收及加工方法比较简单，但此类中药材具有大量的叶片，在很多成分不明确的情况下，叶片颜色成为其质量的重要标志之一。如果加工、贮藏不当，易造成叶片变色，同时影响药材外观及性状，降低药材等级，故防止叶类及全草类中药材变色在其加工、贮藏过程中具有重要意义。

通常来说，叶类及全草类中药材有效成分的积累时间较短，波动比较大，因此，选择最佳采收时间显得更为重要。我国劳动人民在长期实践过程中总结了丰富的经验，如"三月茵陈四月蒿，五月六月当柴烧"，现代科技工作者也对其采收时间做了大量研究。因此，中药工作者应遵循古制，并吸收现代科学的研究成果，不失时机地及时采收此类中药材。

另外，很多叶类及全草类中药材富含挥发油，如薄荷、广藿香等，若加工、贮藏条件不当，易造成挥发油走失，影响其质量，故此类中药材在加工过程中不应烈日暴晒，贮藏时应干燥、阴凉、通风，尽量减少挥发性成分的损失。叶类及全草类中药材的另一个重要特征是其质脆、易碎，因此在加工过程中应防压，尽量保持叶片完整，提高中药材等级。

侧 柏 叶

【来源】本品为柏科植物侧柏 *Platycladus orientalis*（L.）Franco 的枝梢及叶。

【产地】除新疆、青海外，几遍全国。

【采收】全年均可采收，但以 9～11 月为佳。

【产地加工】剪下带叶枝梢，除去粗梗及杂质，阴干。

【主要商品规格】为带叶枝梢，多分支，小枝扁平，长短不一，淡红褐色。叶细小呈鳞片状，先端钝，交互对生，紧密贴伏于小枝上，侧面叶龙骨状，覆盖于正面叶上，深绿色或黄绿色。质脆，易折断，断面黄白色。气清香，味苦涩、微辛。统货。

【包装与贮藏】

1. **包装**　通常以苇席包装。

2. **贮藏**　在梅雨季节易受潮，发霉，使叶子变黑，影响品质，因此，在梅雨季节应经常检查，防止发霉。

【质量要求】

1. **性状**　一般以枝嫩、色深绿、无碎末者为佳。

2. **槲皮苷的含量测定**　用高效液相色谱法测定，本品含槲皮苷（$C_{21}H_{20}O_{11}$）不得少于 0.10%。

大 青 叶

【来源】本品为十字花科植物菘蓝 *Isatis indigotica* Fort. 的叶。

【产地】主产于河北安国、陕西、江苏南通及常州、安徽阜阳等地。

【采收】一般春播者每年收割大青叶 2～3 次。第一次在 5 月中旬，第二次在 6 月下旬，第三次在 9 月，结合收根，割下地上部分，选择合格的叶片入药。以第一次收获的大青叶质量最好。北方地区一般在夏、秋（霜降前后）分两次采收。一般用镰刀离地面 2～3cm 处割下大青叶，这样既不伤芦头，又可获取较大产量。

大青叶伏天高温季节不能采收，以免发生病害而造成植株死亡。采收宜选择在连续晴天后进行，这样既利于植株重新生长，又利于大青叶的晾晒，以获取高质量的大青叶。

【产地加工】将大青叶运回晒场后，进行阴干或晒干。若阴干，需在通风处搭设荫蓬，将大青叶扎成小把，挂于棚内阴干；若晒干，需放在芦席上，并经常翻动，使其均匀干燥。无论是阴干或晒干，都要严防雨淋，以防发生霉变。

【主要商品规格】叶多皱缩、破碎，完整叶展平后呈椭圆形或卵圆形，长 3～8cm，宽 2～5cm。蓝绿色或蓝黑色，先端钝，基部渐窄，边缘完整。叶脉浅黄棕色，于下表面略突起。叶柄扁平，偶带膜质托叶鞘。质脆，气微，味微涩而稍苦。统货。

【包装与贮藏】

1. 包装　大青叶质脆易断碎，怕压，应采用纸箱或苇席包装。

2. 贮藏　大青叶一般不易变质，但如遇雨季，极易受潮，发霉，使叶子变黑，影响品质。因此，雨季应经常检查，防止发霉生虫。在贮藏期间，防止阳光长期直射而引起褪色和有效成分减少。

【质量要求】

1. 性状　以叶大、洁净、无破碎、色蓝绿、无霉味者为佳。

2. 靛玉红的含量测定　用高效液相色谱法测定，本品含靛玉红（$C_{16}H_{10}N_2O_2$）不得少于 0.020%。

枇 杷 叶

【来源】本品为蔷薇科植物枇杷 *Eriobotrya japonica* （Thunb.）Lindl. 的叶。

【产地】主产于广东连州、阳山、清远，广西临桂、恭城以及江苏南通等地。以江苏产量为大，广东质量为佳。

【采收】全年均可采收，多在 4～5 月间采叶；广东所产皆为拾取自然落叶，色较紫。

【产地加工】收获后晒至七八成干时，扎成小把，再晒干即可。

【主要商品规格】呈长椭圆形或倒卵圆形，长 12～30cm，宽 3～9cm。先端尖，基部楔形，边缘上部有疏锯齿，基部边缘完整。上表面灰绿色、黄棕色或红棕色，较光滑；新鲜叶呈深绿色；下表面为淡灰色或棕绿色，密被黄色毛茸，主脉于下表面显著突起，侧脉羽状；叶柄极短，被棕黄色毛茸。革质而脆、易折断。无臭，味微苦。统货。

【包装与贮藏】

1. 包装 本品以纸箱包装。

2. 贮藏 贮藏时应防压和防潮，以免破碎损失或发霉变质。

【质量要求】

1. 性状 一般以叶完整、色绿、叶厚者为佳。

2. 水溶性浸出物的含量测定 用热浸法测定，水溶性浸出物不少于10.0%。

紫　苏　叶

【来源】本品为唇形科植物紫苏 *Perilla frutescens* （L.）Britt. 的叶（或带嫩枝）。

【产地】主产于江苏、浙江、河北等地。

【采收】采收紫苏应在7月下旬至8月上旬，紫苏未开花时进行。

紫苏宜选择晴天收割，此时香气足，易于干燥。

【产地加工】紫苏收获后，摘下叶子置阴凉干燥处摊开阴干，防阳光直射。

【主要商品规格】叶片多皱缩卷曲、破碎，完整者展平后呈卵圆形，长4～11cm，宽2.5～9cm。先端长尖或急尖，基部圆形或宽楔形。两面紫色或上表面绿色，下表面紫色，疏生灰白色毛，下表面有多数凹点状的腺鳞。叶柄长2～7cm，紫色或紫绿色。质脆。带嫩枝者，枝的直径2～5mm，紫绿色，断面中部有髓。气清香，味微辛。统货。

【包装与贮藏】

1. 包装 用芦席打包。

2. 贮藏 因挥发油为其主要有效成分，贮藏时应置阴凉、干燥处，以防受潮、发霉、变色及受热时挥发性成分的散失。本品不宜久藏，若贮藏日久则香气逐渐变淡，甚至消失，影响质量。本品又因质薄而脆，容易破碎，贮藏时应防重压，防止叶片破碎，影响质量。

【质量要求】一般以叶完整、色紫、香气浓者为佳。

麻　黄

【来源】本品为麻黄科植物草麻黄 *Ephedra sinica* Stapf、中麻黄 *Ephedra intermedia* Schrenk et C. A. Mey. 或木贼麻黄 *Ephedra equisetina* Bge. 的草质茎。

【产地】主产于内蒙古、山西、陕西、宁夏、新疆、甘肃等地。

【采收】采收时间一般在10～11月，采收时用镰刀或剪刀刈割，留茬高度以离根茎2cm左右为宜，采后运回加工。

麻黄采收应注意时间，过早产量和生物碱含量都会降低；过迟产量虽高，但木质化程度高，生物碱含量也会降低，故都会影响麻黄的品质和效益。收获后长出的再生株每两年轮采收一次最佳，采收时注意保护根茎，否则影响生长，造成死亡或第二年减产。

【产地加工】采收后去除杂质，阴干，或晾至5～6成干，扎成小把，再晒干即可。

【主要商品规格】茎呈细长圆柱形，少分枝，直径1～2mm。有的带少量棕色木质茎。表面淡绿色至黄绿色，有细纵脊线，触之微有粗糙感。节明显，节间长2～6cm。节上有膜质鳞叶，长3～4mm；裂片2（稀3），锐三角形，先端灰白色，反曲，基部联合成筒状，红棕色。体轻，质脆，易折断，断面略呈纤维性，周边黄绿色，髓部红棕色，近圆形。气微香，味涩微苦。统货。

【包装与贮藏】

1. 包装 本品以纸箱或苇席包装。

2. 贮藏 在贮藏时应置于干燥、通风处，防受潮，以免变色、霉烂，防止阳光长期直射，以免引起褪色和有效成分减少。

【质量要求】

1. 性状 一般以干燥、茎粗、淡绿色、内心充实、味苦涩者为佳。

2. 盐酸麻黄碱和盐酸伪麻黄碱的含量测定 用高效液相色谱法测定，本品含盐酸麻黄碱（$C_{10}H_{15}NO \cdot HCl$）和盐酸伪麻黄碱（$C_{10}H_{15}NO \cdot HCl$）总量不得少于 1.0%。

金 钱 草

【来源】本品为报春花科植物过路黄 *Lysimachia christinae* Hance 的全草。

【产地】主产于四川、山西、陕西、云南、贵州等地。

【采收】4～6 月拔取全草。

【产地加工】收获后除去杂质，晒干。

【主要商品规格】常缠结成团，无毛或被疏柔毛。茎扭曲，表面棕色或暗棕红色，有纵纹，下部茎节上有时具须根，断面实心。叶对生，多皱缩，展平后呈宽卵圆形或心形，长 1～4cm，宽 1～5cm，基部微凹，边缘完整；上表面灰绿色或棕褐色，下表面色较浅，主脉明显突起，用水浸后，对光透视可见黑色或褐色条纹；叶柄长 1～4cm。有的带花，具花色黄，具长梗。蒴果球形。质易碎。气微，味淡。统货。

【包装与贮藏】

1. 包装 纸箱或麻袋包装，防蛀、防压。

2. 贮藏 应置于凉爽、干燥处保存。

【质量要求】一般以色绿、叶完整、气清香者为佳。

广 藿 香

【来源】本品为唇形科植物广藿香 *Pogostemon cablin* (Blanco) Benth. 的地上部分。

【产地】主产于广东湛江、肇庆、广州市郊（石牌、高要）、海南万宁等地，台湾、广西、云南等地也有生产。

【采收】栽培 7～8 个月后，当年即可采收。若要栽培 14 个月才收获的，也可在中途分期采收 1 次。第一次在当年 7～8 月时，专门采割地上部分的枝叶；第二次在次年 5 月，连根带茎、叶全株收获。广藿香采收时宜选择晴天露水刚干后，把植株全株挖起或用手连根拔起，运回加工。

【产地加工】广藿香采收后，先晒数小时，使叶片稍呈皱缩状态，再捆扎成把，然后分层交错堆叠一夜，将叶色闷黄，翌日再摊晒。摊晒时间长短可因各地习惯不同而异，摊晒 2～3 天，或晒 5 天，堆放 3 天，堆放时上面用稻草覆盖，最好再加尼龙薄膜覆盖，然后摊晒至全干，这样可以保持叶片不脱落或少脱落，最后除去根部即可。

【主要商品规格】商品按产地分为石牌藿香、高要藿香和海南藿香等规格。

1. **石牌广藿香** 枝条较瘦小，表面较皱缩，灰黄色或灰褐色，节间长 3～7 cm，叶痕较大而凸出，中部以下被栓皮，纵皱较深，断面呈类圆形，髓部较小。叶片较小而厚，暗绿褐色或灰棕色。气清香，味微苦而凉。散叶不超过 10%。无杂质、霉变、虫蛀。统货。

2. **高要广藿香** 枝干较细，茎节较密，嫩茎方形，密被毛绒。断面白色，髓较大，叶片灰绿色，气清香，味微苦而凉。散叶不超过 15%。无杂质、霉变、虫蛀。统货。

3. **海南广藿香** 枝条较粗壮，表面较平坦，灰棕色或浅紫棕色，节间长 5～13cm，叶痕较小，不明显凸出，枝条近下部始有栓皮，纵皱较浅，断面呈钝方形。叶片较大而薄，浅棕褐色或浅黄棕色。散叶不超过 20%。无杂质、霉变、虫蛀。统货。

【包装与贮藏】

1. **包装** 本品用苇席或麻袋包装。

2. **贮藏** 本品贮存时间不宜过久，最多 2～3 年，否则香味散失，影响质量。置阴凉、避风、避光、干燥处，防受潮、发霉、走失香味。同时，茎叶质脆易碎，故放置时，应防重压。

【质量要求】一般以茎叶粗壮、不带须根、香气浓郁者为佳。

薄 荷

【来源】本品为唇形科植物薄荷 *Mentha haplocalyx* Briq. 的地上部分。

【产地】主产于江苏、浙江、湖南等地。以江苏太仓为道地产区。

【采收】在江苏和浙江地区，每年可收割 2 次，华北地区 1～2 次。第一次（头刀）在 6 月下旬至 7 月上旬，当薄荷主茎 10%～30% 花蕾盛开时，开始收割，不得迟于 7 月中旬。第二次（二刀）在 10 月上旬开花前进行。收割时要齐地将上部茎叶割下，割下的薄荷立即摊开晾晒。

薄荷收割过早会降低其出油率，收割过晚则其中的呋喃含量增加，影响油的品质，而且影响第二次收割量。收割应在晴天的中午 12 时至下午 2 时进行，此时叶中含油量最高。

【产地加工】收割后摊晒 2 天，注意翻晒，至七八成干时，扎成小把，悬挂起来阴干或晒干。

薄荷干燥过程中应防止雨淋、夜露，否则易发霉变质。

【主要商品规格】商品按产地分为苏薄荷、杭薄荷等；按季节分为头刀薄荷和二刀薄荷；按来源分为野生薄荷和栽培薄荷。一般均为统货。

薄荷的茎呈方柱形，有对生分支，长 15～40cm，直径 0.2～0.4cm；表面紫棕色或淡绿色，棱角处具茸毛，节间长 2～5cm；质脆，断面白色，髓部中空。叶对生，有短柄；叶片皱缩卷曲，完整者展平后呈宽披针形、长椭圆形或卵圆形，长 2～7cm，宽 1～3cm；上表面深绿色，下表面灰绿色，稀被茸毛，有凹腺点状腺鳞。轮伞花序腋生，花萼钟状，先端 5 齿裂，花冠淡紫色，揉搓后有特殊的清凉香气，味辛、凉。

【包装与贮藏】

1. 包装 本品富含挥发油，易破碎，包装和贮藏以挥发油不散失，叶片不破碎为要点。所以本品用苇席或纸箱包装，尽量密封。每件 45kg。

2. 贮藏 本品贮于阴凉、干燥、避光的库内，防潮，以免霉烂，走失香味。且不应暴晒，久晒后发黄绿，气味也变淡薄。不应重压，防止叶片破碎，影响质量。

【质量要求】

1. 性状 一般以叶多、色深绿、气味浓者为佳。

2. 挥发油的含量测定 本品含挥发油不得少于 0.80%。

肉 苁 蓉

【来源】本品为列当科植物肉苁蓉 *Cistanche deserticola* Y. C. Ma 或管花肉苁蓉 *Cistanche tubulosa* (Schrenk) Wight，的带鳞叶的肉质茎。

【产地】主产于内蒙古、新疆、陕西、甘肃等地。内蒙古产量最大，以内蒙古阿拉善、巴音淖尔为道地产区。

【采收】春秋两季均可采挖，但以春季植株苗未出土或刚出土时采挖为佳。采收后运回加工。

【产地加工】

1. 淡大芸 白天将采挖的肉苁蓉置于沙地上晾晒，晚上收集成堆，反复晾晒至干即可。或将鲜品置沙土中半埋半露，上面日晒，下面沙烫，以加速干燥。

晚上收集后应遮盖防寒，以保证商品颜色好、质量高。

2. 盐大芸 秋季采收者因含湿量高，不易被干燥，故将大块者投入盐湖中腌 1~3 年，或用 40% 的盐水腌制，然后捞出再晒，晒至全干。

此法加工品质量较次，药用时须洗去盐分。

【主要商品规格】分为淡大芸和盐大芸两种规格。

1. 淡大芸 要求去净芦头，无干梢、杂质、虫蛀、霉变。枯心不超过 10%。统货。

2. 盐大芸 要求无干梢、杂质、霉变。枯心不超过 10%。统货。

【包装与贮藏】

1. 包装 盐大芸用纸箱或木箱包装，淡大芸也可用麻袋装。

2. 贮藏 本品因肉质柔软滋润，易受潮，易霉蛀，须置干燥、通风处保存。夏季宜入冷库或地窖存放。大量贮藏时，在入夏前将原件打开日晒，晒后装入衬有防潮纸的纸箱内，密封防蛀。

【质量要求】一般以条粗壮、密被鳞片、色棕褐、质柔润者为佳。

穿 心 莲

【来源】本品为爵床科植物穿心莲 *Andrographis paniculata* (Burm. f.) Nees，的地上部分。

【产地】主产于广东、广西、福建等地，云南、四川、江西、江苏等地也有生产。

【采收】一般每年采收一次，宜在栽种当年10月花蕾初现期采收。采收时齐地割取全草即可。

海南、广东和广西南部一年可收两次，第一次于8月用镰刀在茎基2～3节处收割，第二次于11月齐地割取，采收后运回加工。

【产地加工】收割后摊晒至5～6成干，然后扎成小把再晒至全部干燥。

【主要商品规格】茎呈方柱形，多分枝，节膨大，质脆，易折断，断面有白色髓部。叶片皱缩，上面绿色，下面灰绿色，质脆易碎。全株味极苦。叶片不少于35%。无果实、泥沙、杂质、霉变。统货。

【包装与贮藏】

1. 包装 捆成大把或用打包机打捆。穿心莲质脆易断碎，怕压，应采用纸箱或苇席包装，每件50kg。

2. 贮藏 在梅雨季节易受潮、发霉，使叶子变黑，影响品质。因此，在梅雨季节应经常检查，防止霉变。

【质量要求】

1. 性状 一般以色绿、叶多者为佳。

2. 醇溶性浸出物的含量测定 用热浸法测定，乙醇作溶剂，醇溶性浸出物不得少于8.0%。

3. 穿心莲内酯的含量测定 用高效液相色谱法测定，本品含穿心莲内酯（$C_{20}H_{30}O_5$）和脱水穿心莲内酯（$C_{20}H_{28}O_4$）的总量不得少于0.80%。

【现代研究】穿心莲含穿心莲内酯、脱水穿心莲内酯、去氧穿心莲内酯、新穿心莲内酯、高穿心莲内酯、穿心莲内酯苷、甾醇、皂苷、糖类、鞣质等。

穿心莲采收季节不同，其穿心莲内酯含量明显不同。10～11月开花前采收，穿心莲内酯在叶中的含量达2%以上；若迟到来年1月采收，其含量下降至0.5%。另外，穿心莲根和种子中不含穿心莲内酯。

茵　　陈

【来源】本品为菊科植物滨蒿 *Artemisia scoparia* Waldst. et Kit. 或茵陈蒿 *Artemisia capillaris* Thunb. 的地上部分。

【产地】滨蒿主产于东北地区及河北、山东等地；茵陈蒿主产于陕西、山西、安徽等地；以陕西产者（名西茵陈）质量最佳。

【采收】春季幼苗高6～10cm时采收（习称"绵茵陈"）或秋季花蕾长成时采割（习称"茵陈蒿"）。

【产地加工】采收后除去杂质、残根及老茎，晒干即可。

【主要商品规格】分为绵茵陈和茵陈蒿。

1. 绵茵陈 多卷曲成团状，灰白色或灰绿色，全体密被白色茸毛，绵软如绒。茎细小，长1.5～2.5cm，直径0.1～0.2cm，除去表面白色绒毛后可见明显纵纹；质脆，易折断；叶具柄，展平后叶片呈一至三回羽状分裂，叶片长1～3cm，宽约1cm，小裂片卵圆形或稍呈倒披针形、条形，先端锐尖。气清香，味微苦。统货。

2. 茵陈蒿 茎呈圆柱形，多分枝，长 30～100cm，直径 2～8mm；表面淡紫色或紫色，有纵条纹，被短柔毛；体轻，质脆，断面类白色。叶密集或脱落，下部叶 2～3 回羽状深裂，裂片条形或细条形，两面密被白色柔毛；茎生叶 1～2 回羽状全裂，基部抱茎，裂片细丝状。头状花序卵圆形，多数集成圆锥状，长 1.2～1.5mm，直径 1～1.2mm，有短梗；总苞片 3～4 层，卵圆形，苞片 3 裂；外层雌花 6～10 个，可多达 15 个，内层两性花 2～10 个，瘦果长圆形，黄棕色。气芳香，味微苦。统货。

【包装与贮藏】

1. 包装 用麻袋包装，压紧。

2. 贮藏 为防止受潮发霉，应置阴凉干燥处，且贮存不宜过久，最多不宜超过 3 年，否则色变黄，香气逐渐消失，影响质量。

【质量要求】一般以质嫩、绵软、色灰白、香气浓者为质佳。

青　蒿

【来源】本品为菊科植物黄花蒿 *Artemisia annua* L. 的地上部分。

【产地】主产于湖北汉阳、孝感、咸宁；浙江乐清、兰溪；江苏苏州、常熟；安徽芜湖、安庆等地。

【采收】夏季开花前枝叶茂盛时割取地上部分或秋季花盛开时割取花枝。

【产地加工】除去老茎、杂质，阴干。

【主要商品规格】茎呈圆柱形，上部多分枝，长 30～80cm，直径 0.2～0.6cm；表面黄绿色或棕黄色，具纵棱线；质略硬，易折断，折断面黄白色，中部有髓。叶互生，暗绿色或棕绿色，卷缩易碎，完整者展平后为三回羽状深裂，裂片及小裂片矩圆形或长椭圆形，两面被短毛。气香特异，味微苦。统货。

【包装与贮藏】

1. 包装 纸箱包装，密闭。

2. 贮藏 本品富含挥发油，贮藏期间防止香味走失，不能在高温环境贮藏，应保持环境阴凉、通风。

【质量要求】一般以色绿、叶多、香气浓者为佳。

淡　竹　叶

【来源】本品为禾本科植物淡竹叶 *Lophatherum gracile* Brongn. 的茎叶。

【产地】主产于浙江、江苏、湖南、湖北等地。

【采收】夏季未抽花穗前采割。

【产地加工】除去根及杂质，摊开晒干，扎成小把。

【主要商品规格】带叶的茎长 25～75cm，圆柱形，有节，表面淡黄绿色，断面中空。叶鞘开裂。叶片披针形，有时皱缩卷曲，长 5～20cm，宽 1～3.5cm；表面浅绿色或黄绿色。叶脉平行，具横行小脉，形成长方形的网格状，下表面尤为明显。体轻，质柔韧。气微，味淡。统货。

【包装与贮藏】

1. 包装 苇席或竹篓包装。

2. 贮藏 淡竹叶易受潮发霉，应置于凉爽干燥处保存。

【质量要求】一般以叶多、长大、质软、色青绿、不带根及花穗者为佳。

第九章

皮类中药材的采收与产地加工

皮类中药材通常指来源于裸子植物或被子植物（主要是双子叶植物）的茎干、枝和根形成层以外的部分，由内向外包括次生韧皮部、初生韧皮部、皮层以及周皮等次生保护组织部分。其中以木本植物茎干皮为多，如厚朴、杜仲、秦皮等；少数为根皮、枝皮，如远志、地骨皮、五加皮等。

皮类中药材的采收，一般在春末夏初，此时树皮养分增多，形成层分裂旺盛，皮部和木部易剥离，伤口易愈合，如黄柏、厚朴、秦皮等。少数皮类中药材分两季采收，如肉桂，第一期于 4～5 月间，第二期于 9～10 月间，以第二期产量大，质量佳。有的以冬季采收为好，如川楝皮，此时的川楝素含量最高。有的全年均可采收，如海桐皮。根皮类中药材通常在春秋季挖取根部，如桑白皮、香加皮、白鲜皮等。有的全年均可采挖，如地骨皮，但以清明节前采收为佳，此时皮厚易剥取。

传统皮类中药材的生产沿用砍树剥皮的方法，造成资源的破坏和浪费。目前杜仲、黄柏等多采用剥皮再生技术，即在一定的条件下，环状剥取一部分树皮，剥皮处用塑料薄膜包裹，其后可长出新皮，新皮长到一定的厚度，又可继续环剥。

再生新皮的生长机制：剥下的树皮常分为三部分：外层为周皮，中层为初生韧皮部和次生韧皮部，最内层为新分化的韧皮部和部分形成层。因此，剥皮后的树干上剩下一部分形成层和木质部以及部分的未分化母细胞。这些母细胞在条件适宜的情况下，分裂修补好形成层，再由形成层切向分裂，向外产生韧皮部，向内产生木质部。木质部中的导管继续完成传导水分和无机营养物质的作用，韧皮部中的筛管，又完成传导叶制造的有机营养物质的作用，这样恢复了剥皮部位的传导功能。由于形成层不断分裂产生木质部和韧皮部，也逐渐诞生了新皮。剥皮后的表层，先由靠近表面的一些未成熟的木质部细胞和部分残留的形成层细胞产生出木栓形成层，随后发展成近乎正常的完整周皮。因此，再生新皮的木栓层增厚，而且木栓细胞之间排列较为疏松，细胞壁较薄，所以再生皮往往比其原生皮稍厚。

皮类中药材一般修切成一定大小规格后晒干，有些采收后要立即刮去栓皮，提高药材的纯净度，并相对提高有效成分或主要成分的含量，如苦楝皮、桑白皮、黄柏等；有的中药材通过蒸、煮、堆积发热，使其内部水分外溢，药材变色、变软，增加香味或减少刺激性，利于干燥，称为"发汗"，再切成丝、片或卷成筒（单卷筒、双卷筒状）后进行干燥，如厚朴、杜仲等；有的皮类中药材需抽取木心，如香加皮、白鲜皮、牡丹皮等。

牡 丹 皮

【来源】 本品为毛茛科植物牡丹 *Paeonia suffruticosa* Andr. 的根皮。

【产地】 主产于四川、安徽、山东，陕西、河南、湖南、广东等地也有生产。以四川、安徽产量最大，安徽的凤丹皮质量最佳，并以安徽铜陵为道地产区。

【采收】 一般移栽3～5年即可采收。常在秋季选择晴天，采挖根部，去除泥土，将大、中根条自基部剪下，运回加工。

【产地加工】

1. 原丹皮 将剪下的牡丹根堆放1～2天，失水变软后，去掉须根，用刀剖皮，深达木部，抽去木心（俗称抽筋），将根皮晒干，为原丹皮（连丹皮）。晒时趁其柔软，将根条理直，捏紧刀缝使之闭合。

2. 刮丹皮 趁鲜刮去外皮，再用木棒将根捶破，抽去木部，晒干，为刮丹皮（粉丹皮）。或将主根洗净后置密闭容器内，用硫熏蒸约2小时后取出，刮去栓皮，剥取根皮，再用硫熏2小时后取出，低温烘干。

3. 丹须 根条细小，不易刮皮和抽心，直接晒干，为丹须。

丹皮在晾晒过程中不能淋雨或接触水分，否则会使丹皮发红变质，影响药材质量。

【主要商品规格】

1. 凤丹皮 圆筒状，条均匀，两端剪平，纵形隙口紧闭，表面褐色，皮细肉厚，质硬而脆。断面粉白色，粉性足，亮银星多，香气浓，无木心。一等：长6cm以上，中部围粗2.5cm以上；二等：长5cm以上，中部围粗1.8cm以上；三等：长4cm以上，中部围粗1cm以上；四等：不合一、二、三等的细条及断枝碎片，围粗不小于0.6cm。

2. 连丹皮（原丹皮） 圆筒状，条均匀，表面灰褐色或棕褐色，栓皮脱落处显粉棕色。质硬而脆，断面粉白色或淡褐色，粉性，有香气。一等：长6cm以上，中部围粗2.5cm以上，碎节不超过5%，无木心；二等：长5cm以上，中部围粗1.8cm以上，余同一等；三等：长4cm以上，中部围粗1cm以上，余同一等；四等：不合一、二、三等的细条及断枝碎片，围粗不小于0.6cm，无木心、碎末。

3. 刮丹皮 圆筒状，条均匀，刮去外皮，表面粉红色，偶有未去净的栓皮，形成棕褐色的花斑，断面粉白色，粉性足，香气浓。一等：长6cm以上，中部围粗2.4cm以上，皮刮净，色粉红，碎节不超过5%，无木心；二等：长5cm以上，中部围粗1.7cm以上，余同一等；三等：长4cm以上，中部围粗0.9cm以上，余同一等；四等：不合一、二、三等的细条及断枝碎片，无木心、碎末。

【包装与贮藏】

1. 包装 竹篓盛装或用内衬防潮纸的瓦楞纸箱包装，每件20kg左右。

2. 贮藏 置阴凉、干燥、通风处。

【质量要求】

1. 性状 一般以条粗长、皮厚、无木心、断面粉白色、粉性足、亮银星多、香气浓者为佳。

2. 水分测定 按照水分测定法测定，水分不得超过 13.0%。

3. 总灰分测定 不得超过 5.0%。

4. 丹皮酚的含量测定 用高效液相色谱法测定，本品含丹皮酚（$C_9H_{10}O_3$）不得少于 1.20%。

【现代研究】牡丹皮主要含丹皮酚、芍药苷、挥发油，以及苯甲酸、植物甾醇、苯甲酰芍药苷、苯甲酰氧化芍药苷等成分。

1. 丹皮酚含量动态变化 利用反相高效液相色谱（RP-HPLC）法对 1～12 月不同采收期牡丹皮中丹皮酚含量进行分析。结果表明，丹皮酚的含量以开花期最高，随后逐渐减少，7 月份后又开始逐渐回升，9 月份出现一个高峰，以后又逐渐下降。丹皮酚在 9～10 月份的含量较高，与《中国药典》规定的秋季采挖是一致的。

2. 不同部位丹皮酚含量测定 利用 RP-HPLC 法对牡丹中不同部位丹皮酚的含量进行分析。结果表明，丹皮的含量以皮层部较高，细根皮含 3.118%、根皮含 2.868%，而根皮的含量较根高 104.56%，与《中国药典》规定药用部位基本一致；但《中国药典》规定牡丹皮采收时除去细根，从主要成分的相对含量来看是否合理还值得研究。

3. 牡丹根皮及木心化学成分比较 化学成分系统分析表明，牡丹根皮与木心成分相似，均含有酚性物质、还原糖及苷、多糖、氨基酸、有机酸、鞣质等。丹木占全根重量约 10%，丹皮和全根在相同条件下进行提取，总提取物收率相似。

4. 不同加工方法对牡丹皮质量的影响 将原丹皮、粉丹皮、鲜药材切片烘干，采用分光光度法进行丹皮酚含量测定。结果表明，鲜切片含量最高，其次是原丹皮，粉丹皮含量较低。粉丹皮色泽洁白，粉性足，内表面亮星（结晶）少见；原丹皮外皮紫黑，切面淡黄棕色，内表面可见亮星，鲜切片外皮紫黑，切面淡红棕色，内表面结晶明显。在加工过程中用硫黄熏蒸有助于改善药材色泽，但无助于内在质量的改善；相反，硫黄产生的氧化物具有很强的氧化性，它可氧化中药的有效成分，这可能是粉丹皮中丹皮酚低于原丹皮的原因之一。同时残留的硫化物具有毒性。因此，传统的"以色白、粉性足……为佳"的质量标准有待进一步研究。趁鲜切片、干燥，省去传统加工中的大量操作过程，避免有效成分的损失，保证了药材的质量。

5. 不同干燥方法对丹皮酚含量的影响 采用晒干（日光）、40℃烘干 4 小时、60℃烘干 4 小时等三种干燥方法。不同干燥方法牡丹皮中丹皮酚的相对含量有显著性差异，以晒丹皮中丹皮酚含量最高，同一烘干时间内随着烘干温度的升高而丹皮酚含量下降。

厚　朴

【来源】本品为木兰科植物厚朴 *Magnolia officinalis* Rehd. et Wils. 或凹叶厚朴 *Magnolia officinalis* Rehd. et Wils. var. biloba Rehd. et Wils. 的干皮、根皮、枝皮。

【产地】主产于四川、湖北、浙江、福建、湖南等地，江西、广西、贵州、甘肃、陕西等地有生也产。通常将四川、湖北、陕西等地产品称"川朴"，其产量大，质量优，又称"紫油厚朴"；而将浙江、福建产品称"温朴"。

【采收】

1. 采收时间 选择 15～20 年树龄的植株，树龄愈长皮愈厚，油性愈重，产量高，质量好。采收期为 5～6 月，此时形成层细胞分裂较快，皮部组织发育旺盛，薄壁细胞富含水分，皮部与木质部之间疏松，易剥离。

2. 采收方法

(1) 伐树剥皮法：采收时将厚朴树连根挖起，分段剥取干皮、枝皮和根皮。此法对资源破坏严重。

(2) 环剥方法：选择树干直、长势旺、胸径达 20cm 以上的树，于阴天（相对湿度为 70％～80％）进行环剥。采用专用剥皮的"朴刀"（长 60cm，一端扁平锋利，另一端弯曲平尖，中有细锯齿，可作手锯），先在离地面 6～7cm 处，向上取一段树干，在上下两端用环剥刀绕树干横切，上面的刀口略向下，下面的刀口略向上，深度以接近形成层为度。然后呈丁字形纵割 1 刀，在纵割处将树皮撬起，慢慢剥下。长势好的树，一次可以同时剥 2～3 段。被剥处用塑料薄膜包裹，保护幼嫩的形成层，包裹时上紧下松，尽量减少薄膜与木质部的接触。在整个环剥操作过程中，手指切勿触及形成层，避免污染。剥后 25～35 天，被剥皮部位新皮长出，即可去掉塑料薄膜。第二年，又可按上法在树干其他部位剥皮。此法不用砍树取皮，既保护了资源，也保护了生态环境。

(3) 采割部位

①筒朴（也称干朴）：在树干上，从下至上依次量约 70cm 长，将树皮一段段地切割、剥皮，自然卷成筒形，以大套小，平放于容器内，以免树液从切口处流失。一般呈卷筒状或双卷筒状。

②蔸朴：在树基部 3～5cm 处由此向上量 45～75cm，环切树皮至形成层，再纵切 1 刀，剥下树皮，近根部的一端展开如喇叭口，习称"靴筒朴"。

③根朴：指树根的皮。多呈单筒状或不规则块片，有的弯曲似鸡肠，习称"鸡肠朴"。挖起全根，将毛根砍下后再剥下根皮，勿将根皮剥破，保持完整美观。

④枝朴：指树枝的皮。采割方法同干朴。一般呈筒状。

⑤脑朴：在离地面 60cm 处横向锯断，再向地下挖 3～6cm，从该处将树皮横向锯断，再纵割 1 刀，剥下树皮。

【产地加工】

1. 川厚朴加工方法

(1) 筒朴：将干皮置沸水中，烫至柔软时取出，用青草塞住两端，直立放置，上盖湿草"发汗"，24 小时后，树皮横断面成紫褐色或棕褐色，有油润光泽。取出套筒，分成单张，撑开晒干，再将其蒸软后，即为卷筒。大的相对用力卷起，使成两卷，小的卷成单卷。卷后捆紧两端，把两端截齐，晒干。晒时晚上收回后架成"井"字形，使其通风。

(2) 蔸朴：水烫和"发汗"方法与筒朴一致，卷筒时卷成单卷，卷后捆紧中部，再行晒干。

(3) 根朴：可不经"发汗"，晒干即可。

2. 浙江厚朴加工方法 通风室内，离地 33cm，高搭一支架，将脑朴、筒朴、根朴分别堆放风干。对脑朴或较大的筒朴要斜立于支架上，其余则横放。风干期间经常翻动，切忌阳光暴晒或堆放在地上。阳光暴晒，油分、香味走失，易破裂，堆放地上易还潮生霉。而室内阴干则油性足，味香，质好。

3. 按特殊要求或出口规格进行加工

（1）选料：挑选外观完整、卷紧实未破裂、皮质厚、长度符合要求的筒朴、根朴或脑朴。

（2）刮皮：用刮皮刀刮去表面的地衣及栓皮层，下刀轻重适度，刮皮均匀，刮净。

（3）浸润：将厚朴竖放在 5cm 深的水中，两头浸软后取出。

（4）修头：用修头刀将湿润的厚朴两头修平整，用红丝线捆紧。

（5）干燥：将厚朴堆放在阴凉、干燥、通风处自然干燥。

【主要商品规格】

1. 温筒朴 卷成单筒或双筒，表面灰棕色或灰褐色，有纵皱纹，内面深紫色或紫棕色，断面外侧灰棕色，内面紫棕色，颗粒状，气香。一、二、三等：筒长 40cm，重量分别为 800g 以上、500g 以上、200g 以上；四等：不符合以上规格者，以及碎片、枝朴。

2. 川筒朴 卷成单筒或双筒，表面黄棕色，有细密纵纹，内面深紫色，平滑，划之显油痕，断面外侧黄棕色，内面紫棕色，显油润，纤维少，气香。一、二等：筒长 40～43cm，重量分别为 500g 以上、200g 以上；三等：筒长 40cm，重量不小于 100g；四等：为不符合以上规格者，以及碎片、枝朴。

3. 蔸朴 为靠近根部的干皮或根皮，似靴形。一、二等：块长 70cm 以上，重量分别为 2000g 以上、2000g 以下；三等：块长 70cm，重 500g 以上。

4. 耳朴 为靠近根部的干皮，块片状或半卷形，多似耳状。统货。

5. 根朴 卷筒状长条，表面灰黄色或灰褐色，内面深紫色，断面油润。一等：条长 70cm，重 400g 以上；二等：长短不分，重 400g 以下。

【包装与贮藏】

1. 包装 一般为外套麻袋的压缩打包件。

2. 贮藏 贮于阴凉、干燥、避风处。商品安全水分 9%～14%。本品易失润、散味，高温、高湿季节前，可按垛密封贮藏。

【质量要求】

1. 性状 一般以皮厚、肉细、油性足、内表面紫棕色、有发亮结晶物、香气浓、味辣而甜者为佳。

2. 厚朴酚及和厚朴酚薄层色谱鉴别 以苯-甲醇（27：1）为展开剂，喷以 1% 香草醛硫酸溶液，在 100℃加热至斑点显色清晰。供试品色谱中，在与厚朴酚、和厚朴酚对照品色谱相应位置上，显相同颜色的斑点。

3. 厚朴酚及和厚朴酚的含量测定 用高效液相色谱法测定，本品含厚朴酚（$C_{18}H_{18}O_2$）与和厚朴酚（$C_{18}H_{18}O_2$）的总量不得少于 2.0%。

【现代研究】 厚朴主要含厚朴酚、和厚朴酚、四氢厚朴酚以及挥发油（主成分为 β-桉叶醇）。另含单萜烯木兰醇、木兰箭毒碱等。

1. 厚朴药用部位与质量的关系　来源于同株不同部位的厚朴药材，主要有效成分厚朴酚与和厚朴酚含量存在显著差异，由根部向梢部迅速递减，根朴含量比枝朴高3～5倍，去粗皮比未去粗皮的稍高，经产地加工品比未经产地加工品稍高。因此，厚朴以药材来源部位收购是合理的。

2. 厚朴"发汗"前后毒性比较　采用小鼠灌胃及腹腔注射 LD_{50} 测定方法，观察厚朴未发汗品、发汗品水煎剂对小鼠的毒性。结果：厚朴干皮未发汗品、发汗品 60g/kg 口服3天均安然无恙，厚朴干皮未发汗品、发汗品口服毒性小；腹腔注射 LD_{50} 厚朴干皮，未发汗品为 $24.21\pm4.5g/kg$，发汗品为 $2.67\pm0.45g/kg$，厚朴干皮未发汗品的毒性低于发汗品，并具有显著差异，这可能与厚朴干皮在"发汗"过程中某些成分的理化性质改变有关。此外，研究还发现未发汗厚朴在抗菌、镇痛、对肠平滑肌活动的影响等作用均强于发汗品。《中国药典》规定厚朴干皮、枝皮可直接阴干入药，因此就充分发挥药理效应，减轻药物毒副作用，降低生产成本，增加经济效益等方面，厚朴干皮有无发汗的必要，则值得商榷和进一步研究。

肉　桂

【来源】本品为樟科植物肉桂 *Cinnamomum cassia* Presl 的树皮。

【产地】主产于广西、广东等地，云南、福建等地也有生产。国外主产于越南，柬埔寨也有生产。

【采收】选择5年以上树龄的肉桂树。采收分全部剥皮和部分剥皮两种方式。

1. 全部剥皮　于3～5月或9～10月进行，以后者产量为高，香气浓，质量佳。剥皮之前15天割断树干基部的树皮，剥树皮时在离地面2～4cm高的树干上环割一刀，向上量40cm处再环割一刀，在两环之间，纵割一裂隙，用刀斜插其内，上下左右轻轻剥动，将树皮剥落。第一筒剥后，向上再量40cm，依上法剥皮，直至剥完。剥皮后要注意抚育树基的萌蘖，多年后又可进行剥皮。如此可循环生产80～90年。

2. 部分剥皮　于7～8月进行，每次每一树干剥取 1/3，以待树皮愈合后再行剥取。剥皮后的伤口应包扎一星期，以利伤口愈合。

【产地加工】按一定的规格剥下树皮，并置阴凉处，也可置于木制的"桂夹"内压制成型，阴干或先放置阴凉处2～3天后，于弱阳光下晒干。根据剥取的树皮加工成不同规格，主要有以下几种：

1. 企边桂　剥取十余年的树皮，将两端削成斜面，突出桂心，夹在木制的凹凸板中晒干。

2. 官桂　亦称桂通，剥取栽培5～6年的幼树干和粗枝皮，晒1～2天后，自然卷成圆筒状，阴干。

3. 板桂　剥取老年树的干皮，在离地30cm处作环状割口，将皮剥离，夹在桂夹内晒至九成干时取出，纵横堆叠，加压，约一个月完全干燥。

4. 桂心　亦称碎桂，肉桂皮加工过程中余下的边条、碎块，削去外部栓皮，称桂心。

本品不宜暴晒或烘烤，以免油分挥发，影响品质。

【主要商品规格】肉桂分为企边桂、桂通、板桂、桂心等商品规格，以企边桂质量最优。

1. 企边桂 呈两侧向内卷曲的浅槽状，两端成斜面露出桂心，外表面灰棕色，内表面红棕色，刻画可见油痕，断面中间有一条黄棕色的线纹。气香，味甜而辛辣。长约40cm，宽6～10cm。

2. 官桂（桂通） 双卷筒或单卷筒。长约30cm，直径2～3cm。余同上。

3. 板桂 扁平板状，表面略粗糙，有的可见灰白色地衣斑。

4. 桂心 边条、碎块、大小不等。

【包装与贮藏】

1. 包装 以篾包、木箱包装。一般扎成小把（重0.5kg）再打成包，软包最好用双层，尽量保持严密；小件重30～35kg，大件可重50kg。

2. 贮藏 置阴凉、干燥处，密闭保存。

【质量要求】

1. 性状 一般以不破碎、体重、外皮细、肉厚、断面色紫、油性大、香气浓、嚼之渣少者为佳。

2. 桂皮醛薄层色谱鉴别 以石油醚（60℃～90℃）与醋酸乙酯（17∶3）为展开剂，喷以二硝基苯肼乙醇试液。在供试品色谱中，在与桂皮醛对照品色谱相应位置上显相同颜色的斑点。

3. 水分测定 用甲苯法测定，水分不得超过15.0%。

4. 总灰分测定 总灰分不得超过5.0%。

【现代研究】肉桂含挥发油（其主要成分为桂皮醛、桂皮酸），并含少量乙酸桂皮酯、乙酸苯丙酯。此外，尚含微量元素，其中锌含量较高。

1. 采收时间研究 南北朝《名医别录》指出肉桂宜于"立秋采"，明代《本草述》认为"收之不可近火日"。提出了肉桂宜于阴天采收，以防烈日暴晒，降低肉桂的质量。现代研究表明，一年中肉桂挥发油的含量随着月份的增加而增加。肉桂的采收以9月为佳，此时挥发油含量较高。采割过早，挥发油含量较低；推迟过晚，桂皮不易剥离而形成碎块，影响产品质量。肉桂含有挥发油，温度升高，易造成挥发油过多挥发，因此以阴天采收为好。

树龄不同，肉桂油的含量不同。树龄长的肉桂，机械组织生长缓慢，油分累积较多，以生长15年左右为最佳。

2. 环状剥皮与新皮的再生机理研究

（1）再生新皮的形态发生：五年生肉桂树采用茎干大面积环剥，80%以上植株剥皮后能在原位再生新皮，并产生与原皮相似的结构。肉桂是木质化程度较高的植物，剥皮时在薄壁组织化的形成层带中分离。据研究，剥后包裹透明塑料薄膜时，裸露的茎干表面一些未成熟木质部细胞特别是木射线细胞恢复分裂能力，形成愈伤组织，并逐渐向两侧扩展而覆盖整个表面。以后在表面3～5层细胞下面开始发生木栓形成层，在较深层的未成熟木质部中开始发生锥管形成层。肉桂环剥后的茎干表面先出现分散的愈伤组织，然后愈伤组织向周边发展并逐渐覆盖整个表面，再在表层形成封闭层，接着发生新皮增厚。研究表明，对茎干表面的机械损伤将严重影响受创部位的新皮再生，剥皮过程中对裸露表面的深切、挤压或手摸等部位均可导致其不能再生新皮。

（2）肉桂再生新皮的发育与桂油的积累：一年生新皮松脆幼嫩，韧皮部占全皮厚度约1/5，桂油含量极低。两年生新皮质硬而脆，韧皮部占全皮厚度约1/3，挥发油含量已明显提高。三年生新皮与六年生原皮在外观和结构上大同小异，但其桂油和桂皮醛含量均超过六年生原皮，这与其韧皮部中油细胞分布较多是一致的。可见，随着再生新皮的生长发育，韧皮部占全皮厚度的比例逐步增加，挥发油积累也随之提高。三年生新皮在形态和生理上已成熟，可再次剥皮并达到商品要求。虽然三年生新皮发育时间较短，但由于树龄长，次生代谢物的合成、运转和积累较快，故桂油含量较高，这与其韧皮射线分布较密，横向运输功能较强及其韧皮部油细胞分布较多是一致的。

（3）肉桂再生技术的应用前景：过去桂皮生产一直沿用砍树剥皮的方法，砍树当年树桩萌生新枝，新枝在起初两年内生长量较小，新枝一般需经4～5年后才能砍下剥皮，且前3年不能落枝叶蒸油，造成土地资源浪费。采用剥皮再生技术，3年后再次剥皮，提前1～2年产出。此外，在剥皮再生条件下，第二年和第三年仍可落枝叶蒸油。由于剥皮不砍树，随着树体长粗和增高，可实现桂皮增产，有利于肉桂植物资源的持续利用和经济效益的提高。

3. 品质研究 张锡纯认为肉桂"以皮细肉厚，断面紫红色，油性大，味甜微辛，嚼几无渣者为佳"。《新修本草》认为"老皮坚板无肉不堪用"，"大枝皮肌理粗虚如木兰，肉少味薄，不及小枝皮也"。研究表明，肉桂以嫩枝皮为好，其总灰分含量低，机械组织特别是石细胞数量少，草酸钙结晶少，肉桂油含量相对较高。越是大的枝皮质量较差。在相同的收割条件下，皮薄者质量优于厚者，上段薄杆皮优于下段厚杆皮。厚杆皮如除去较厚的木栓层部分，仍可提高质量。

4. 产地加工研究 《神农本草经集注》最早指出使用肉桂时"皆削去上虚甲错，取里有味者称之"。古人所说的"去皮"，均指刮去较大分量的木栓层部分，此部分所含挥发油极少，是影响肉桂质量的因素，故肉桂加工均应刮去栓皮。

杜 仲

【来源】本品为杜仲科植物杜仲 *Eucommia ulmoides* Oliv. 的树皮。

【产地】主产于四川、贵州、云南、陕西、湖北、河南等地，全国大部分地区均有栽培。

【采收】选择15～20年树龄的植株，于4～7月剥取局部树皮，现多采用环状分段剥取方法。剥皮时，离地面50cm处在树干上环割一刀，按规格向上量到规定尺度，再环割第二刀，然后纵割一刀，小心将皮剥下。注意刀口不要破坏形成层，剥后不能喷洒农药。截成85cm长的段，运回加工。

影响环状剥皮的因素：杜仲环状剥皮后的成活率及再生新皮完整程度，除了受技术条件的影响外，还与生长的环境条件、树的生长状况等密切相关。

1. 剥皮树的选择 选择生长健壮，无病虫害，干型好，树皮商品质量好的树进行剥皮。15年以上树龄的树进行环状剥皮后，树的成活率高，再生皮质量好。

2. 剥皮时间的选择 环状剥皮的最佳时间在6～7月，此时树木水分充足，营养丰富，形成层细胞分生能力强，容易形成新皮。

3. 剥皮天气选择 剥皮后的木质部、形成层暴露在空气中，没有组织保护，因此要求最适气温为 25℃～36℃，湿度在 80% 以上，昼夜温差不大。若温度过高，易使形成层干枯死亡，温度低则形成层分裂不活跃，难以形成新皮；而湿度低了易干枯，高了易污染。

4. 严格消毒 为了使剥皮部位不受感染，要对手、剥皮工具进行消毒，提高剥皮的完整性和树的成活率。

5. 环状剥皮部位的技术处理 剥皮后，树干的木质部、形成层裸露于空气中，为了抵抗不良环境，对剥皮部位采取一定的保护措施，使用白色塑料薄膜，包扎环剥部位，提高绝对温度和湿度，促使细胞分裂，避免暴晒、雨淋，从而防止发生细胞脱水干涸和病虫害。

【产地加工】 将树皮内表面相对层层叠放在稻草垫底的平地上，每层厚 5～7cm，注意层间留出适当空隙，防止中间霉变，叠放后用绳捆好平放压实，堆置"发汗"，初夏 5～6 天，盛夏 1～2 天，至内皮呈紫褐色，取出，晒干，即可分等包装。

晾晒过程中一般不解捆，防止皮张卷曲，尽量做成板状。

【主要商品规格】 平板状，两端切齐，去净粗皮，表面呈灰褐色，里面黑褐色，质脆。断处有胶丝相连。味微苦。特等：整张长 70～80cm，宽 50cm 以上，厚 7mm 以上，碎块不超过 10%，无卷形、杂质、霉变；一等：整张长 40cm，宽 40cm 以上，厚 5mm 以上，碎块不超过 10%；二等：板片状或卷曲状，整张长 40cm 以上，宽 30cm 以上，碎块不超过 10%；三等：厚不小于 2mm，包括枝皮、根皮、碎块。

【包装与贮藏】

1. 包装 按块张大小，分别用绳打成扁捆。

2. 贮藏 置干燥、通风处，防止受潮、发霉、变质与虫蛀。

【质量要求】

1. 性状 一般以皮厚、完整、去净粗皮、断面丝多者为佳。

2. 醇溶性浸出物的含量测定 用热浸法测定，75% 乙醇作溶剂，醇溶性浸出物不得少于 11.0%。

3. 松脂醇二葡萄糖苷的含量测定 用高效液相色谱法测定，本品含松脂醇二葡萄糖苷（$C_{32}H_{42}O_{16}$）不得少于 0.10%。

【现代研究】 杜仲含杜仲胶，为一种硬质胶，并含桃叶珊瑚苷、松脂醇二-β-D-葡萄糖苷、β-谷甾醇、白桦脂醇等。

1. 杜仲原生皮与再生皮的质量比较 对杜仲原生皮与 1～4 年再生皮进行了性状、组织特征、主要成分弹性橡胶丝、氯原酸含量及乙醇浸出物含量等进行了比较。结果表明，再生皮与原生皮质量基本一致，可作药用。这对保护杜仲资源，采用环状剥皮技术，再生皮替代原生皮药用提供了依据。

2. 不同药用部位的药理作用 杜仲叶、枝、再生皮与药材杜仲均具有相似的降压效果、中枢镇静作用和免疫促进作用，且作用机理亦相同。用 DNCB（2，4-二硝基氯苯）所致小鼠迟发型超敏反应和非特异性酯酶染色测定 T 细胞百分比，表明醇沉水煎剂能抑制 DNCB 所致的迟发型超敏反应，并能对抗大剂量氢化可的松所致的 T 细胞百分比降低，可使 S_{180} 小鼠外周血中 T 细胞百分比增高，腹腔巨噬细胞吞噬功能增强，对细胞免疫显示双向调节作用。

黄 柏

【来源】本品为芸香科植物黄皮树 *Phellodendron chinense* Schneid. 的树皮。

【产地】黄皮树主产于四川、贵州、陕西、湖北等地，习称"川黄柏"。

【采收】于 4～5 月剥取栽植 10 年以上的树皮。采用"纵向间隔条剥法"剥皮，即每年轮流在树上间隔一定距离纵向条剥，以保持树木成活，继续生长，被剥去的树皮处还会长出新皮，未割的部分可留待下年采收。

【产地加工】将剥下的树皮晒至半干，压平，刮净栓皮至显黄色为度，不可伤及内皮，晒干，捆成小捆。

【主要商品规格】平板状，去净粗栓皮，表面呈黄褐色，内表面暗黄或淡棕色，体轻，质较坚硬，断面鲜黄色，味极苦。一等：长 40cm，宽 15cm 以上；二等：长、宽大小不分，厚度不得薄于 0.2cm，间有枝皮。

【包装与贮藏】

1. 包装 以麻袋、竹篓、篾席包装，压实，外以草绳或麻绳捆紧。

2. 贮藏 置干燥、通风处，防霉、防蛀、防变色。

【质量要求】

1. 性状 一般以色黄、粗皮去净、皮张平坦完整者为佳。

2. 盐酸小檗碱薄层鉴别 以苯-醋酸乙酯-异丙醇-甲醇-浓氨试液（6∶3∶1.5∶1.5∶0.5）为展开剂，置氨蒸气饱和的展开缸内展开，紫外灯（365nm）下检视，在与对照品盐酸小檗碱色谱相应的位置上，显相同的黄色荧光斑点。

【现代研究】黄柏主要含生物碱，如小檗碱、木兰花碱、黄柏碱、药根碱、巴马亭，另含内酯、甾醇等。

黄柏药材一般来源于干皮和根皮，但生长年限较长或较粗大的树枝的枝皮亦可入药，并常有混杂。质量较差的黄柏药材多为生长年限短的黄柏根皮、干皮或生长年限长的黄柏上部干皮或枝皮。HPLC 法测定表明，根皮、下部干皮中小檗碱含量较高，5 月份采收比 8 月份采收时的含量明显增加。因此，应注意黄柏药材的来源部位和采收期。作为提取黄连素的原料，最好的提取原料为川黄柏的根皮，以生长年限长的黄皮树于 5 月份采收者为佳。

五 加 皮

【来源】本品为五加科植物细柱五加 *Acanthopanax gracilistylus* W. W. Smith. 的根皮。

【产地】主产于湖北、河南、安徽，陕西、四川、广西、浙江、江苏等地也有生产。

【采收】夏、秋二季采挖根部。栽培的适宜于栽种后 4～5 年采挖。挖取地下根，除去茎干、细根及泥土，运回加工。

【产地加工】将挖出的根部截成 10～15cm 的段，洗净。趁鲜用刀剥取根皮，或用木棰轻击，使皮与木心部分离，再用刀将根纵剖至木心部，抽去木心，晒干。

【主要商品规格】不规则卷筒状，外表面灰棕色或灰褐色，有横向长圆形皮孔，质轻而脆，易折断。气微香，味微辣而苦。统货。

【包装与贮藏】

1. 包装　多用木箱、竹箩或麻袋包装。

2. 贮藏　本品易受潮发热生霉，应贮于凉爽、干燥处。若雨水淋湿，其颜色易变黑，要严防淋雨。五加皮较脆，易折断，堆垛时要避免挤压及碰摔撞击。

【质量要求】一般以粗长、皮厚、气香、无木心者为佳。

地 骨 皮

【来源】本品为茄科植物枸杞 *Lycium chinense* Mill. 或宁夏枸杞 *Lycium barbarum* L. 的根皮。

【产地】主产于山西、河南、浙江、江苏、河北、宁夏，四川、安徽、陕西、内蒙古等地也有生产。

【采收】春初或秋后采挖根部，清明前采收的质量较好，皮厚易剥取。采后运回加工。

【产地加工】将运回的根除去茎干，用水洗净泥土，趁鲜用木槌敲击，使皮与木质部松离，剥取根皮，去除木心，晒干即可。

【主要商品规格】干燥根皮为短小筒状或槽状卷片，大小不一，一般长 3～10cm，宽 6～15mm，厚约 3mm，外表灰黄色或棕黄色，粗糙，有错杂的纵裂纹，易剥落。内表面黄白色，较平坦，有细纵纹，质轻脆，易折断，断面不平坦。统货。

【包装与贮藏】

1. 包装　用条筐和麻袋、席包包装。

2. 贮藏　贮于通风干燥处，注意防潮防霉，生虫时用硫黄熏或摊晾日晒。本品质轻脆易折断，包装、搬动、运输等作业时应轻拿轻放，避免挤压、碰撞、摔打。

【质量要求】

1. 性状　一般以块大、肉厚、无木心与杂质者为佳。

2. 总灰分测定　总灰分不得超过 11.0%。

第十章
茎木类中药材的采收与产地加工

茎木类中药材是茎类中药材和木类中药材的总称，主要指药用植物地上茎或茎的一部分，多数为木本植物的茎或仅用其木材部分，少数是草本植物的茎藤。

药用部位是茎藤的如川木通、丁公藤、大血藤、清风藤；药用茎枝的如桂枝、槲寄生、钩藤；药用茎刺的如皂角刺或其翅状附属物如鬼箭羽；茎的髓部入药的，如灯心草、通草、小通草。

木类中药材是木本植物的树干剥去树皮后的木材部分，包括形成层以内的部分，主要由次生木质部构成。木材可分为边材和心材两部分。边材一般颜色较浅，心材由于积累了较多的挥发油、树脂和色素类物质，颜色较深，质地致密，常含有特殊的成分。因此，木类中药材大多采用心材，如沉香、檀香等。

茎木类中药材一般在秋、冬季节植物落叶后或春初萌芽前采收，如川木通、大血藤、首乌藤、忍冬藤等；若与叶同用的药材，则宜在植物的花前期或盛花期采收，如忍冬藤等。该类中药材亦有全年均可采收的，如苏木、降香、沉香等。

茎类中药材的产地加工一般是割下后，除去非药用部位，切断晒干，或蒸后干燥。较粗大木质茎趁鲜切片，晒干。木类中药材的产地加工一般是除去粗皮及边材，取其心材，晒干。用时刨成薄片或劈成小块片。

桑 寄 生

【来源】本品为桑寄生科植物桑寄生 *Taxillus chinensis*（DC.）Danser.（常寄生于桑、柿、柚、构、槐、枫、龙眼、荔枝等植物上）的带叶茎枝。

【产地】主产于广东、广西等地，台湾、福建、云南、贵州、江西等地也有生产，以广西梧州为道地产区。

【采收】冬季至次年春季进行割取。割取带叶茎枝后除去大枝梗，运回加工。

【产地加工】

1. **直接干燥** 将除去大枝梗的桑寄生，趁鲜切段，阴干或晒干。

2. **蒸煮后干燥** 将除去大枝梗的桑寄生扎成小把，用沸水煮或蒸，然后晒干。

【主要商品规格】茎、叶的混合段粗细不一，长 1～2cm。茎呈圆柱形，表面灰褐色或红褐色，断面浅粉色，有圆心，留存的叶对生或互生，有柄，边缘光滑无锯齿，黄褐色，似革质而脆。

【包装与贮藏】

1. 包装 一般用席包或竹篓装。竹筐包装内可衬席片、荷叶，或在篓外再套麻袋，每件重 100～150kg。外以草绳或麻绳捆紧。

2. 贮藏 置阴凉干燥通风处，保存时应注意防霉、防蛀、防潮。

川 木 通

【来源】本品为毛茛科植物小木通 *Clematis armandii* Franch. 或绣球藤 *Clematis montana* Buch. Ham. 的藤茎。

【产地】小木通主产于四川成都，湖南益阳、怀化、吉首，湖北襄樊，贵州遵义、玉屏及陕西等地；绣球藤主产于四川成都，湖北襄樊，贵州遵义、玉屏等地。陕西、甘肃、河南、安徽、广西、云南等地也有生产。

【采收】春秋二季均可采收，截取藤茎，运回加工。

【产地加工】

1. 干燥 将截取的藤茎除去外表粗皮，净选，晒干。

2. 切片后干燥 将截取的藤茎除去外表粗皮，净选，趁鲜切薄片，晒干。

【主要商品规格】

1. 大木通（绣球藤） 茎粗细均匀，长 50～100cm，直径 2～3.5cm，外皮黄棕色，附有剥落起层的皮片，并有纵条纹；节部稍膨大，体轻泡，质坚韧，切片的断面有菊花状的放射纹理及多数排列整齐的导管孔。气微，味淡。

2. 小木通 茎细圆，条形，长 30～60cm 或 50～100cm，直径小于大木通。外皮红棕色或灰黄色，多呈撕裂状，有叶柄及侧枝脱落的痕迹，余同大木通。

【包装与贮藏】

1. 包装 一般为压缩打包件，每件 30kg。

2. 贮藏 将其置于通风干燥处，温度 30℃以下，相对湿度 70%～75%，商品安全水分 9%～14%。本品易受潮而霉变，较少虫蛀，贮藏期间应保持环境干燥、整洁。高温高湿季节前，应进行密封抽氧充氮养护；发现吸潮或轻度霉变、虫蛀品时应及时晾晒；虫情严重时，用磷化铝熏杀。

【质量要求】一般以条粗、色黄白、无杂质、无虫蛀、无霉变者为佳。

大 血 藤

【来源】本品为木通科植物大血藤 *Sargentodoxa cuneata*（Oliv.）Rehd. et Wils. 的藤茎。

【产地】主产于江西南昌、九江，湖北武汉，四川成都、德阳，河南信阳，江苏常州、无锡，湖南长沙、邵阳、湘西等地。安徽、浙江、贵州也有生产。

【采收】秋、冬两季采收，采收时割取藤茎，运回加工。

【产地加工】除去侧枝、细枝及叶，截段，晒干。某些地区趁鲜切厚片，晒干。

【主要商品规格】

1. 药材 呈圆柱形，略弯曲，直径 1～3cm。表面灰棕色或棕色，粗糙，有浅纵沟及明显的横裂纹及突起（小疙瘩）。栓皮有时呈片状剥落而露出暗棕色或红棕色内皮，有的可见膨大的节及凹陷的枝痕或叶痕。质坚体轻，折断面呈裂片状。平整的横断面皮部呈红棕色环状，有多处向内嵌入木部。其木部黄白色，被红棕色射线隔开，呈放射状花纹（车轮纹）。有排列不规则的细孔（导管）。气微，味微涩。

2. 大血藤片 为长圆形厚片，切面皮部红棕色，有多处向内嵌入木部，木部黄白色，由多数小孔及放射状纹理，周边灰棕色或棕色。

【包装与贮藏】

1. 包装 一般为木箱，内衬防潮纸，或用牛皮纸铺垫，将药材排列整齐，上面同样盖纸，钉箱密封。

2. 贮藏 置通风干燥处，防灰尘。

【质量要求】

1. 性状 一般以条匀、粗如拇指、棕红色或片厚均匀者为佳。

2. 水分测定 水分不得超过 12.0%。

3. 灰分测定 总灰分不得超过 4.0%。

4. 醇溶性浸出物的含量测定 用热浸法测定，乙醇作溶剂，醇溶性浸出物含量不得少于 8.0%。

苏　木

【来源】 本品为豆科植物苏木 *Caesalpinia sappan* L. 的心材。

【产地】 主产于印度尼西亚、马来西亚、泰国、巴西等地。国内主产于广西百色，云南昆明、开远、大理以及广东、海南等地，贵州、云南等地也有生产。

【采收】 多于秋季采收。采收时选择 5 年树龄以上的植株，从茎基部高 15～20cm 处砍倒，然后锯成 60～100cm 长的段，运回加工。

苏木以越近基部心材质量越佳，上部的心材和枝干的心材质量较差，但也可作药用。采收时要注意保护资源，不要连根挖取，留下伐桩，以萌芽更新。

【产地加工】

1. 苏木 除去杂质，用刀具刨削以除去粗糙的外皮和白色的边材，晒干或阴干。

2. 苏木片（块） 除去杂质，用刀具刨削以除去粗糙的外皮和白色的边材，锯成长约 3cm 的段，再刨成薄片或劈成小碎块，置通风处晒干或阴干。

【主要商品规格】

1. 国产药材 呈圆柱形，有的连结根部则呈不规则稍弯曲的长条状或疙瘩状，长 8～100cm，直径 3～10cm。表面暗红棕色或黄棕色，可见红黄相间的纵向条纹，有刀削痕及细小的凹入油孔。质坚硬沉重，断面致密，纤维性强，横断面有显著的类圆形同心环纹（年轮），有的中央具黄白色的髓，并有点状的闪光结晶物。气微香，味微甘涩。

2. 进口药材 条较粗大，常截成长 1m 以上的段，直径 5～15cm，多为心材，深红色，很少残留边材；质坚体重，断面色深红。

3. 苏木片（块） 为不规则的薄片或碎块，表面黄红色或棕红色，有的中央可见一条白色的髓，质致密。

【包装与贮藏】

1. 包装 用麻袋包装。为防潮及减少损失，内部可衬防潮纸，每件约 60kg。或将原条捆扎成把，外加蒲席封固。

2. 贮藏 置通风干燥处。

【质量要求】

1. 性状 一般以粗大、质坚而重、色黄红者为佳。

2. 水分测定 水分不得超过 12.0%。

3. 醇溶性浸出物的含量测定 用热浸法测定，乙醇作溶剂，醇溶性浸出物含量不得少于 7.0%。

4. 巴西苏木素和（±）原苏木素 B 的含量测定 用高效液相色增法测定，本品含巴西苏木素（$C_{16}H_{14}O_5$）不得少于 0.50%，（±）原苏木素 B（$C_{16}H_{16}O_5$）不得少于 0.50%。

鸡 血 藤

【来源】本品为豆科植物密花豆 *Spatholobus suberectus* Dunn. 的藤茎。

【产地】主产于广东、广西，福建、云南、贵州也有生产。

【采收】秋、冬二季采收，砍下藤茎，运回加工。

【产地加工】

1. 鸡血藤 除去枝叶，锯成 30～60cm 长段，晒干。

2. 鸡血藤片 趁鲜切斜厚片，晒干或烘干。

【主要商品规格】

1. 鸡血藤 茎扁圆柱形，表面灰棕色，有的可见灰白色斑块，栓皮脱落处现红褐色。质坚实，不易折断，折断面呈不整齐的裂片状。气微，味涩。

2. 鸡血藤片 切面木部呈淡红色或棕色，有多数小孔（导管）；皮部内侧树脂样分泌物红棕色或黑棕色，与木部相间排列呈 3～8 个偏心性半圆环；髓部偏向一侧。气微，味涩。

【包装与贮藏】

1. 包装 木箱包装，内衬防潮纸，或用牛皮纸铺垫，将药材排列整齐，上面同样盖纸，钉箱密封。

2. 贮藏 置通风干燥处，防霉、防蛀。

【质量要求】

1. 性状 一般以树脂状分泌物多者为佳。

2. 水分测定 水分不得超过 13.0%。

3. 灰分测定 总灰分不得超过 4.0%，酸不溶性灰分不得超过 0.6%。

4. 醇溶性浸出物的含量测定 用热浸法测定，乙醇作溶剂，醇溶性浸出物含量不得少于 8.0%。

沉　香

【来源】本品为为瑞香科植物白木香 *Aquilaria sinensis*（Lour.）Gilg 含有树脂的木材。

【产地】主产于海南海口，广东湛江、徐闻、肇庆等地。广西玉林，福建等地也有生产。

【采收】沉香采收，一般有以下几种方法。

1. 选择树干直径在 30cm 以上的壮龄白木香树，在距地面 1.5～2cm 高处，在树干上顺砍数刀，刀距 30～50cm，深 3～4cm，伤口附近的木质部则分泌树脂而呈棕黑色，经数年后割取含有树脂的木材，运回加工。

2. 在距地面 1m 的树干上，凿深 3～6cm，直径 3～6cm 小口（称"开门香"），然后用泥土封闭，伤口附近的木质部逐渐分泌树脂，数年后即成沉香，割取含有树脂的木材，运回加工。

沉香全年均可采收。采收沉香的伤口，经若干年后又继续生成沉香。另寻找已枯朽的白木香树，也可觅到质量较好的沉香。

【产地加工】把已结香的木材采回后，用具有半圆形刀口的小凿和刻刀雕挖，剔除不含树脂的白色轻浮木质和腐朽木质，留下黑色坚硬木质。然后再加工成块状、片状或小块状，置室内阴干。

【主要商品规格】沉香分为国产沉香（白木香）和进口沉香。

1. **国产沉香**　呈不规则块状、片状或盔帽状，有的为小碎块，一般长 5～20cm，宽 2～5cm，厚约 1cm。表面凹凸不平，有刀刻痕，偶有孔洞，可见黑褐色树脂与黄白色木质部相间的斑纹。质硬，大多不沉于水。有特异香气，味微苦。燃烧时冒出浓烟及强烈香气，并有黑色油状物渗出。按商品质地及表面树脂部分（俗称"油格"）所占比例分为 4 个等级。一等：身重结实，油色黑润，油格占整块 80% 以上。二等：油色黑润或棕褐色，油格占整块 60% 以上。三等：油格占整块 40% 以上。四等：质疏松轻浮，油格占整块 25% 以上。

2. **进口沉香**　一般分为 2 个等级，一级品的醇溶性浸出物含量在 25%～30% 之间，二级品的醇溶性浸出物含量在 20%～25% 之间。

【包装与贮藏】

1. **包装**　木箱包装。内衬防潮纸，并封闭严密。

2. **贮藏**　本品易失润、干枯、走散香味，故应密闭，置阴凉干燥处保存。切记日晒、见光和受潮。

【质量要求】

1. **性状**　一般以体重、色棕黑油润、燃之有油渗出、香气浓烈者为佳。

2. **醇溶性浸出物的含量测定**　用热浸法测定，乙醇作溶剂，醇溶性浸出物含量不得少于 10.0%。

钩　藤

【来源】本品为茜草科植物钩藤 *Uncaria rhynchophylla*（Miq.）Miq. ex Havil.、大叶钩藤 *Uncaria macrophylla* Wall.、毛钩藤 *Uncaria hirsuta* Havil.、华钩藤 *Uncaria sinensis*

(Oliv.) Havil.、无柄果钩藤 *Uncaria sessili fructus* Roxb. 的带钩茎枝。

【产地】钩藤主产于广西桂林、柳州、百色、南宁，广东广州、韶关，云南文山、思茅，福建三明，江西南昌、宜春、梧州，四川宜宾、广元，陕西汉中、安康，安徽芜湖，浙江杭州、衡洲，湖南，贵州，湖北等地。大叶钩藤主产于广西桂林、柳州、百色、南宁，广东广州、韶关，云南文山、思茅等地。华钩藤主产于广西桂林、柳州、百色、南宁，广东广州、韶关，四川宜宾、广元，湖南，贵州，湖北，甘肃等地。毛钩藤主产于广东广州、韶关，广西桂林、柳州、百色、南宁，福建三明，台湾等地。无柄果钩藤主产于广东广州、韶关，广西桂林、柳州、百色、南宁，云南文山、思茅等地。

【采收】以栽后 3～4 年者，在春季发芽前或秋后嫩枝已长老时采收。采收时将带有钩的枝茎剪下，运回加工。

【产地加工】用剪刀在着生钩的两头平齐或稍长剪下，每段长 3cm 左右，晒干，或蒸后晒干。

【主要商品规格】

1. 双钩藤 净钩，无花梗及单钩梗、枯枝、虫蛀、霉变。

2. 单钩藤 净钩，无花梗、枯枝、虫蛀、霉变。

3. 混钩藤 为双钩藤和单钩藤的混合品，无花梗、虫蛀、霉变。一等：单钩不超过 1/3。二等：单钩不超过 1/2。

4. 钩藤枝 为无钩茎枝，无杂质、虫蛀、霉变。

【包装与贮藏】

1. 包装 通常用麻袋包装，每件 20kg 左右。

2. 贮藏 贮存于干燥通风处，温度 30℃以下，相对湿度 70%～75%，商品安全水分 9%～11%。贮存期保持环境干燥、清洁，发现虫蛀用磷化铝熏杀。

【质量要求】

1. 性状 以双钩、茎细、钩结实、光滑、色紫红，无枯枝钩者为佳。

2. 水分测定 水分不得超过 10.0%。

3. 灰分测定 总灰分不得超过 3.0%。

4. 醇溶性浸出物的含量测定 用热浸法测定，乙醇作溶剂，醇溶性浸出物的含量不得少于 6.0%。

【现代研究】钩藤总生物碱含量因植物的不同部位而异，地下皮部为 0.65%，地上皮部为 0.30%，钩为 0.28%，幼枝及叶为 0.18%，木质部为 0.02%～0.04%。毛钩藤和大叶钩藤总生物碱均在 0.2%以上。

石　斛

【来源】本品为兰科植物流苏石斛 *Dendrobium fimbriatum* Hook.、鼓槌石斛 *Dendrobium chrysotoxum* Lindl. 或金钗石斛 *Dendrobium nobile* Lindl. 及其近似种的茎。

【产地】主产于广西、贵州、广东、云南等地。

【采收】全年均可采收，一般每年春末植株萌芽前采收。采收时剪下三年生以上的茎枝，留下嫩茎让其继续生长。采后运回加工。

【产地加工】鲜用者除去根及泥沙即可；干用者因品种和商品药材不同，有不同的加工方法，常见的有：

1. 将采回的茎株洗尽泥沙，去掉叶片及须根，分出单茎株，放入85℃热水内烫1～2分钟，捞起，摊在竹席或水泥晒场上暴晒，晒至五成干时，用手搓去鞘膜质，再摊晒，并注意常翻动，至足干即可。

2. 将洗尽的石斛放入沸水中浸烫5分钟，捞出晾干，置竹席上暴晒，每天翻动2～3次，晒至身软时，边晒边搓，反复多次至去净残存叶鞘，然后晒至足干即可。

3. 剪去部分须根后，边炒边搓去叶鞘，边炒边扭成螺旋形或弹簧状，烘干。

【主要商品规格】石斛商品来源复杂，加工方法不一，常见的商品规格有：

1. 鲜石斛　色鲜艳，无泥沙、杂质，无腐烂。统货。

2. 金钗石斛　色黄，无须根，无枯草。统货。

3. 耳环石斛　分三个等级。一等：螺旋形紧贴，2～4个环，身细坚实，黄绿色或金黄色，无杂质，无霉变，全部具"龙头凤尾"；二等：螺旋形稍松，不紧贴，2～4个环，身稍粗，较坚实，余同一等；三等：螺旋形，较松散，不紧贴，身粗，不甚坚实，不具"龙头凤尾"，余同一等。

4. 流苏石斛　色黄坚实，无枯死草，无芦头、须根、霉变。

【包装与贮藏】

1. 包装　应置于纸箱中密封保存。

2. 贮藏　石斛黏性较大，易虫蛀，应置于干燥、通风处，并经常检查，防虫、防霉；鲜石斛置于阴凉湿沙中，防冻。

【质量要求】

1. 鲜品以青绿色、肥满多叶、嚼之发黏者为佳。

2. 干品以色金黄、有光泽、质柔韧者为佳。

第十一章

花类中药材的采收与产地加工

花类中药材入药，通常包括完整的花、花序或花的某一部分。完整的花有开放的花和花蕾；花序也有开放的和未开放的；花的某一部分有雄蕊、花柱、柱头、花粉等。因此，花类中药材的采收，应视具体情况而定。花蕾一般在含苞未放时采收，不宜过早，过早则花未成形，气味不足，如金银花、辛夷、丁香、槐米。也有一些在花正开放时采摘，不宜在花完全盛开后采收，否则易致花瓣脱落和变色，有效成分含量降低，影响了药材质量。一般如玫瑰花、旋覆花、洋金花，要求在花初开时采收；红花要求在花冠由黄变红时采摘，而且要在早晨露水未干、太阳未升高时进行采摘，因此时总苞上的刺比较柔软，不会刺手；而菊花、番红花则要求在花盛开时采收。对花期较长，花朵陆续开放的中药材，应分批采摘，以保证质量。有些药材如蒲黄、松花粉等则不宜迟收，过迟则花粉会自然散落，又会影响产量。

为了保持花类中药材颜色鲜艳、花朵完整，一般采收后应放置在通风处摊开阴干或在低温下迅速烘干，以使其色彩鲜艳。如选择烘干同时应注意控制烘制时间，以避免有效成分的散失，保持浓郁的香气，如红花、芫花、金银花、玫瑰花、月季花等。极少数花类中药材则需先蒸后干燥，如杭白菊等。有些特别强调不可暴晒，如红花宜置通风、遮光处晾干。

辛　夷

【来源】本品为木兰科植物望春花 *Magnolia biondii* Pamp.、玉兰 *Magnolia denudata* Desr. 或武当玉兰 *Magnolia sprengeri* Pamp. 的花蕾。

【产地】主产于河南、安徽、江苏、浙江、江西、湖南、湖北、四川等地。以河南、安徽的产量最大，质量较好。

【采收】在 3～4 月采收未开放花蕾即可。采收时连梗采下，或逐朵齐花柄处摘下，勿伤树枝。采收时间宜早不宜迟，以免花蕾开放而影响质量。

【产地加工】将采收后的花蕾，剪去枝梗，除去杂质，白天在日光下摊晒至半干，夜晚收回室内堆放 1～2 日，使其发汗后再晒，直至干透为止。

辛夷晒制时如遇雨天，可用烘房低温烘烤，也可用无烟煤或炭火烘烤，当烘至半干时，堆放 1～2 天，再烘一次，直至花蕾内部全干为度。

【主要商品规格】商品依来源分为三种。

1. 望春花　花蕾呈倒圆锥形，似毛笔状，长 1～4cm，直径 0.8～2cm，苞片 2～3 层，每层 2 片。苞片外层表面密被灰白色或黄绿色茸毛，内表面紫棕色，花被片 9 枚，棕色，外轮 3 片呈萼片状，雄蕊、雌蕊多数，螺旋状排列，质脆易碎，有特殊香气，味辛凉、稍苦。统货。

2. 玉兰 长 1.5～3cm，直径 1～1.5cm。苞片外层表面密被灰白色或黄绿色茸毛。花被片 9 枚，内外轮同型。统货。

3. 武当玉兰 长 2～4cm，直径 1～2cm。皮孔红棕色。苞片外层表面密被淡黄色或淡黄绿色茸毛，有的外层表面茸毛已脱落而呈黑褐色。花被片 10～12 枚。统货。

【包装与贮藏】

1. 包装 通常用细麻袋或布袋进行包装。

2. 贮藏 放木箱内，置凉爽、干燥处贮藏，宜在 30℃以下条件中贮藏，防霉、防蛀。

【质量要求】

1. 性状 一般以花蕾完整、内瓣紧密、身干、色绿、无枝梗杂质、香气浓者为佳。

2. 挥发油的含量测定 本品含挥发油不得少于 1.0%。

3. 木兰脂素的含量测定 用高效液相色谱法测定，本品含木兰脂素（$C_{23}H_{28}O_7$）不得少于 0.40%。

【现代研究】辛夷主要含挥发油，尚含一种生物碱（$C_{17}H_{19}O_3N$）及 6 种木脂素。有人对辛夷采收期和加工方法对质量的影响做了研究，认为 11 月中旬至 12 月底采收辛夷，药材挥发油含量高，为最佳采收期，同时采后阴干质量好，其他均差。

槐 花

【来源】本品为豆科植物槐 *Sophora japonica* L. 的花及花蕾。花蕾药材称槐米。

【产地】主产于河北、山东、河南、江苏、广东、广西、辽宁等地，全国各地均有分布。以河北、河南、山东为道地产区。

【采收】

1. 槐米 槐栽植 8～10 年后，即可采收。一般于 6 月下旬至 7 月中旬，花未开放或花蕾形成时采摘。将整个花枝折下，除去部分枝梗、叶、杂质，运回加工。

2. 槐花 于 7～8 月花盛期采收。采时将花打落，或收取自然落下的花，除去枝梗、叶、杂质，运回加工。

【产地加工】

1. 槐米

（1）晒干法：将采集的槐米及时暴晒，晒干后打下花蕾，除去枝梗及杂质。如遇阴雨天，可炕干或烘干，烘时温度约 40℃，干燥即可。

（2）蒸晒法：即将整个花枝剪下，先摊晾略干，拣去粗枝梗、残叶及杂质，放蒸笼中蒸制适当时间，取出，薄摊晒干，搓擦使花蕾脱落，拣去枝梗，筛去残柄及杂屑。

2. 槐花 将采集的槐花晒干即可。

槐米、槐花加工时以当日干燥为好，若着露水，色易变黑或霉烂。

【主要商品规格】

1. 槐米 干燥之花蕾呈卵圆形或长椭圆形，长 0.25～0.5cm，宽 0.15～0.2cm，外表黄褐色或黄绿色,稍皱缩,下部为钟状花萼,先端具不明显的五浅裂,有时有短柄,上部为未开放的花冠,大小不一,花萼和花冠的外面均疏生白色短柔毛。质松脆,气弱,味微苦。统货。

2. 槐花 干燥花瓣多数散落,完整的花呈飞鸟状,直径1.5cm,花瓣5枚,黄色或淡棕色,皱缩,卷曲,基部萼筒黄绿色,先端五浅裂,雄蕊淡黄色,须状,有时弯曲,子房膨大。质轻,气弱,味微苦。统货。

【包装与贮藏】

1. 包装 主要以编织袋或麻袋包装。

2. 贮藏 贮存于干燥、阴凉、通风、避光处。适宜温度30℃以下,相对湿度65%～75%。商品安全水分为9%～14%。防止发霉、生虫或变色。

本品吸湿性强,易发霉、泛油、虫蛀。贮藏期间,应"先进先出",一般货垛不应过大,贮藏期不应过长;定期检查,发现轻度霉迹、蛀虫分泌物时应及时晾晒,也可用小件密封、充氮(或充二氧化碳)养护。数量较大时,用磷化铝或溴甲烷熏灭。

【质量要求】

1. 性状 槐米一般以色黄绿、身干、无枝梗杂质、黑粒不超过3%、花不超过5%者为佳;槐花一般以色黄白、整齐、身干、无枝梗杂质者为佳。

2. 芦丁的含量测定 用高效液相色谱法测定,芦丁($C_{27}H_{30}O_{16}$)含量,槐花不得少于6.0%,槐米不得少于15.0%。

【现代研究】槐米、槐花主要含芦丁。经测定,槐米中芦丁含量为23.5%,槐花中芦丁含量为13%。从某种意义来讲,槐米药用质量较槐花为优,用量小而效果好。

芫 花

【来源】为瑞香科植物芫花 *Daphne genkwa* Sieb. et Zucc. 的花蕾。

【产地】主产于长江流域以南及山东、河南、陕西等省。

【采收】春季花未开放时采收。

【产地加工】除去杂质,晒干或烘干。

【主要商品规格】常3～7朵生于短花轴上,基部有苞片1～2片,多脱落为单朵。单朵为棒状,多弯曲,长1～1.7cm,直径约为1.5mm;花被筒表面淡紫色或灰绿色,密被短柔毛,先端4裂呈花冠状,裂片淡紫色或黄棕色。质软,气微,味甘、微辛。统货。

【包装与贮藏】

1. 包装 通常用编织袋或麻袋进行包装。

2. 贮藏 置通风干燥处,防霉,防蛀。

【质量要求】

1. 性状 一般以身长、花被筒呈淡紫色、气微辛者为佳。

2. 醇溶性浸出物的含量测定 用热浸法测定,稀乙醇作溶剂,醇溶性浸出物不得少于20%。

3. 芫花素的含量测定 用高效液相色谱法测定,本品含芫花素($C_{16}H_{12}O_5$)不得少于 0.20%。

丁　香

【来源】为桃金娘科植物丁香 *Eugenia caryophyllata Thunb.* 的花蕾。

【产地】药材主产于坦桑尼亚、马来西亚、印度尼西亚等地。我国广东、广西等地有栽培。

【采收】通常在 9 月至次年 3 月间，花蕾由青转为鲜红色时采收。

为提高公丁香的产量和质量，实现稳产高产，应适时收花，少留果实。减少丁香树体养分的消耗，调节均衡生长，促使花芽的分化。

【产地加工】剪下饱满、绿色微带红色的花蕾，晒 4～6 天至干脆易断时，即为公丁香，优质的丁香，有强烈的芳香气，味香而辣。

经自然授粉，逐渐膨大而成紫红色幼果，采收晒干后即是母丁香。气微香，味辛辣。品质较公丁香差，药性相同。

【主要商品规格】干燥的花蕾略呈短棒状，长 1.5～2cm，红棕色至暗棕色；下部为圆柱状略扁的萼管，长 1～1.3cm，宽约 5mm，厚约 3mm，基部渐狭小，表面粗糙，刻之有油渗出，萼管上端有 4 片三角形肥厚的萼；上部近圆球形，径约 6mm，具花瓣 4 片，互相抱合。将花蕾剖开，可见多数雄蕊，花丝向中心弯曲，中央有一粗壮直立的花柱，质坚实而重，入水即沉；断面有油性，用指甲划之可见油质渗出；气强烈芳香，味辛。统货。

【包装与贮藏】

1. 包装　通常用编织袋或麻袋进行包装。

2. 贮藏　置阴凉干燥处。

【质量要求】

1. 性状　以个大、粗壮、鲜紫棕色、油性足、能沉于水、香气强烈、无碎末者为佳。

2. 丁香酚的含量测定　用气相色谱法测定，本品含丁香酚（$C_{10}H_{12}O_2$）不得少于 11.0%。

金　银　花

【来源】本品为忍冬科植物忍冬 *Lonicera japonica Thunb.* 的花蕾或带初开的花。

【产地】主产于湖南、山东、河南等地，四川、贵州、广西、江西、江苏等地也有生产。以湖南的"山银花"、山东的"济银花"、河南的"密银花"质佳量大而著称。

【采收】金银花一般于栽后第 3 年开花。金银花开放时间较为集中，花期大约为 15 天。采收期必须在花蕾尚未开放之前，一般于 5 月中、下旬采摘第一茬花，每隔 1 个月采 1 次，一年可采 4 茬。当花蕾由绿变白、上部膨大、下部青色时采摘，这时采摘的金银花称作"二白花"；当花蕾完全变白色，但尚未开放时采收的金银花称作"大白花"。

也有地区采收时间为小满至芒种时节。当花蕾膨大，呈青白色时，采摘头茬花，1～2 个月后再采二三茬花。于 5～6 月期间，选择晴天早晨露水刚干时，摘取青色未开放的花蕾。

金银花采收时间的把握十分重要，采收时间过早会导致质量差、产量低；采收时间过迟，花蕾完全开放，其药用价值也会降低。一天之内，在清早至上午 9 点露水未干时采摘的花蕾质量最好，此时采摘不会损伤未成熟的花蕾而且香气浓、色泽好。当天采尽所有待开放之花蕾，否则过夜即开。

【产地加工】

1. 晒干法 将金银花薄摊于竹席、木器或晒筐中，厚薄视阳光强弱而定，一般 2～3cm 厚，在上午 10 点以前摊开，中午强光时放置阴凉处，下午光线不强时再晾晒。以当天或两天晒干为宜。晾晒时应用竹笆或戴手套翻动，不能用手直接触摸，以防金银花变黑。阳光较强宜摊得厚些，以免干燥得太快，质量变次。倘若阳光弱，摊得太厚，花又容易变黑色。当天未晒干，夜间须将花筐架起，留些空隙，让水分散发。初晒时切忌翻动，待晒至八成干时才能翻动，合并晒具。待晾晒至九成干时，拣净茎、叶、杂质等即可。

此外，也可将花直接摊晒在沙滩或石块上。其中红砂石不反潮，晒花最好。

2. 烘干法 将金银花放到席上，用灶或简易烘房烘干，室内放 2～3 个火炉，并设置排气窗或排气孔。初烘时温度不宜过高，控制在 30℃～35℃。烘 2 小时后，室内温度可提高到 40℃左右，此时鲜花逐渐排出水汽。经 5～10 小时后，将室温提高到 45℃～50℃时，再烘 10 小时，大部分水分可被排出。最后将室温升至 55℃～60℃，使花迅速干透。

金银花采摘后要注意及时进行加工，采摘之花以摊晒晾干或烘干为宜，忌在烈日下暴晒或用火烘烤；不宜堆放，以防发霉。

烘干法加工金银花，经过 12～20 小时即可烘干，但不能超过 20 小时。烘的时间长，花易变黑，降低质量。烘干时，要注意通风、排潮。如遇阴雨天来不及晒干或烘干时，可用硫黄熏软，摊于室内，一周内不会发霉变质。

烘干法不受外界天气影响，容易掌握火候，比晒干的出货率高，并且烘干的花比晾干的花质量好。但要注意在烘干时不宜翻动，即使翻动，也不宜用手翻动，应用竹棍轻翻即可，否则易变黑；不能中途停烘，否则会使花变质。

晒、烘干后，压实，置干燥处封严。但此时花心尚未干透，经过几天反润，再取出晒一天，用风力先除去残叶、杂质，再行包装。

【主要商品规格】 按产区可分为密银花（河南密县、巩县等产品，即"南银花"）、东银花（山东平邑、苍山等产品，即"济银花"）、山银花（以广东、广西为主，红腺忍冬以湖南、广西为主，毛花柱忍冬以广东、广西为主）等规格。

1. 密银花 花蕾呈棒状，上粗下细，略弯曲。表面绿白色，花冠质稍硬，握之有顶手感。气清香，味甘微苦。一等：无开放花朵，破裂花蕾及黄条不超过 5%；二等：开放花朵不超过 5%，黑头、破裂花蕾及黄条不超过 10%，余同一等；三等：表面绿白色或黄白色，花冠质硬，开放花朵、黑条不超过 30%，余同二等；四等：花蕾或开放花朵兼有，色泽不分，枝叶不超过 3%，余同三等。

2. 济银花 花蕾呈棒状，肥壮，上粗下细，略弯曲。表面黄白色、青色。气清香，味甘微苦。一等：开放花朵不超过 5%，无嫩蕾、黑头、枝叶；二等：花蕾较瘦，开放花朵不超过 15%，黑头不超过 3%，余同一等；三等：花蕾瘦小，开放花朵不超过 25%，黑头不超过 15%，枝叶不超过 1%，余同二等；四等：花蕾或开放的花朵兼有，色泽不分，枝叶不超过 3%，余同三等。

3. 山银花 花蕾呈棒状，上粗下细，略弯曲，花蕾长瘦。表面黄白色或青白色。气清香，味淡微苦。一等：开放花朵不超过 20%；二等：花蕾或开放的花朵兼有，色泽不分，枝叶不超过 10%，余同一等。

4. 出口商品 分甲、乙两级。甲级：色泽青绿微白，花蕾均匀，有香气，散花不超过 2%，无枝叶、黑头和油条，身干；乙级：色泽白绿，花蕾均匀，有香气，散花、枝、叶不超过 5%，无黑头和油条。

【包装与贮藏】

1. 包装 金银花烘（晾）干后，用木箱或纸箱包装，下铺防潮纸，于阴凉、干燥处存贮，防霉、防蛀。

2. 贮藏 金银花加工后要妥善保管贮藏，否则易发霉变质。一般用防潮纸与席片将其捆紧，再外套麻袋；或放入内壁衬防潮纸的木箱，贮于阴凉、干燥、通风处，须防潮，防虫蛀。近年来有用聚乙烯薄膜袋密封，效果较好。忌日晒，否则易变色，如受潮用文火缓缓烘焙。安全水分为 10%～12%，药材含水量不得超过 15%。

【质量要求】

1. 性状 一般以无开放花、花蕾饱满、色泽青绿微白、无霉、无虫蛀、无枝叶、无黑头和油条、身干、气味清香者为佳。

2. 绿原酸的含量测定 用高效液相色谱法测定，本品含绿原酸（$C_{16}H_{18}O_9$）不得少于 1.5%。

3. 木樨草苷的含量测定 用高效液相色谱法测定，本品含木樨草苷（$C_{21}H_{20}O_{11}$）不得少于 0.05%。

【现代研究】金银花主要含绿原酸和异绿原酸等，另含木樨草素及木樨草素-7-葡萄糖苷，其中绿原酸和异绿原酸为主要抗菌成分。

产区常因花期集中（盛花期 3～5 天），往往将花一起采下。为了准确测定金银花中不同生长期绿原酸含量，经采用高效液相色谱法对金银花 5 个生长阶段样品（商品常按花蕾开放顺序包括三青、二白、大白、银花、金花等 5 个阶段的花）进行含量测定，结果显示绿原酸含量由高到低顺次为三青＞二白＞大白＞银花＞金花，花蕾期各阶段含量为高，开花后含量下降；金银花的折干率也以花蕾期为高。因此，花蕾的早期阶段是金银花的最佳采收时期。

通过高效液相色谱法对不同产地和物候期金银花中绿原酸含量进行的系统分析和动态变化研究，对金银花的主流品种忍冬在 2 个道地产区进行了为期 3 年的动态采样，并在几个非道地产区一次采样，认为绿原酸的含量变化呈现一定的规律性，在花盛期达到最高值，而在其他阶段下降。因此，中药材的采收应考虑其有效成分含量的动态变化，再结合其产率，以保证药物能发挥最大的疗效和发展生产。道地产区样品中绿原酸的含量远大于非道地产区的样品，表明药材质量与产区密切相关。

款 冬 花

【来源】本品为菊科植物款冬 *Tussilago farfara* L. 的花蕾。

【产地】主产于陕西、山西、河南、甘肃、青海、内蒙古等地，四川、湖北、河北、河南也产。以甘肃灵台、陕西榆林产品质量佳。

【采收】于栽种的当年立冬前后，即 10 月下旬至 12 月下旬，在花蕾尚未出土而苞片呈紫红色时采挖并摘取花蕾。

款冬花蕾最适宜采收期应根据各地气候和花蕾的生长发育情况而定。一般在冬季地冻前半个月左右，或年初地解冻后 10 天左右挖收最为合适。冬季采挖可适当晚些，尽量延长生长期，让花蕾充分发育以达到最佳产量和质量。早春采挖则应适当提前，才能保证优质高产。因早春地解冻后，地温回升，款冬对低温的适应力较强，花蕾在较低温度下可缓慢生长，所以春季采收不宜太晚，否则花蕾继续长大，超过 3cm 以上时，生药质量下降，而开花后质量更差，一般不作药用。春季大地升温快，采收适宜期较短，应掌握好适宜采收期。采收时，从茎基上连花梗一起摘下花蕾，放入竹筐内，不能重压，不要水洗，否则花蕾干后变黑，影响药材质量。

【产地加工】花蕾采后立即薄摊竹匾上，于通风、干燥处晾干，经 3～4 天，待水气干后，取出筛去泥土，除净花梗，再晾至全干即成。

如花蕾带有泥土时，注意切勿水洗、搓擦，否则会变色，影响质量。收后的花蕾忌露霜及雨淋，应放在通风、阴凉处阴干。在晾的过程中不能用手直接翻动，也不得使款冬花遇雾、露、雨和雪，否则花蕾颜色易变黑，不能保持色彩鲜艳。经日晒后要吐色露蕊，待半干时筛去泥土，去净花梗再晾至全干。若遇阴雨天气，应用木炭或无烟煤以文火烘干，温度控制在 40℃～50℃之间。烘时，花蕾摊放不宜太厚，5～7cm 即可；时间不宜太长，少翻动，以免破损外层苞片，影响药材质量。

【主要商品规格】干燥的款冬花呈不整齐的粗棒状，常 2～3 个花序连生在一起，长 1～2.5cm，直径 0.6～1cm，花上端较粗，中部稍丰满，下端渐细或带有短梗，花底外面被有多数鳞状苞片，外表面呈紫红色或淡红色，苞状内表面布满白色絮状毛茸。气清香，味微苦而辛，嚼之显棉絮状。一般以三朵连生者习惯称之为上品。统货。

【包装与贮藏】

1. 包装　本品通常以木箱包装，箱内衬以毛头吸潮纸，用毛头纸包裹木炭几条，置于箱中；再盛装款冬花，以利防潮；然后加盖密闭封严，如此可保持款冬花颜色不变。

2. 贮藏　置阴凉、干燥处，防潮、防蛀。款冬花在夏季最易生虫，宜在凉爽的库房贮藏，并经常检查。款冬花安全水分为 12%～15%，在相对湿度为 75%环境下较为安全。每年 5 月份翻晒一次，防止内部发热、吸潮、霉变、虫蛀或变色。夏季已吸潮生霉品，应及时干燥处理或吸潮养护。

【质量要求】一般以蕾大、肥壮、无土、朵大完整、呈现鹦鹉状、色紫红鲜艳、花梗短、香气浓郁者为佳。

木质老梗及已开花者不可供药用。

菊　花

【来源】本品为菊科植物菊 *Chrysanthemum morifolium* Ramat. 的头状花序。

【产地】主产于安徽亳州、涡阳及河南商丘，习称"亳菊"；主产于安徽滁县，习称"滁菊"；主产于安徽歙县（徽菊）、浙江德清（清菊），习称"贡菊"；主产于浙江嘉兴、桐乡等地，习称"杭菊（白茶菊、黄甘菊）"；主产于河南新乡、武陟等地，习称"怀菊"。各地尚有自产的菊花，均以产区命名。

【采收】

1. 亳菊花　种植当年11月中、下旬当花盛开时（要求一块田里花蕾基本开齐、花瓣普遍洁白时）第一次采摘，约占总产量的50％；隔5～7天采摘第二次，约占产量的30％；再过7天采收第三次。采花标准为：花瓣平直，有80％的花心散开，花色洁白。通常于晴天露水干后或午后，将花朵摘下，边采收边把花朵用稻草扎成小把，以利干燥。

2. 滁菊花　滁菊10月底至11月初开始采花，要根据开花先后，逐朵采摘。以中央的黄色管状花已有三分之二散开为采摘标准。即待花瓣平展，由黄转白而心略带黄时，选择晴天露水干后或午后分批采收。此时的花水分少，易干燥，色泽好，品质佳。11月中、下旬采完，一般分四次采摘。

3. 贡菊花　于"立冬"前后，花瓣平直，花蕊散开60％～70％时，根据花开先后，分批采摘。

4. 杭菊花　适宜采收的杭菊必须是成熟的，其标志是花瓣雪白、花蕊散开。江南大部分地区引种的杭菊在10月下旬（即霜降后）开始出现成熟的表征，因此在10月下旬即可采摘头花。应于每天露水干后采收。生产中其采收次数要视实际情况而定，关键是要掌握好成熟的标志。田间管理好、生长整齐的杭菊一般采3～5次即可。

菊花采收应注意在晴天露水干后进行，湿花采下容易腐烂、变质。

【产地加工】根据天气情况，随采随加工。采下鲜花，切忌堆放，需及时干燥或薄摊于通风处。

1. 亳菊花　亳菊采收后常扎把倒挂于通风干燥处，晾干3～4周，防雨淋，不能暴晒，否则香气差。干燥快者色白，干燥慢者为淡黄色，至花有八成干时，即可将花摘下，置熏房内用硫黄熏白。熏后再摊晒1天即可干燥。具体方法如下：

（1）阴干：亳菊采收后应阴干，不能晒干，切忌暴晒。亳菊经风吹干，香气浓，药效好。但是有的年份采收期常遇连雨天，不得不将带水的花枝抢收回来。由于花枝带雨即行吊挂，容易发生烂花，因此这种花枝应挂在外面晒干或吹干雨滴后，再行阴干。一般吊挂阴干20天左右，至花有八成干时，即可将花摘下，入熏房用硫黄熏白。

（2）熏白：熏花要用篓子装花。装花要装得松散，装得浅，不要装紧压实，透气性不好。装入数量不要超过篓子容量的四分之三，以利硫黄气体穿透。用容积长5m×宽4.5m×高3m的熏房熏花，一次可以叠放550只篓子。熏房内，篓子要用木棒、竹竿架起离地13cm左右，且不能叠到房顶，要留有空间，以利硫黄气体流转。熏花时，熏房要严密，不可漏气。硫黄宜放在小铁锅内点燃，并注意使硫黄连续燃烧。由于熏房内氧气越来越少，火容易熄灭，因此，每隔一定时间，要将燃火的铁锅移到室外透气，并用铁棒将火挑旺，再将锅放回熏房的硫黄燃烧室。硫黄气体对人体有刺激性，操作人员出入宜戴防毒面具操作。熏花时间的长短，与熏房的大小、花的多少、熏前花色的深浅程度、燃烧硫黄的多少以及是否连续点燃等因素有关。一般每熏一次，需连续熏 24～36 小时。平均每千克硫黄可熏得干花 10～15kg。

（3）晒花：亳菊花熏白后，一般再在室外薄薄地摊开，晒一天就可干燥。如灰屑、碎瓣过多，须用筛子筛除。

2. 贡菊花 贡菊花多采用烘干的方法，烘时不宜一次烘干，宜轮流交换，以免烘焦走色，但也可以先阴干。烘烤工作在相对密闭的烘花房内进行，以无烟的木炭为燃料，竹制"花焙"为工具，烘房温度控制在 40℃～50℃之间。做法是：先将刚采回的鲜花上"花焙"进行第一"嫩焙"，此过程需 2.5～3 小时，如果含水量过多，则须 5～6 小时，每 20 分钟翻动 1 次。待烘至 7 成干时，转入第二轮"老焙"，时间约 3 小时，约 30 分钟翻动 1 次，温度应适当降低。至花表面呈象牙白时，即可从烘房内取出，再置通风干燥处阴至全干。

3. 滁菊花 滁菊花采后阴干、熏白，晒至六成干时，用竹筛将花朵筛成圆球形，再晒至全干即成。晒时切忌用手翻动，可用竹筷轻轻翻动晾晒。

4. 杭菊花 多采用蒸后晒干。传统采用烧柴的小灶蒸花，铁锅外缘直径约 50cm，上缘直径 37～39cm。蒸花时铁锅上要加拱形木锅盖。

（1）蒸前处理：首先要挑选出烂花。一般采花后晒半天至一天再蒸，可使花瓣变得更白。同时花中水分减少，蒸时不容易过火，又易晒干。若采收时采花落雨或有露水花，需晒去水分后再蒸。如果采收后不能及时加工，必须放在通风的室内用帘子摊开，摊放厚度以不超过 1.5cm 为好，每天需要翻动两次，可保存 3～4 天。

（2）蒸花：蒸花前，首先将花轻轻地放在蒸花盘上，厚度一般以 4 朵花厚度为好。摊薄蒸，颜色好，易晒干。蒸时首先把锅水烧开，然后放入蒸盘。蒸花时火力要猛而均匀，每蒸一笼需 4～5 分钟。若蒸得时间过长，花熟过头，就会产生"湿腐状"，不易晒干，而且花色发黄；若蒸得过短，则出现"生花"，刚出笼的花瓣不贴伏，颜色灰白，经风一吹，则成红褐色。过熟、过生质量都差。

蒸花时，锅里要及时添水，并要经常换水，保持清洁。用烧煤大灶蒸时，水面保持在锅缘下 13cm 左右为好。水过少，蒸汽不足，蒸花时间长，花色差；水过多，沸水易溅到花上，变成了"汤花"，质量下降。灶内添煤要在花出笼时进行，以保持上屉后火力猛而均匀，使笼内温度正常。

（3）晒花：蒸好的花，一出笼即排在晒板上。晒板为正方形，边长 65～70cm，用木板条夹稻草秆制成，或用篾白编成。菊花在晒板上晒 2～3 天后，翻过来再晒 2～3 天，然后摊在帘子上晒到花心完全发硬为止。如中间有潮块，应拣出复晒。晒花时或未干时切忌手捏、叠压和卷拢，以免菊花成"螺蛳肉"状，影响规格质量。晒花还要注意卫生，烟灰和尘土飞扬处均不宜晒花。

杭菊花摊晒 3～4 天后应检查可否收藏。衡量的标准是任取 1 朵花蕊用大拇指和食指捻几下，若无腻的感觉即可收藏。

（4）注意事项

①采收的杭菊花应稍微晾晒以散除其水分。如遇雨天而又非采不可，则应放在干燥的晒垫上面摊开，并置通风处以利去水。

②蒸时要注意锅内水不要浸入菊花，时间不宜过长或过短，以花不熟为度，否则影响质量。

③熟菊花的标志是花瓣呈玉色，若花瓣呈褐色或点点褐色均说明未熟透；蒸杭菊若太熟不易摊晒，不熟则其外观质感差。

④蒸制过程中，倾倒蒸熟的菊花时要谨慎，不要破坏"菊花饼"的完整性，"菊花饼"的完整与否是药市上杭菊品质好坏的外观指标之一。

【主要商品规格】按产地常分亳菊、滁菊、贡菊、杭菊等规格。

1. 亳菊花 菊花为不规则球形或压扁形头状花序，花序的绝大部分为白色舌状花；直径1.5～4cm，总苞由3～4层苞片组成，苞片卵圆形或长椭圆形，黄棕色或黄绿色，舌状花数轮，类白色或黄色，有的类白色微带紫色，管状花多数，聚合于中心，淡黄色、黄色和深黄色，体轻，质柔润，有的松软，气清香，味甘微苦。一等：呈圆盘或扁扇形，花朵大，瓣密，苞厚，不露心，花瓣长而宽，白色，近基部微带红色，体轻，质柔软，气清香，味甘微苦，无散朵、枝叶、虫蛀、霉变；二等：花朵色微黄，近基部微带红色，气芳香，余同一等；三等：呈圆盘或扁扇形，花朵小，色黄或暗，间有散朵，叶枝不超过5%，余同一等。

2. 滁菊花 呈不规则球形或扁球形，直径1.5～2.5cm。舌状花类白色，不规则扭曲，内卷，边缘皱缩，有时可见淡褐色腺点；管状花大多隐藏。气香浓郁，味甘微苦。一等：呈绒球状或圆形（多为头花），朵大，花粉白色，花心较大，黄色，质柔，气芳香，味甘微苦，不散瓣，无枝叶、杂质、虫蛀、霉变；二等：呈绒球形（即二水花），花粉白色，朵均匀，不散瓣，余同一等；三等：呈绒球状，朵小，色次（即尾花），间有散瓣，余同一等。

3. 贡菊花 形似滁菊，呈扁球形或不规则球形，瓣细而厚；舌状花白色或类白色，长1～1.2cm，宽约0.2cm，斜升，上部反折，边缘稍内卷而皱缩，通常无腺点；管状花少，外露。中间有少数黄色管状花，基部总苞色翠绿，气清香，味甘。一等：花朵较小，球形，花瓣密，白色，花蒂绿色，花心小，淡黄色，均匀不散朵，体轻质柔软，气芳香，味甘微苦，无枝叶、杂质、虫蛀、霉变；二等：球形，色白，花心淡黄色，朵均匀，余同一等；三等：花朵小，花心淡黄色，朵不均匀，间有散瓣，余同二等。

4. 杭白菊 呈不规则压扁结块状，碟形或扁球形，朵大，瓣宽而疏，舌状花较少，类白色或黄白色，长约2.2cm，宽约0.6cm，平展或微折叠，彼此粘连，通常无腺点；管状花多数，外露。中间有少数深黄色管状花，形成管状花盘。体稍重，气清香，味微甘、辛。一等：蒸花呈压缩状，朵大肥厚，玉白色，花心较大，黄色，气清香，味甘微苦，无霜打花及枝叶；二等：花朵厚，较小，心黄色，余同一等；三等：花朵小，间有不严重的霜打花，余同二等。

菊花出口常分甲、乙两级。

【包装与贮藏】

1. 包装 菊花多用布袋或麻袋包装。

2. 贮藏 贮存于阴凉干燥处，宜30℃以下保存。夏、秋季要勤检查，重点应防虫蛀、防霉、防变色。菊花受潮后极易发生虫蛀，梅雨季节还容易霉烂、变色、变味，透风则易散瓣。贮藏菊花要以预防为主，要贮于相对湿度70%以下、干燥而凉爽的库房中。每年3～4

月间可用炭火烘，亦可送进冷库保管以利防虫。如已发现菊花有湿霉或变色现象，要立即开窗通风，使库内水分得以散发出去。其安全水分为 $10\%\sim15\%$，如水分超过 20%，在潮湿环境中，7 天即可发霉。其中，滁菊和杭菊封袋后最易生霉，应及时采用石灰干燥法保存；亳菊、怀菊装入木板箱或竹篓，内衬牛皮纸，一层菊花一层纸，相间压实贮藏。夏季最好送进冷库保管。杭菊花用箩筐装好，存放于干燥通风处，同时注意经常检查。检查方法是用手插入晒干的菊花中看是否有发热和滑腻感，若有，则说明需要晒干或烘干。

【质量要求】

1. 性状 一般以身干、色白（黄）、花朵完整不散瓣、香气浓郁、无杂质者为佳，通常认为亳菊和滁菊品质最优。

2. 绿原酸等成分的含量测定 用高效液相色谱法测定，本品含绿原酸（$C_{16}H_{18}O_9$）不得少于 0.20%，含木樨草苷（$C_{21}H_{20}O_{11}$）不得少于 0.080%，含 3,5 - 0 - 二咖啡酸基奎宁酸（$C_{25}H_{24}O_{12}$）不得少于 0.70%。

【现代研究】通过对我国 8 种主流菊花商品药材中木樨草素含量测定后认为，八种菊花均含有木樨草素，但含量有所不同，以亳菊含量最高，含量（mg/g）大小顺序依次为亳菊（2.432）、滁菊（1.054）、祁菊（0.842）、贡菊（0.417）、杭菊（0.382）、济菊（0.380）、黄菊（0.355）、怀菊（0.193）、大怀菊（0.0238）。同时从 TLC 图中看出，亳菊、怀菊、祁菊黄酮的 TLC 图比较接近，尤其是怀菊和祁菊基本一致，说明这三种菊花可能同源。

高效液相色谱法测定菊花中金合欢素-7-O-β-D-葡萄糖苷的含量，亳菊和滁菊中金合欢素-7-O-β-D-葡萄苷含量为 0.0826% 和 0.1249%，杭菊和贡菊为 0.0157% 和 0.0335%。芹菜素-7-O-β-D-葡萄糖苷的含量，滁菊和亳菊为 0.0126% 和 0.0274%，而贡菊和杭菊为 0.1177% 和 0.5877%。从含量结果分析，亳菊、滁菊中金合欢素-7-O-β-D-葡萄糖苷的含量明显高于芹菜素-7-O-β-D-葡萄糖苷，杭菊、贡菊则相反，这可能与菊花的产地有关。亳菊、滁菊产于长江以北，杭菊、贡菊产于长江以南。从济菊与祁菊的结果分析，也有这种趋势。另外，杭白菊与杭黄菊之间差别较大，杭白菊中的芹菜素-7-O-β-D-葡萄糖苷比杭黄菊高出近 8 倍，商品杭菊主要来自杭白菊，各商品菊花药材含量与产地菊花品种之间差别很小。

四种菊花挥发油总量的高低顺序为：滁菊、亳菊、怀菊、杭菊。所含樟脑、龙脑相对含量的顺序为：怀菊、滁菊、亳菊、杭菊。杭菊挥发性成分较低，可能由于采用蒸晒的加工方法所致。

红 花

【来源】本品为菊科植物红花 *Carthamus tinctorius* L. 的花。

【产地】主产于河南延津等地者称"怀红花"；产于四川简阳等地者称"川红花"；产于云南凤庆等地者称"云红花"；产于浙江慈溪等地者称"杜红花"；产于新疆伊犁等地者称"新疆红花"。

【采收】一般开花后 2～3 天即进入盛花期，就可逐日采收。采收时分批采摘，随采随装，每隔 2～3 天采收一次。

　　红花采摘时间应选择在早晨日出、露水未干前，苞片锐刺发软时采摘为好。但也不能太早，因为露水过多时，使采摘下的红花易粘在一起，不便于晾干。

　　春栽红花当年即可收获，北方在 6～7 月份，南方在 5～6 月份。以花正开放，花冠顶端由黄变红时为其适宜采收期。花冠全部金黄色或深黄色的不宜采收。

　　秋播红花第二年即可收获，一般从立夏（5 月初）后开始。

　　【产地加工】将采收运回的红花晒干或阴干即可。

　　红花采收后不能暴晒，也不能堆放，采下的花应及时摊放苇席上晒干，晒时应在弱日光下晒干；若阳光太强，应用布遮盖，以保持红花颜色的鲜艳，否则红花易变黄褐色。在晾晒时要以工具轻轻翻动，但不可用手直接翻动红花，否则易使红花变色变污暗。采花后也有摊在苇席上放阴凉通风处慢慢阴干，阴干质量较晒干为好。在干燥红花时，晾晒中如遇阴雨天，可移至烘干室内，微火烘干，但应控制温度在 40℃～50℃，温度不得过高。鲜花未干时切勿堆积，以免发热霉烂变色而影响质量。

　　【主要商品规格】商品分二等。一等：筒状花冠皱缩弯曲，成团或散在，表面深红、鲜红，微带黄色，无枝叶、杂质；二等：表面浅红、暗红或淡黄色，余同一等。

　　【包装与贮藏】

　　1. 包装　通常用细麻袋或布袋包装。在盛红花的布袋中视数量多少放入木炭包或小石灰包，以利保持干燥，起防潮作用。只有搞好防潮才能保持红花颜色鲜艳。

　　2. 贮藏　本品贮藏置阴凉、干燥处，防潮，防蛀。传统贮藏法：将净红花用纸分包（每包 500～1000g），贮于石灰箱内，以保持红花的色泽。如发现红花受潮、生虫，可以用火烘，但切忌用硫黄熏，也不得用烈日晒，否则红花易褪色。红花贮藏的安全水分为 10%～13%，在相对湿度 75% 以下贮藏时不至发霉，红花的含水量如超过 20%，10 天后即可发霉，故入库前对红花应进行水分检查十分必要。

　　【质量要求】

　　1. 性状　一般以质干、花冠长、色红艳、质柔软、无枝刺者为佳。

　　2. 羟基红花黄色素 A 和山奈素的含量测定　用高效液相色谱法测定，本品含羟基红花色素 A（$C_{27}H_{30}O_{15}$）不得少于 1.0%，含山奈素（$C_{15}H_{10}O_6$）不得少于 0.050%。

　　【现代研究】红花主要含红花苷、红花醌苷、新红花苷、红花素和多种氨基酸等。

　　研究表明，红花干物质累积规律以及黄色素和腺苷的动态变化规律均符合一定的数学模型。干物质累积及黄色素含量变化符合 $y=a+bX+cX^2$ 的一元二次方程；腺苷含量在开花第三天以前符合 $y=ae^{bx}$ 的指数增长规律；在开花第三天后，则呈直线下降。这些变化规律的发现，对于红花采收期的确立，具有重要的参考价值。

　　确立药材采收期，须对其干物质累积及化学成分变化规律进行综合考虑，特别是当干物质累积与含量变化规律不一致时。采收以黄色素为目的的采收期是干重与黄色素含量相乘时的最大值所对应的时间；采收以腺苷为目的的采收期是干重与腺苷含量最大值所对应的时间。研究表明，红花适宜采收期在开花第三天早晨 6：00～8：30 的时间范围内，其时间的两个端点，分别是黄色素量和腺苷量最高的时间。而红花中黄色素和腺苷是红花扩张血管、延长凝血时间、抑制血小板聚集的主要活性成分。不同采收期对红花化学成分含量存在显著影响，红花中黄色素和腺苷含量的最高值均在开花后的第三天，故此时采收红花的质量最优。

在对红花进行引种栽培的基础上，用 UV、HPLC 法测定红花在其开花的不同时间采收的药材经阴干、晒干、45℃和60℃烘干后，其化学成分含量分析结果显示，不同加工方法对红花化学成分含量的影响未达到显著意义，即阴干、晒干及 60℃以下烘干均不影响其质量，为红花的快速加工提供依据。

UV、HPLC 法测定不同产地红花药材中黄色素及腺苷含量、体外实验比较不同产地红花血小板聚集抑制率、凝血酶原时间和部分凝血活酶时间结果表明，不同产地红花黄色素、腺苷含量以及血小板聚集抑制率、凝血酶原时间和部分凝血活酶时间均存在差异（P＜0.01）。新疆吉木萨尔红花腺苷含量最高，对血小板聚集的抑制作用最好；云南巍山红花黄色素含量最高，对凝血酶原和部分凝血活酶时间的延长作用最好。

红花红色素、红花黄色素含量除本身的品质及栽培因素影响外，采收加工技术对其有较大影响。试验结果表明，改进采收加工方法的红花，其红色素含量显著提高，吸收度提高一倍，而不影响黄色素、黄酮苷含量。

西 红 花

【来源】本品为鸢尾科植物番红花 *Crocus sativus* L. 的柱头。

【产地】主产于西班牙，意大利、德国、法国、美国、奥地利、伊朗、日本等国也有生产，以西班牙产量最大。我国西藏、新疆、浙江、江苏、上海等地自 20 世纪 60 年代开始引种，至 80 年代大面积栽培，但产量不大，主要为进口。

【采收】西红花 10～11 月中旬开花，花期较为集中，盛花期短，必须当天及时采收。在每天中午或下午采收 1 次。采收时将整朵花连管状的花冠筒一起采收，运回加工。

【产地加工】将采得的花朵，轻轻地剥开花瓣，用两手各拿三片花瓣往下剥去，把花瓣基部管状花冠筒剥开，取出柱头及花柱黄色部分，薄薄摊于白纸上晒干或置 35℃～45℃烘箱内烘 3～5 小时，烘干即可。

西红花不宜烘得过干，以便其保持色泽鲜艳，即为"干西红花"；若再加工使其油润光亮者，为"湿西红花"，但目前此加工方法已经极少采用。

【主要商品规格】商品有干西红花和湿西红花等规格，均为统货。

【包装与贮藏】

1. **包装** 干后收藏在清洁干燥的盆子里或瓶内。

2. **贮藏** 避光贮藏于干燥密闭容器中。

【质量要求】

1. **性状** 一般以身长、色紫红、滋润而有光泽、黄色花柱少、味辛凉者为佳。

2. **吸收度的测定** 取本品置硅胶干燥器中，减压干燥 24 小时，研成细粉，精密称取 30mg，置索氏提取器中，加甲醇 70ml，加热回流至提取液无色，放冷，提取液移置 100ml 量瓶中（必要时滤过），用甲醇分次洗涤提取器，洗液并入同一量瓶中，加甲醇稀释至刻度，摇匀。精密量取 5ml，置 50ml 量瓶中，加甲醇稀释至刻度，摇匀，用分光光度法在 432nm

的波长处测定吸收度，不得低于 0.50。

3. 西红花苷的含量测定 用高效液相色谱法测定，本品含西红花苷-Ⅰ（$C_{44}H_{64}O_{24}$）和西红花苷-Ⅱ（$C_{38}H_{54}O_{19}$）的总量不得少于 10.0%。

【现代研究】西红花的主要药用成分是西红花苷，这是一类由西红花酸与不同糖基结合而成的糖苷。西红花苷Ⅰ和西红花苷Ⅱ为其中含量最高的两种主要成分，反相高效液相色谱法测定西红花苷Ⅱ的含量在开花之后，尤其是开花第二天之后下降很快。这可能与光照和温度等环境条件的变化有密切关系，同时也可能与西红花苷代谢的相关酶活力变化有关。测定结果显示，西红花苷Ⅰ也具有相同的变化趋势。西红花药材的质量与其有效成分的含量直接相关，根据研究结果，若在开花时采收已过了西红花苷积累量最高的时期。因此，西红花的最适宜采收期值得进一步探讨。

西红花苷类成分不稳定，药材应避光，置干燥处保存。但实验证明，西红花甲醇提取液在冰箱内保存较长时间，吸收值未下降。薄层层析后立即封板，避光放置 30 分钟后，测定值趋于稳定。

由含量测定结果表明，引种的西红花药材中西红花总苷的含量在 30% 以上，平均为 38.2%，高于所收集的新加坡西红花药材；西红花苷Ⅰ的含量在 10% 以上，平均为 13.9%，与所收集的新加坡西红花药材接近。这说明引种的西红花药材中西红花总苷和西红花苷Ⅰ的含量高于或接近于进口西红花药材。

蒲 黄

【来源】本品为香蒲科植物水烛香蒲 *Typha angustifolia* L.、东方香蒲 *Typha orientalis* Presl 或同属植物的花粉。

【产地】水烛香蒲主产于东北、华北、西北、华东及河南、湖北、广西、四川、贵州、云南等地。东方香蒲主产于东北、华北、华东及陕西、湖南、广东、贵州、云南等地。

【采收】夏季花刚开放时，剪下蒲棒上部的雄性花序部分；运回加工。

【产地加工】

1. 蒲黄 将剪下的蒲棒上部的雄性花序部分晒干，碾碎，除去杂质，用细筛筛取花粉。

2. 草蒲黄 剪取雄花后，晒干，成为带有雄花的花粉。

【主要商品规格】为鲜黄色细粉。质轻，易流动，易飞扬，有滑腻感，可漂浮水面。气微，味淡。置放大镜下观察，蒲黄呈扁球形颗粒。以粉细、体轻、色鲜黄、滑腻感强者为佳。统货。

【包装与贮藏】

1. 包装 装双层袋内或陶、瓷容器内，盖严。

2. 贮藏 置通风干燥处，防潮，防蛀。

【质量要求】

1. 性状 本品为黄色粉末。体轻，放水中则飘浮水面。手捻有骨腻感，易附着手指上，气微，味淡。

2. 异鼠李素-3-O-新橙皮苷等的含量测定 用高效液相色谱法测定，本品含异鼠李素-

3-O-新橙皮苷等的（$C_{28}H_{32}O_{16}$）和香蒲新苷（$C_{34}H_{42}O_{20}$）的总量不得少于 0.50%。

【现代研究】总黄酮是蒲黄化瘀的主要活性成分之一，通过对宁夏、江苏、安徽、内蒙古、黑龙江、贵州等不同产地蒲黄中总黄酮的含量测定。结果表明，内蒙古产的蒲黄药材中总黄酮最高，这与临床认为内蒙古产蒲黄药材质量较高的认识相一致。

第十二章

果实及种子类中药材的采收与产地加工

果实及种子在植物体中是两种不同的器官，但在商品药材中常未严格区分，大多数是果实、种子一起入药，如马兜铃、乌梅、枸杞等；少数以果实贮存、销售，临用时再剥去果皮，取出种子入药，如巴豆、砂仁。

果实、种子类中药材的采收，除较特殊的如覆盆子、青皮、枳实等少数可用未成熟果或幼果者外，绝大部分中药材以果实完全成熟时采收。多汁液的浆果容易损伤，宜在清晨或傍晚时采收，并注意轻摘轻放，避免破损。一些中药材可考虑在有效成分含量最高时采收，如诃子以12月采收为宜，此时所含没食子酸、鞣质含量最高。又如枳壳在直径35～40cm时采收，品质佳，产量也可提高4倍。再如五味子在9月采收，此时挥发油、总酸、浸出物、五味子素等含量都大于8月的含量，说明过早采收质量不好。

一般果实采收后可直接晒干，但有的还须烘烤烟熏，如乌梅等；有些要切成薄片晒干，如酸橙（枳壳）、佛手、木瓜等；有些是以果皮入药的，先将果实切开，除去瓣和种子后再晒干，如瓜蒌等。而对于以种子入药的，可将果实采回晒干后，去除果皮，取出种子，如薏苡仁、石决明等；有的连同果壳一起干燥贮藏，以保持有效成分而不致散失，如砂仁等；有的则要打碎果核，取出种仁入药，如杏仁、郁李仁、酸枣仁等。

五 味 子

【来源】本品为木兰科植物五味子 *Schisandra chinensis* （Turcz.）Baill. 的成熟果实，习称"北五味子"。

【产地】主产于辽宁、黑龙江、吉林，河北、内蒙古等地也有生产。

【采收】野生五味子在霜降后，果实完全成熟后采摘；人工栽培的五味子在栽后4～5年大量结果时，于9月上旬至10月上旬果实完全成熟呈紫红色时采收，运回加工。

五味子采收宜选择在晴天进行，以便及时置于阳光下晒干。果实随熟随采，并注意不要毁坏果实，以保证五味子的外观质量。

【产地加工】果实采回后要及时晾晒，晒至起皱，并不断翻动，直至全部干燥为止。

1. 晾晒　将运回的果实平铺于席子上，置于阳光下晒至起皱，并不断翻动，然后拣去果枝及杂质，晒至全部干燥即可。

2. 烘烤　以文火烘干。开始时控制温度在60℃左右，待烘至半干时降至40℃～50℃，达八成干时，可以在室外进行晾晒。

烘烤时，要注意保持合适的温度，以防挥发油散失或变成焦粒，降低药材质量。干燥后拣去果枝、果柄、杂质异物，筛去灰屑。

【主要商品规格】果实呈不规则球形或扁球形，表面红色、紫红色或暗红色，皱缩，显油润，果肉柔软，有的表面呈黑红色或出现"白霜"。果肉味酸，种子有香气，味辛微苦。一等：干瘪粒不超过 2%，无枝梗、杂质；二等：干瘪粒不超过 20%。

【包装与贮藏】

1. 包装 五味子通常用麻袋包装。

2. 贮藏 五味子含油脂及水分，故冬季时不易干透，夏季时则容易发热而变色或霉烂。如果五味子含湿量在 14% 以下，置通风、干燥处，不使其受潮，可经久贮藏而不致变质。度夏时，应经常检查，倒垛，可用电阻温度计的感温棒插入包中的不同部位进行检查，观察温度，防止发热。若遇有发热现象时，应及时晾晒，以防霉烂。

【质量要求】

1. 性状 一般以粒大、肉厚、色红、有光泽、油润者为佳。

2. 五味子甲素薄层鉴别 以石油醚（30℃～60℃）-甲酸乙酯-甲酸（15：5：1）的上层溶液为展开剂展开，紫外灯（254nm）下检视，在与五味子甲素对照品色谱相应位置上，显相同颜色的斑点。

3. 五味子醇甲的含量测定 用高效液相色谱法测定，本品含五味子醇甲（$C_{24}H_{32}O_7$）不得少于 0.40%。

【现代研究】木脂素为五味子的主要有效成分。五味子一般在 9 月中旬采收，其木脂素含量及果肉重量均为最高。

不同产地的五味子均含木脂素，但含量有差别。一般认为，五味子质量较华中五味子好。未成熟果实因种子所占比例较大，故木脂素含量相对较高。

八角茴香

【来源】本品为木兰科植物八角茴香 *Illicium verum* Hook. f. 的成熟果实。

【产地】主产于广西，云南、广东等地也有生产。

【采收】移栽的八角茴香于 8～10 年后开始采摘果实，30～60 年为结果盛期。每年秋、冬二季果实由绿变黄时采收，此时树上有成熟果、幼果和正在开放的花，采收时不可用竹竿敲打，也不宜摇动树枝或折枝采收，宜使用木钩钩住果枝，摘取成熟的果实，运回加工。

【产地加工】将运回的果实，拣出杂质及果柄，及时晒干或烘干。

1. 晒干 将鲜果直接置于阳光下暴晒，或置于沸水中略烫片刻，果色转红后捞出暴晒至干。

2. 烘干 将鲜果摊于竹架上，用文火烘干，筛去灰屑即可。

【主要商品规格】果实为聚合果，由八个蓇葖果组成，放射状排列于中轴，蓇葖果长 1～2cm，外表面红棕色，有不规则皱纹，顶端呈鸟喙状，上侧多开裂。每个蓇葖果内含种子 1 粒，扁卵圆形，长约 6mm，红棕色或黄棕色，光亮。气芳香，味辛、甜。统货。

【包装与贮藏】

1. 包装　放木箱内或瓦缸内盛装。

2. 贮藏　八角茴香含挥发油，贮藏时需加盖封严，置通风、凉爽、干燥处，注意防霉。

【质量要求】

1. 性状　一般以个大、色棕红、完整、油分多、香气浓者为佳。

2. 茴香醛薄层鉴别　以石油醚（30℃～60℃）-丙酮-醋酸乙酯（19∶1∶1）为展开剂展开，喷以间苯三酚盐酸试液，在与茴香醛对照品色谱相应位置上，显相同的橙色至橙红色斑点。

3. 挥发油的含量测定　用挥发油测定法测定，本品含挥发油不得少于 4.0%（ml/g）。

4. 反式茴香脑的含量测定　用气相色谱法测定，本品含反式茴香脑（$C_{10}H_{12}O$）不得少于 4.0%。

肉　豆　蔻

【来源】本品为肉豆蔻科植物肉豆蔻 *Myristica fragrans* Houtt. 的成熟种仁。

【产地】主产于印度尼西亚、马来西亚、斯里兰卡、东印度等地。我国台湾、海南、云南、福建等地引种。

【采收】肉豆蔻经栽培 7 年后开始结果，每年采收两次成熟果实，分别在 4～6 月、11～12 月，多在早晨采摘后，运回加工。

【产地加工】将运回的成熟果实，除去果皮，剥下假种皮（肉豆蔻衣），再敲破壳状种皮，取出种仁，置石灰水中浸泡一天，取出低温烘干，或直接在 60℃以下烘干。

【主要商品规格】肉豆蔻按其形状大小及体质轻重分级，拣出虫蛀及破碎的种仁。

肉豆蔻种仁呈卵圆形或椭圆形，长 2～3cm，直径 1.5～2.5cm。表面灰棕色或灰黄色，具浅色纵沟纹及不规则网状沟纹，有时外被白粉（石灰粉末），宽端有环形隆起的种脐，狭端有暗色凹陷的合点，种脊呈纵沟状，连接两端。质坚实、难破碎，断面不平坦，横切面可见暗棕色的外胚乳向类白色的内胚乳交错，形成大理石样纹理，富油性。气芳香浓裂，味辛辣、微苦。

【包装与贮藏】

1. 包装　用木箱防潮包装。

2. 贮藏　本品易泛油，易蛀，易散失香气，应防潮、防热、防蛀，置阴凉干燥处。

【质量要求】

1. 性状　一般以个大、体重、质坚实、表面光滑、破裂后油性足、香气浓、味辛辣、花纹明显者为佳。

2. 水分的测定　用水分测定法测定，水分含量不得超过 10.0%。

3. 挥发油的含量测定　用挥发油测定法测定，本品含挥发油不得少于 6.0%（ml/g）。

4. 去氢二异丁香酚的含量测定　用高效液相色谱法测定，本品含去氢二异丁香酚（$C_{20}H_{22}O_4$）不得少于 0.10%。

【现代研究】肉豆蔻含 a-蒎烯、d-莰烯等挥发油 5%～15%，脂肪油 40%～73%，主要为肉豆蔻酸、甘油脂等。此外，尚含齐墩果酸等。

据报道，有人对海南引种与进口肉豆蔻比较了挥发油的理化常数、比重、折光率、薄层层析色点及气相色谱进行定性分析。结果表明，引种与进口肉豆蔻挥发油的常数几乎是对应的，说明其化学成分大致相同，但各成分相对含量有差异，并认为与不同地区和气候有关。

木 瓜

【来源】 本品为蔷薇科植物贴梗海棠 *Chaenomeles speciosa*（Sweet）Nakai. 的近成熟果实。

【产地】 主产于浙江、安徽，湖北、四川、湖南等地也有生产。以浙江淳安、安徽宣城为道地产区。

【采收】 每年 7～8 月，当木瓜果皮呈青黄色、稍带紫色、已有八成熟时即可采摘。将采收后的果实运回加工。

木瓜采收时，应注意掌握时间。过早，水分大，果肉薄而质地坚，味淡，折干率低；过迟，果肉松泡，品质差，且易遭虫害而自行坠落。采收时还应选晴天，注意避免果实受伤或坠地。留种的木瓜可适当晚收。

【产地加工】

1. 纵剖 将运回的果实，趁鲜将其纵剖 2～4 块，肉面向上，薄摊于竹帘上晒 2～3 日，翻过再晒，晒至外皮起皱。也可将鲜果放入沸水中煮 5～10 分钟，或上笼蒸 10～20 分钟，取出晒 1～2 天，直至外果皮呈现皱纹时，再纵剖 2～4 块，然后将果皮向下，心朝上摊放在晒席上晒制。晒 2～3 天后翻晒至果肉全干、外皮呈紫红色发皱为止。遇阴雨天可用文火烘干。

大量加工时，采用蒸汽软化加工法，品质较好。具体方法是：先将木瓜洗净润潮，按大小分级，大的在上，小的在下，放入木甑内蒸 1.5 个小时（从上汽时计算），使其软化。取出稍凉后，趁热切片，晒干或烘干，即为商品"皱皮木瓜"。此法加工，有效成分损失少，同时可杀灭霉菌、虫卵等，便于贮藏，且折干率较高。

2. 切薄片 将上述木瓜药材用清水洗净，浸 1 小时，再置蒸笼内蒸 2～3 小时，趁热切约 2mm 片，晒干或烘干，置于容器内贮存保管。

【主要商品规格】 果实纵剖，色红带褐，外皮皱缩，剖面边缘向内卷曲，果肉较厚，红棕色，质地坚实。统货。

【包装与贮藏】

1. 包装 用木箱盛装。

2. 贮藏 置干燥处贮藏。木瓜含糖分，易受潮、霉变、虫蛀，应保持干燥，注意防虫、防霉。

【质量要求】

1. 性状 一般以个大、皮皱、颜色紫红、质地坚实，味酸者为佳。

2. 水分的测定 用水分测定法测定，不得超过 15.0%。

3. 酸度的测定 取本品粉末 5g，加水 50ml，振摇，放置 1 小时，滤过，滤液 pH 值应为 3.0～4.0。

4. 醇溶性浸出物的含量测定 用热浸法测定，乙醇作溶剂，不得少于 15.0%。

5. 齐墩果酸和熊果酸的含量测定 用高效液相色谱法测定，本品含齐墩果酸（$C_{30}H_{48}O_3$）和熊果酸（$C_{30}H_{48}O_3$）的总量不得少于 0.50%。

山　楂

【来源】本品为蔷薇科植物山里红 *Crataegus pinnatifida* Bge. var. major N. E. Br. 或山楂 *Crataegus pinnatifida* Bge. 的成熟果实。

【产地】主产于山东、河南，山西、江苏、陕西等地也有生产。以山东临沂、潍坊为道地产区。

【采收】每年 9～10 月间，果实变为红色，果点明显，表面出现粉质，果柄基部木质化，具山楂香气时采摘，运回加工。

收获过早，果小，色差，味涩；过迟，果肉松软，还会造成大量落果，影响果实的质量和产量。

山楂应在上午进行采收，用剪刀剪断果柄或用手摘，不可砍树摘果，否则影响以后的产量。

【产地加工】

1. 山楂果 果实采收后，及时拣除杂质及果柄，抢水洗净，晒干或烘干，筛去灰屑即可。

2. 山楂片 将果实横切成厚 1.5～3mm 的片，晒干或烘干即可。

过去主产地对山楂片的加工很讲究，规格分有三刀、五刀、七刀三种。最著名的是山东益州，该地所产山楂个大肉厚、皮色红、果核细，故能切七刀片；山东临朐、莱芜及河南多为五刀片；其他省大多切三刀片。

【主要商品规格】呈类球形，表面红色，具皱纹，有灰白小斑点。药材常加工为纵切或横切片，厚薄不一，有三刀片或五刀片之分，多为三刀片，片多蜷缩或皱缩不平。果肉厚，深黄或淡棕色，果肉微清香，味酸、微甜。统货。

出口山楂：仍有要求切成五刀片、七刀片。统货。

【包装与贮藏】

1. 包装 多以席包或麻袋包装，亦有木箱包装。

2. 贮藏 因山楂含有糖类，受潮后易生虫、发霉，梅雨季节需拆包摊晾，摊晾中应注意防尘。

【质量要求】

1. 性状 一般以片大、肉厚、皮红、核少者为佳。

2. 熊果酸薄层鉴别 以甲苯-乙酸乙酯-甲酸（20：4：0.5）为展开剂展开，喷以硫酸-乙醇（3→10）溶液，80℃加热至斑点显色清晰，在与熊果酸对照品色谱相应位置上显相同的紫红色斑点；置紫外光灯（365nm）下检视，显相同的橙黄色荧光斑点。

3. 水分的测定 用水分测定法测定，不得超过 12.0%。

4. 总灰分的测定 用灰分测定法测定，不得超过 3.0%。

5. 醇溶性浸出物的含量测定 用热浸法测定，乙醇作溶剂，醇溶性浸出物不得少于 21.0%。

6. 枸橼酸的含量测定 用酸碱滴定法测定，本品含枸橼酸（$C_6H_8O_7$）不得少于 5.0%。

苦 杏 仁

【来源】本品为蔷薇科植物山杏 *Prunus armeniaca* L. var. ansu Maxim.、西伯利亚杏 *Prunus sibirica* L.、东北杏 *Prunus mandshurica*（Maxim.）Koehne 或杏 *Prunus armeniaca* L. 的成熟种子。

【产地】主产于我国西北部地区陕西、河北、辽宁西部、山西等地。

【采收】夏季果实成熟后采摘，运回加工。

【产地加工】

1. 晒干 将运回的果实除去果肉，击破果核，取出种子，晾晒至干。

2. 阴干 将运回的果实除去果肉，击破果核，取出种子，阴干。

【主要商品规格】种子呈扁心形，长 1～1.9cm，宽 0.8～1.5cm，厚 0.5～0.8cm。表面黄棕色至深棕色，一端尖，另一端钝圆，肥厚，左右不对称。尖端有一短线形种脐，圆端合点处向上具多数深棕色的脉纹。种皮薄，子叶 2 枚，乳白色，富油性，味苦。统货。

【包装与贮藏】

1. 包装 多用麻袋、席包或木箱包装，每件重 75～100kg。

2. 贮藏 苦杏仁含丰富的脂肪油，夏季遇热易走油，受潮则易发霉、酸败或变色。在适宜的温度和湿度下易生虫，故贮于通风、凉爽、干燥处。

【质量要求】

1. 性状 一般以颗粒均匀、饱满、整齐不碎者为佳。

2. 苦杏仁苷薄层鉴别 以氯仿-乙酸乙酯-甲醇-水（15：40：22：10）5～10℃放置 12 小时的下层溶液为展开剂展开，取出，立即喷以磷钼酸硫酸溶液，在 105℃下加热至斑点时显色清晰，在与苦杏仁苷对照品色谱相应位置上，显相同颜色的斑点。

3. 过氧化值测定 用酸败度检查法测定，过氧化值不得超过 0.11。

4. 苦杏仁苷的含量测定 用高效液相色谱法测定，本品含苦杏仁苷（$C_{20}H_{27}NO_{11}$）不得少于 3.0%。

桃 仁

【来源】本品为蔷薇科植物桃 *Prunus persica*（L.）Batsch. 或山桃 *Prunus davidiana*（Carr.）Franch. 的成熟种子。

【产地】全国各地均有栽培，主产于河北、河南、山东、山西等地。

【采收】每年于 7 月中旬至 8 月上旬采摘成熟的果实，或直接利用果品厂加工副产品果核，运回加工。

【产地加工】将运回的果实除去果肉，用锤子敲桃核侧面，使壳与种子分离，除去核壳，取出种子，阴干。

【主要商品规格】桃仁呈长扁卵圆形，长 1.2～1.8cm，宽 0.8～1.2cm，厚 0.2～0.4cm，表面黄棕色至红棕色，密被颗粒状突起，基部钝圆稍偏斜，边缘较薄。统货。

【包装与贮藏】

1. 包装　桃仁多以席包、麻袋或木箱装，每件 75～100kg。

2. 贮藏　桃仁含脂肪油丰富，夏季遇热易走油，受潮还易发霉、酸败与变色，有时也生虫。因此，必须贮藏于通风、凉爽、干燥处。

其有效成分受潮遇热会被分解破坏。如发霉，不宜火烘、日晒，最好摊晾于通风处，防止走油。本品质实而不坚，含油多，在码垛时不宜重压。夏季要经常检查，防止受潮变质。

【质量要求】

1. 性状　一般以颗粒均匀而大、饱满、干燥、不走油、无虫蛀、肉白、整齐、不破碎者为佳。

2. 酸值测定　用酸败度检查法测定，酸值不得超过 10.0。

3. 羰基值测定　用酸败度检查法测定，羰基值不得超过 11.0。

4. 苦杏仁苷的含量测定　用高效液相色谱法测定，本品含苦杏仁苷（$C_{20}H_{27}O_{11}$）不得少于 2.0%。

【现代研究】桃仁中含有 0.4% 的精油，用水蒸气蒸馏法所得的 0.4% 精油中大部分是苦杏仁苷的水解产物苯甲醛（71.30%）。此外，还含有大量脂肪油，含油量因产地而异，从 30.5%（陕西扶风）到 52.1%（西藏米林）不等。

桃在全国各地均有栽培，品种繁多，供药用的应以毛桃为主，因其种仁饱满充实，适于药用。凡经过嫁接的桃树，种子多不充实，干后成瘪粒。

乌　梅

【来源】本品为蔷薇科植物梅 *Prunus mume*（sieb）sieb. et. Zucc. 的近成熟果实。

【产地】主产于四川、浙江、湖南、广东、贵州、福建等地。以四川、浙江等地为道地产区。

【采收】每年 5～6 月间，果实呈黄白或青黄色，近成熟时摘下，运回加工。

【产地加工】

1. 乌梅

（1）烘焙：将运回的果实，用无烟火慢慢微火烘干，或直接放入烘焙炉中，以粗糠或柴草熏烤至乌黑。

烘烤时，温度保持在 40℃ 左右，焙至 6 成干时，应注意轻轻翻动，使受热均匀，一般烘焙 2～3 昼夜，至果肉呈黄褐色起皱皮，再闷 2～3 日，变成黑色即成。以手握成团，抛之能散开即得。

（2）蒸晒：将新鲜梅子轻轻置于垫有稻草的蒸笼内，蒸至上汽后，手捏绵软时，取出入箩筐内（一层稻草，一层梅子）发汗，两天后取出，晒至外皮起皱纹，半润半干时，再发汗 4～5 天，取出晒干。

2. 乌梅肉

（1）净乌梅：将干燥乌梅除去杂质，快速用水冲洗后干燥。

（2）乌梅肉：将净乌梅淋水润软或蒸软后，略晾，捣破去核，剥取净肉，干燥。

【主要商品规格】

1. 乌梅　果实呈类球形或不规则扁球形，直径 1.5～3cm。表面棕黑色至乌黑色，皱缩不平，基部有圆形果梗痕。果核坚硬，椭圆形，棕黄色，表面有凹点；种子 1 枚、扁卵圆形，淡黄色。带焦酸气、气微，味极酸而涩。统货。

2. 乌梅肉　为不规则扁卵圆形块状，呈乌黑色或棕黑色。气特异、味极酸。统货。

【包装与贮藏】

1. 包装　用木箱或纸箱防潮包装。

2. 贮藏　置通风干燥处，防潮、防霉、防蛀。

【质量要求】

1. 性状　一般以个大、肉厚、柔润、核小、外皮乌黑、味酸不破裂者为佳。

2. 水分的测定　按照水分测定法测定，本品含水分不得超过 16.0%。

3. 总灰分的测定　按总灰分测定方法测定，本品总灰分不得超过 5.0%

4. 有机酸的含量测定　用电位滴定法测定，本品含有机酸以枸橼酸（$C_6H_8O_7$）计，不得少于 15.0%。

【现代研究】乌梅主要含有苹果酸、柠檬酸等有机酸类、萜类、黄酮类、酯类、甾醇类、氨基酸类、糖类及挥发性成分。

据报道，采用高效液相法，对 10 个不同产地乌梅中齐墩果酸的含量进行测定，结果差异较大。含量最高的为沈阳天益堂 1.1327mg/g，最低的为浙江湖州市 0.2363mg/g。乌梅在生长期间，柠檬酸、苹果酸的含量有明显变化，核未长成时，柠檬酸的含量低于苹果酸含量，随着果实的不断成熟，柠檬酸的含量渐渐增加。同时，二者含量之和，成熟后比成熟前高，且比值随成熟度的增加而明显升高。因此，选择采收期有利于提高乌梅的质量，有人对福建不同产地乌梅作质量考察时发现，掉落的梅实加工成乌梅的质量优于未成熟的梅实。用毛细管电泳法检测不同采收期乌梅的有机酸含量表明，成熟的梅实有机酸含量最高。以果肉率、产率、pH 值、游离总酸度，还原糖含量作指标筛选采收期，结果以果肉及果核均成熟者为最佳。

金 樱 子

【来源】本品为蔷薇科植物金樱子 *Rosa laevigata* Michx. 的果实。

【产地】主产于江苏、安徽、浙江、湖南、江西、广东、广西、福建；湖北、河南、四川、贵州也有生产。

【采收】一般在 10～11 月果实成熟变红时采收，运回加工。

【产地加工】将采收的成熟果实，晒干后放入桶内，以棍棒搅动，擦去毛刺。或将去毛刺后的果实趁鲜纵切两瓣，挖去果实内的毛及核，晒干。

【主要商品规格】金樱子果实呈倒卵圆形，长 2.0～3.5cm，直径 1～2cm，表面红黄色或红棕色，微有光泽，具多数刺状刚毛脱落的残基而形成的棕色小突起的小点，顶端有宿存的花萼如盘状，中部膨大，基部渐尖。质坚硬，切开后可见花萼筒壁，厚 1～2mm，内表面密生淡黄色有光泽的绒毛，含内小瘦果 30～40 粒，淡黄棕色，木质坚硬。气微，味甘微涩。统货。

【包装与贮藏】

1. 包装 用纸箱、纤维袋防潮包袋。

2. 贮藏 本品易虫蛀、发霉，应防潮，置干燥通风处。

【质量要求】

1. 性状 一般以果大、肉厚、色红黄、有光泽、去净毛刺者为佳。

2. 多糖的含量测定 用紫外可见分光光度法测定，金樱子肉含金樱子多糖以葡萄糖（$C_6H_{12}O_6$）计，不得少于 25.0%。

【现代研究】 金樱子果实含皂苷、有机酸类、糖类、鞣质等成分。

据报道，金樱子有效药用部位为果肉，毛、核在金樱子药材中约占 44.0%。从水溶性溶出成分来看，切开及粉碎对溶出成分有显著影响。有人采用碱性酒石酸铜法测定金樱子肉的总糖量，结果表明，以成熟色红的金樱子肉含糖量较高，黄色或未成熟者则含糖量较低。有报道，将金樱子抢水洗净后，置 1.5～2kg/cm² 压力锅内蒸 5 分钟，取出入粉碎机内，去筛网，粉碎机转速为 2900r/min，过筛。实验证明，该法药材完整率达 95%，去核、去毛率达 98%。有人对贵阳近郊不同采收期金樱子中多糖含量的变化进行了测定，结果表明，时间相同产地不同，则金樱子中多糖的含量不同，并认为最佳采收期为 11～12 月。

补 骨 脂

【来源】 本品为豆科植物补骨脂 *Psoralea corylifolia* L. 的成熟果实。

【产地】 主产于四川新津、金堂、都江堰、广元，河南商丘、新乡、博爱、信阳等地及安徽六安、阜阳和陕西兴平等地也有生产。

【采收】 补骨脂花期较长，果实成熟时间也不一致，应分批次采收。第一次采收时间为 8 月中、下旬，最后一次是植株枯萎后将植株割下。以籽粒饱满、色泽均匀为佳。

【产地加工】 割取果穗，晒干，搓出果实，除净杂质即可。

【主要商品规格】 本品呈肾形，略扁。表面黑色、黑褐色或灰褐色，具细微网状皱纹。顶端圆钝，有一小突起，凹侧有果梗痕，质硬。果皮薄，与种子不易分离；种子 1 枚，子叶 2 叶，黄白色，有油性。气香，味辛微苦。统货。

以产于河南者称"怀故子"，产于四川者称"川故子"。怀故子扁圆形，外面黑色，内仁老黄，具特殊辛味。川故子，形味同上，但粒较小。

【包装与贮藏】

1. 包装 一般用麻袋装。

2. 贮藏 本品易虫蛀，应置通风、干燥处保存。为防蛀，少量药材在入夏前经摊晒后，置石灰缸内；大宗商品可用硫黄、氯化苦或磷化铝熏。

【质量要求】 一般以颗粒饱满、黑褐色、纯净者为佳。

枳　壳

【来源】本品为芸香科植物酸橙 *Citrus aurantium* L. 及其栽培变种的未成熟果实。

【产地】主产于江西、四川、湖北、贵州等地。以江西、四川为道地产区。

【采收】7～8月果实尚未成熟时采摘为宜。过早影响产量，过迟果实老熟，果皮薄，果囊较大，折干率低，影响质量。

【产地加工】

1. 枳壳　采摘后的枳壳横切为二，遮物晒干、阴干或低温烘干。

2. 枳壳片　枳壳果皮向上、肉向下摊在竹笼内，喷淋清水，夏、秋喷水2～3次，闷润8小时，即可轧扁切片，春、冬喷水3～5次，闷润12～24小时，用烘筛、微火烘软轧扁，随烘随轧随切，纵切0.2～0.25cm的厚片，晒干，筛去瓢屑即可。

【主要商品规格】呈半球形，外果皮褐色至棕褐色，有颗粒状突起，突起的顶端有凹点状油室；切面中果皮黄白色，光滑而稍隆起，果皮肉较厚，厚0.4～1.3cm，边缘散有1～2列油室，瓢囊7～12瓣，棕色至棕褐色，气香，味苦微酸。一等：直径在3.5cm以上，肉厚0.5cm以上；二等：个略小，直径在2.5cm以上，肉厚0.35cm以上。

【包装与贮藏】

1. 包装　分为竹篓和木箱包装，亦有席包和麻袋包装。

2. 贮藏　枳壳含挥发油，应贮藏于阴凉、干燥处，注意防蛀、防霉。

【质量要求】

1. 性状　一般以个大、果皮青绿色、切面果肉厚而色白、气清香者为佳。

2. 总灰分的测定　用灰分测定法测定，总灰分不得超过7.0%。

3. 柚皮苷的含量测定　用高效液相色谱法测定，本品含柚皮苷（$C_{27}H_{32}O_{14}$）不得少于4.0%。

枳　实

【来源】本品为芸香科植物酸橙 *Citrus aurantium* L. 及其栽培变种或甜橙 *Citrus sinensis* Osbeck. 的幼果。

【产地】主产于四川，江西、江苏、浙江、贵州等地也产。以四川遂宁为道地产区。

【采收】5～6月拾取地上经风吹落或自行脱落的幼小果实，运回加工。

【产地加工】

1. 枳实　收集幼果，晒干即可。或自中部横切为两半，晒干即可。

2. 枳实片　将运回加工的药材放清水中洗去泥沙，捞起，置竹箩内闷润，夏、秋季润6～12小时，春、冬季润12小时，再用清水淘洗一次，再润8～12小时，切成0.2～0.25cm的厚片，晒干即可。

【主要商品规格】横切两瓣，呈扁半圆球形，少数呈球形，外果皮墨绿色或暗棕绿色，具颗粒状突起和皱纹。切面中果皮略隆起，黄白色或黄褐色，厚0.3～1.2cm，边缘有油室1～2列，瓢棕褐色，质坚硬，气清香，味苦微酸。一等：直径1.5～2.4cm，无虫蛀、霉变；二等：直径 1.5cm 以下，间有未切的个子，但不超过 30%，无虫蛀、霉变。

【包装与贮藏】

1. 包装 分为竹篓和木箱包装，亦有席包和麻袋包装。

2. 贮藏 枳壳含挥发油，应贮藏于阴凉干燥处，注意防虫蛀、霉变。

【质量要求】

1. 性状 一般以个大小均匀、果皮表面绿色、光滑、果皮肉厚而呈白色、质坚实、体重者为佳。

2. 水分的测定 用水分测定法测定，不得超过 15.0%。

3. 总灰分的测定 用灰分测定法测定，不得超过 7.0%。

4. 酸不溶性灰分的测定 用灰分测定法测定，不得超过 1.0%。

5. 醇溶性浸出物的含量测定 用热浸法测定，70%乙醇作溶剂，不得少于 12.0%。

6. 辛弗林薄层鉴别 以正丁醇-冰醋酸-水（4∶1∶5）的上层溶液为展开剂，喷以 0.5%茚三酮乙醇溶液，105℃下加热至斑点显色清晰，在与辛弗林对照品色谱相应位置上显相同颜色的斑点。

7. 辛弗林的含量测定 用高效液相色谱法测定，本品含辛弗林（$C_7H_{13}NO_2$）不得少于 0.30%。

陈　皮

【来源】本品为芸香科植物橘 *Citrus reticulata* Blanco. 及其栽培变种的成熟果皮。

【产地】主产于广东、四川、浙江、福建、江西等地。以广东新会为道地产区。

【采收】9~11 月果实成熟时采摘，运回加工。

【产地加工】

1. 取皮 剥取果皮时，将果皮用小刀划成三瓣或划十字开成四瓣，每瓣与底部相连。

2. 干燥 将果皮摊开阴干或通风干燥。

陈皮加工也有用手剥开者，但果皮易破碎不完整。另外，不宜干燥过度，否则就会使挥发油损失较多。

【主要商品规格】

1. 陈皮 常成数瓣，基部相连，有的呈不规则的片状。外表面橙红色或红棕色，内表面淡黄白色，粗糙，并有黄白色或黄棕色筋络状维管束。质稍硬而脆，气香，味辛、苦。一等：片张较大，表面橙红色或红黄色，内表面白黄色；二等：片张较小，间有破块，表面黄色或黄红色，暗绿色，内表面类白色或灰黄色。

2. 广陈皮 常三瓣相连，形状整齐，厚度均匀。点状油室较大，对光照视，透明清晰，质较柔软。一等：片张较厚，断面不齐，不甚苦；二等：片张较薄；三等：皮薄而片小。

【包装与贮藏】

1. 包装 以席包装，每包重 25~30kg。

2. 贮藏 置凉爽干燥而密闭的库房中贮藏。

陈皮含挥发油，受热则容易挥发。吸湿后即潮软、发霉、变色，严重者发热，乃至霉烂，所以贮藏陈皮时必须置于冷凉和干燥之处为宜。

通常陈皮含水量在 15％～16％ 之间，质柔软，以手握之有弹性。若有受潮、发霉现象，要及时摊晾，但不可放在强日光下暴晒。这样既可以保证挥发油不损失，又可以防止油质和水分过分蒸发，干燥过度，以利于搬运、码垛，陈皮也不易破碎。

【质量要求】

1. 性状 一般以瓣大、整齐、外皮色深红、内面白色、肉厚、油性大、香气浓郁者为佳。

2. 水分的测定 用水分测定法测定，不得超过 13.0％。

3. 橙皮苷薄层鉴别 以乙酸乙酯-甲醇-水（100：17：13）为展开剂展开，展至约 3cm，取出，晾干，再以甲苯-乙酸乙酯-甲酸-水（20：20：1：1）的上层溶液为展开剂展开，喷以三氯化铝试液，置紫外光灯（365nm）下检视，在与橙皮苷对照品色谱相应位置上显相同颜色的斑点。

4. 橙皮苷的含量测定 用高效液相色谱法测定，本品含橙皮苷（$C_{28}H_{34}O_{15}$）不得少于 3.5％。

化 橘 红

【来源】 本品为芸香科植物化州柚 *Citrus grandis* Tomentosa. 或柚 *Citrus grandis*（L.）Osbeck. 的未成熟或近成熟的外层果皮。

【产地】 毛橘红主产广东化州、广西，质量较佳。青光橘红主产浙江、江西、福建、台湾、湖南、湖北、广东、广西、四川、贵州、云南等地。

【采收】 7～10 月摘取未成熟或近成熟的果实，运回加工。

【产地加工】 将果实置沸水中稍烫至果皮呈柔软状态，捞取稍晾干，用刀均匀地将外果皮纵割成 5～7 裂，基部留 1/3 连于一起，由割裂处将果皮剥下摊平呈星状，用铲刀铲去部分中果皮（柚白），剩余皮层厚 2～3cm，烘干或晒干，再用清水稍湿润。5 裂者将裂片先端向内折回 3cm 左右，呈截角五瓣花状；7 裂者对折呈交错的 V 字形，最后用木板压平，晒干或烘干。每 10 片扎成一把，即为商品大五爪和七爪红。六爪毛化红，为化州柚较幼嫩果实的果皮加工品，剥下果皮后，一般不去中果皮，割成 6 裂片，先端向内折回 2cm，呈截角六瓣花状，2 片合扣压平晒干，10 片扎成一把。

【主要商品规格】

1. 毛橘红 常呈对折的五瓣、七瓣状或展平的六角星状，习称"五爪"、"七爪"或"六爪"，单片呈柳叶形。完整者展平后直径 15～28cm，厚 0.2～0.5cm。外表面黄绿色或棕黄色，粗糙，密布短柔毛，有皱纹及圆形凹点（油室），内表面黄白色，或淡黄棕色，有线状或点状筋脉（维管束）。质脆，易折断，断面不整齐，外侧有一列不整齐凹下的油室，内侧稍柔而有弹性。气芳香，微辛，味苦、涩。

2. 青光橘红 外表面黄绿色或黄棕色，无毛。

【包装与贮藏】

1. 包装 用纸箱或麻袋防潮包袋。

2. 贮藏 冷藏或置阴凉干燥处，防霉、防蛀。

【质量要求】

1. 性状 一般以色绿、茸毛多、香气浓者为佳。

2. 柚皮苷的含量测定 用高效液相色谱法测定，本品含柚皮苷（$C_{27}H_{32}O_{14}$）不得少于3.5%。

吴 茱 萸

【来源】本品为芸香科植物吴茱萸 *Evodia rutaecarpa*（juss.）Benth. 、石虎 *Evodia rutaecarpa*（juss.）Benth. var officinalis（Dode）Huang 或疏毛吴茱萸 *Evodia rutaecarpa*（juss.）Benth. var. bodinieri（Dode）Huang. 的近成熟果实。

【产地】主产于贵州、广西、湖南、云南、四川、陕西、浙江等地；江西、安徽、湖北、福建也有生产。以贵州、广西产量较大，湖南产质量佳。

【采收】每年9～10月，果实呈茶绿色或微显黄绿色，而心皮尚未分离（未开裂）时将果枝割下，运回加工。

【产地加工】

1. 晒干 将割下的果枝及时摊晾于竹匾或芦席上干燥，除去枝叶、果柄及杂质。

2. 烘干 将割下的果枝用微火烘干，除去枝叶、果柄及杂质。

吴茱萸干燥时，如遇阴雨天可用微火烘干，烘干时应注意控制温度，以防挥发油散失而降低药材质量。

【主要商品规格】过去因产地不同而有多种规格，但从药材形态上不易区别，故现在只分大粒吴茱萸和小粒吴茱萸两种。均为统货。

1. 大粒吴茱萸 果实呈五棱扁球形，直径2～5mm。表面暗黄绿色或黑褐色，粗糙，有瘤状突起或凹陷的油点。顶部具五瓣星状裂隙，基部残留被着黄色茸毛的果梗。质硬而脆，横切面可见子房5室，每室有淡黄色种子1～2粒。气芳香浓郁，味辛辣而苦。

2. 小粒吴茱萸 果实呈圆球形，裂瓣不明显。多闭口，饱满。表面绿色或老绿色。香气较淡，味辛辣。

【包装与贮藏】

1. 包装 木箱、纸箱、麻袋内套塑料袋包装。

2. 贮藏 本品易泛油，散失气味。应防潮、防热，置阴凉干燥处。

【质量要求】

1. 性状 以果实饱满，坚实，色绿，香气浓烈，无枝梗者为佳。

2. 杂质的检查 按照杂质检查法，杂质不得超过7.0%。

3. 水分的测定 按照水分测定法，本品含水分不得超过15.0%。

4. 吴茱萸碱和吴茱萸次碱的含量测定 用高效液相色谱法测定，本品含吴茱萸碱（$C_{19}H_{17}N_3O$）和吴茱萸次碱（$C_{18}H_{13}N_3O$）的总量不得少于0.15%。

【现代研究】吴茱萸果实中含挥发油约0.4%，主要为吴茱萸烯、罗勒烯、吴茱萸内酯、吴茱萸酸等；生物碱主要为吴茱萸碱、吴茱萸次碱、羟基吴茱萸碱等成分。

据报道，采用反相高效液相法测定了 34 个不同产地及不同炮制方法吴茱萸中吴茱萸碱和吴茱萸次碱的含量，结果样品中吴茱萸碱和吴茱萸次碱含量范围分别为 1.5989～12.8690mg/g、1.3043～12.9698mg/g。采用双波长薄层扫描法，对 11 个不同产地不同品种中吴茱萸碱及吴茱萸次碱的含量比较，二者差异较大，以陕西、贵州余庆产的吴茱萸质量较好。采用液相色谱-电喷雾串连质谱，分离鉴定了吴茱萸中 5 种生物碱成分，分析比较了不同产地吴茱萸中生物碱的种类，采用高效液相色谱测定了不同产地药材中吴茱萸次碱的含量。结果表明，不同产地吴茱萸中生物碱的种类差异不大，但总生物碱的含量却存在明显差异。

巴 豆

【来源】本品为大戟科植物巴豆 *Croton tiglium* L. 的成熟果实。

【产地】主产于四川宜宾、长宁、江安；重庆万州；福建莆田、诏安、南安、尤溪；广东从化、增城；广西横县。云南、贵州、湖北、浙江等地也产。其中以四川产量最大，习惯认为产于四川者质量较优，称"川巴豆"。

【采收】栽种 5～6 年后开始结果，8～11 月果实成熟，果皮尚未开裂时，摘下果实；运回加工。

【产地加工】摘下的果实除去残枝落叶，阴干或堆集在一起，经 2～3 日，使其发汗变色后晒干或烘干，即为巴豆；用木板或其他工具敲开果壳，簸净杂质，收集种子即为巴米。

【主要商品规格】商品巴豆分壳巴豆和巴米，带壳者称壳巴豆，去壳者称巴米。呈卵圆形，一般具三棱。表面灰黄色或稍深，粗糙，有纵线 6 条，顶端平截，基部有果梗痕。破开果壳，可见 3 室，每室含种子 1 粒。种子呈略扁的椭圆形，表面棕色或灰棕色，一端有小点状的种脐及种的疤痕，另端有微凹的合点，其间有隆起的种脊；外种皮薄而脆，内种皮呈白色薄膜；种仁黄白色，油质。无臭，味辛辣。统货。

【包装与贮藏】

1. **包装** 本品以篓包或硬竹篓包装。

2. **贮藏** 本品易泛油、失润、干枯，应置阴凉干燥处保存。

【质量要求】

1. **性状** 一般以粒大、饱满、种仁色黄者为佳。

2. **脂肪油的含量测定** 本品含脂肪油不得少于 22.0%。

3. **巴豆苷的含量测定** 用高效液相色谱法测定，本品含巴豆苷（$C_{10}H_{13}N_5O_5$）不得少于 0.80%。

酸 枣 仁

【来源】本品为鼠李科植物酸枣 *Ziziphus jujuba* Mill. var. *spinosa*（Bunge）Hu ex H. F. Chou 的成熟种子。

【产地】主产于河北，陕西、辽宁、河南等地也有生产。以河北邢台为道地产区。

【采收】一般在 10 月成熟。秋季 9～10 月，当果实呈枣红色、完全成熟时采收，此时种仁饱满、质量较高。

产区一般用竹竿打落采集，近年来试用"乙烯利"药剂催落，效果好。

【产地加工】

1. 采摘后，将鲜枣晒至半干，再放到水池里泡 4～5 天，直至果肉稀松，去掉果肉，取出枣核。然后，将枣核晒干放到专用石磨上去磨（此磨齿大、沟深），磨完后用筛子筛出种仁和碎皮，然后放入水缸内淘洗，之后用笊篱随搅随把种仁捞出来，晒干即可。

2. 冬末春初将酸枣冷冻，选择干燥天气，在日出前或日落后将已冻干的酸枣用石碾碾去果肉，吹干，过筛，去其枣肉，然后再碾第二遍，如此反复多次，直至核上大部分的枣肉除去为止。

3. 将果实浸泡一日，搓去果肉，捞出。

（1）用石碾碾碎果核，取出种子，晒干，即得枣仁。

（2）用石磨反复研磨，随时打扫过筛，然后放入水中，使碎枣核自然沉下，枣仁漂浮水面，及时捞出，晒至干燥。

采用水漂法取仁，不仅容易使色变成乌暗，影响质量，而且还不容易保管，最好在过筛时用机械办法将仁拣出。这样可保持色泽鲜亮，也有利于保管。

【主要商品规格】干燥成熟的种子呈扁圆形或扁椭圆形，饱满，表面深红色或紫褐色，有光泽。断面内仁浅黄色，富油性，气微，味淡。一等：核壳不超过 2%，碎仁不超过 5%，无黑仁、杂质、虫蛀、霉变；二等：较瘪瘦，核壳不超过 5%，碎仁不超过 10%。

【包装与贮藏】

1. 包装　一般用双层麻袋包装，每件 50～90kg，最好用木箱装。

2. 贮藏　本品受潮容易发霉、虫蛀。若温度高可时，使内部发热，导致变色，因此宜贮于凉爽、干燥处。

夏季要日晒或摊晾，以防生霉，如有碎粉和破瓣应筛除，以免虫蛀。枣仁完整者，防虫性能稍好，破碎者越多，越易生虫。如发现有生虫现象，可用硫黄熏，但不可久熏，否则使酸枣仁颜色变淡。如贮存于密闭的木箱、铁箱或坛中进行保管则更安全。

【质量要求】

1. 性状　一般以粒大饱满、整齐、外皮紫红色、光滑油润、种仁黄白色，以及无杂质、核壳、虫蛀、霉变者为佳。

2. 酸枣仁皂苷薄层鉴别　以水饱和的正丁醇为展开剂展开，喷以 1% 香草醛硫酸溶液，在与酸枣仁皂苷 A、B 对照品色谱相应位置上显相同颜色的斑点。

3. 杂质（核壳等）的检查　不得超过 5%。

山　茱　萸

【来源】本品为山茱萸科植物山茱萸 *Cornus officinalis* Sieb. et Zucc. 的成熟果肉。

【产地】主产于浙江、河南，陕西、湖北、山西、四川等地也有生产。以浙江临安为道地产区。

【采收】果熟期 9～10 月份，果实由绿变红色时，即可采收。浙江多在经霜后冬至前采收；四川在 7～8 月成熟时立即采收。

摘果时注意动作要轻，要防止折断树枝，损伤花蕾，否则影响下年产量。

【产地加工】采收后的果实去掉果柄、枝条和树叶，再经如下处理：

1. 生剥　将果实晒至半干，去核留果肉，晒干。

2. 水煮

（1）果实倒入沸水中，搅拌 10～15 分钟，捞出，放入冷水中稍浸，趁热捏去果核，晒干或烘干。

（2）除去枝、叶、柄，于 85℃～90℃热水中烫 3 分钟至软，用冷水冷却，沥干，去核，果肉烘至含水 18%（55℃～60℃），回软，包装。

3. 水蒸　将果实放入蒸笼蒸至上气后再蒸 5 分钟，待稍凉，捏去果核，将果肉晒干或烘干。

4. 焙烘　果实放入竹笼或火炕上，用文火焙烘，果肉变软发皱时，取出放凉，捏去果核，将果肉晒干或烘干。

水煮或水蒸缺点较多，山茱萸果肉膨胀附着果核，去核时损耗大，成品肉薄，色泽较差，有效成分易流失，近年来少用。焙烘法虽比较费工，但可使水分散发，不损伤汁液，有效成分不流失，成品肉厚，色泽鲜红，质佳，故一般多采用此法加工。

【主要商品规格】呈不规则的片状或囊状，表面紫红色至紫黑色，皱缩，有光泽，顶端有的有圆形宿萼痕，基部有果梗痕。质柔软，味酸涩。果核不超过 3%，无杂质、无虫蛀、无霉变。统货。

【包装与贮藏】

1. 包装　用编织袋包装，盛于木箱或麻袋中，每件重 50～75kg。

2. 贮藏　放置阴凉、干燥处，防止受潮、霉变和虫蛀。不宜过于干燥，山茱萸会因此失去油润，变成干枯，无光泽。

【质量要求】

1. 性状　一般以肉肥厚、色紫红、油润柔软者为佳。

2. 杂质（果核、果梗）检查　不得超过 3%。

3. 水分的测定　用水分测定法测定，不得超过 16.0%。

4. 总灰分的测定　用灰分测定法测定，不得超过 6.0%。

5. 酸不溶性灰分的测定　用灰分测定法测定，不得超过 0.5%。

6. 水溶性浸出物的含量测定　用冷浸法测定，不得少于 50.0%。

7. 马钱苷的含量测定　用高效液相色谱法测定，本品含马钱苷（$C_{17}H_{26}O_{10}$）不得少于 0.60%。

连　翘

【来源】本品为木樨科植物连翘 *Forsythia suspensa*（Thunb.）Vahl 的果实。

【产地】主产于山西、河南、陕西、山东、甘肃、湖北等地，四川、河北也有生产。以山西、河南等地为道地产区。

【采收】

1. 青翘 8～9 月间，果实青色近成熟时采摘。

2. 黄翘 于 10 月果实成熟变黄开裂时打落收集。

【产地加工】

1. 青翘 将青色近成熟果实，置沸水中煮片刻或置蒸笼内蒸熟（约半小时），取出、晒干。

2. 黄翘 将成熟变黄并开裂的果实，过筛，除去杂质、晒干或烘干。

【主要商品规格】商品连翘分黄翘和青翘两种，以黄翘为主流商品，均为统货。

1. 黄翘 蒴果呈长卵圆形或卵圆形，两端狭尖，长 1.5～2.5cm，直径 0.5～1.3cm，自顶部多分裂为两瓣，表面各有一条明显的纵沟和不规则的皱纹及突起小斑点，基部有果柄或其断痕。果瓣外表面黄棕色或红棕色，具多数颗粒状突起，内表面淡黄棕色，平滑，有一纵隔，质坚脆。种子棕色多已脱落。气微香，味苦。

2. 青翘 呈长卵圆形或卵圆形，顶端锐尖，多未开裂，外表有颗粒状小斑点，两面有一纵沟纹，表面青绿色或绿褐色，内有纵隔，兼有果柄。质硬，种子多数，黄绿色，细长，一侧有翅。气微香，味苦。

【包装与贮藏】

1. 包装 主要用防潮纤维袋或防潮纸箱包装。

2. 贮藏 置干燥处，防潮、防霉、防蛀。

【质量要求】

1. 性状 黄翘一般以身干、色黄、壳厚、无种子、枝柄去净，果瓣开裂者佳；青翘一般以身干、色黑绿、完整不裂口，无杂质者佳。

2. 杂质的检查 按照杂质检查法，黄翘不得超过 9.0%，青翘不得超过 3.0%。

3. 水分的测定 按照水分测定法，本品含水分不得超过 10.0%。

4. 连翘苷的含量测定 用高效液相色谱法测定，本品含连翘苷（$C_{29}H_{36}O_{15}$）不得少于 0.15%。

【现代研究】连翘含连翘酯苷、连翘苷、连翘酚、白桦脂酸、齐墩果酸、熊果酸、挥发油等成分。

据报道，利用高效液相色谱法对 11 个不同产地连翘样品中 5 种成分的含量进行了测定。结果表明，山西的含量最高，其次为河南，而山东的含量最低。采用反相高效液相色谱法测定连翘药材中连翘苷的含量，连翘苷的含量在 723.8～940.8μg/g 之间。有报道认为，青翘与老翘来源相同，但由于采收期不同，二者药材既有相同性，又有差别，质量分析测定结果表明，青翘中连翘酯苷较老翘高出一倍，并建议对二者制定不同的药材质量标准。有人利用 TLC 扫描检测连翘壳与心中的连翘酚、连翘脂素、芦丁、熊果酸、连翘酯苷的含量，结果两者各成分含量相近。另外，壳、心均含齐墩果酸。药理研究发现，连翘壳和心的抑菌作用基本一致，但连翘心具有中枢兴奋作用，而连翘壳无此作用，故连翘可带心应用，或去心分别入药。

女 贞 子

【来源】本品为木樨科植物女贞 *Ligustrum lucidum* Ait. 的果实。

【产地】主产于江苏、浙江、湖南、福建、广西、四川、湖北、江西等地。

【采收】一般在 10～12 月间，果实成熟变黑而被有白粉时，将果实摘下，运回加工。

【产地加工】

1. 直接干燥法 将采收的成熟果实，除去枝叶、晒干。

2. 煮后干燥法 将采收的成熟果实置沸水中略烫后，晒干。

3. 蒸后干燥法 将采收的成熟果实置沸水中稍蒸后，晒干。

【主要商品规格】女贞子呈椭圆形或倒卵圆形，长 6～8.5mm，直径 3.5～5mm。表面黑紫色或灰黑色，有不规则的网状皱纹，基部常有宿萼及果柄残痕。外果皮薄，中果皮稍疏松，易剥离，内果皮木质，黄棕色，有纵棱。横切面内有种子 1～2 枚，种子呈肾形，紫黑色，油性。气微，味甘，微甘涩。统货。

【包装与贮藏】

1. 包装 用麻袋或纸箱防潮包装。

2. 贮藏 置通风干燥处，防霉、防蛀。

【质量要求】

1. 性状 一般以粒大、饱满、质坚实、色黑紫者为佳。

2. 杂质检查 按照杂质检查法，杂质不得超过 3.0%。

3. 特女贞苷的含量测定 用高效液相色谱法测定，本品含特女贞苷（$C_{31}H_{42}O_{17}$）不得少于 0.70%。

【现代研究】女贞子果实主含女贞子苷、齐墩果苷等苷类；齐墩果酸、熊果酸等萜类。此外，尚含脂肪油、挥发油、多糖等成分。

据报道，用双波长薄层扫描法测定六省区女贞子中齐墩果酸的含量。结果表明，含量在 1.31～2.48% 之间，湖南产含量最高，云南产含量最低。另据报道，采用双波长薄层扫描法，对女贞子果实不同部位的齐墩果酸含量进行了测定。结果表明，全果实为 1.557%、外中果皮为 1.810%、内果皮为 0.984%、种仁为 0.726%。有人对十批不同产地女贞子中齐墩果酸、熊果酸的含量进行测定。结果表明，齐墩果酸含量均在 0.7% 以上，熊果酸含量均在 0.1% 以上，并提示检测样品女贞子直接晒干和蒸后晒干存在差异。另有采用 TLC 法对不同生长时期及同一时期不同成熟程度的女贞子中齐墩果酸含量进行了检测。结果显示，女贞子中齐墩果酸含量随果实的逐渐成熟而呈下降趋势，幼果期含量高，完全成熟时含量低，且含量基本稳定，故认为 10 月上旬采收较为合理。

马 钱 子

【来源】本品为马钱科植物马钱 *Strychnos nux-vomica* L. 的成熟种子。

【产地】主产于印度、越南、缅甸、泰国、斯里兰卡等国。

【采收】种植 7～8 年后开始结果。12 月至翌年 1 月，果实呈橙黄色时采收，运回加工。

【产地加工】将运回的果实取出种子，洗净附着的果肉，晒干。或将果实压裂，堆放数天至果肉变软腐烂，除去果皮，取出种子洗净，晒干。

【主要商品规格】商品有马钱子和云南马钱子两种，前者系进口品，后者系国产品。马钱子呈扁纽扣状，常一面隆起，一面稍凹下。表面密被灰棕或灰绿色茸毛，自中间向四周呈辐射状排列，有丝样光泽。边缘稍隆起，较厚，有突起的珠孔，底面中心有突起的圆点状种脐。

云南马钱子呈扁椭圆形和扁圆形。

【包装与贮藏】

1. 包装 用牛皮纸或铁盒包装。

2. 贮藏 置干燥处，不易变质。本品有大毒，保管中应注意安全。

【质量要求】

1. 性状 马钱子和云南马钱子均以个大饱满、质坚肉厚、色灰黄有光泽者为佳。

2. 水分测定 用水分测定法测定，含水分不得超过 13.0%。

3. 士的宁和马钱子碱的含量测定 用高效液相色谱法测定，本品含士的宁（$C_{21}H_{22}N_2O_2$）1.20%～2.20%，马钱子碱（$C_{23}H_{26}N_2O_4$）不得少于 0.80%。

枸 杞 子

【来源】本品为茄科植物宁夏枸杞 *Lycium barbarum* L. 的成熟果实。

【产地】主产于宁夏中宁、银川、中卫、灵武。内蒙古、新疆、甘肃、陕西等地也有生产。其中以宁夏中宁、银川产量大，产品质量最佳，为道地产区。

【采收】枸杞子果实采收分春果、伏果、秋果等三种采收时期。6 月初至 6 月下旬采收的果实为春果，6 月下旬以后采收的果实为伏果，9 月下旬采收的果实为秋果。春果质量最好，肉厚、味甜、果大、色鲜。

枸杞子采摘宜在晴天早晨露水干后进行，采果时要注意轻摘、轻拿、轻放，否则果汁流出，晒干后果实会变黑（俗称油籽），降低药材品质，采果要带果柄。

【产地加工】

1. 晒干法 采回的鲜果及时摊晾于竹匾或芦席上，厚度不超过 3cm，一般以 1.5cm 为宜，前两天放在阳光不太强或通风的地方，过两天待皮皱后，暴晒至果皮干燥、果肉柔软，再放入布袋或簸箕内撞擦，除去果柄。

2. 烘干法 多雨时宜用烘干法，先用 45℃～50℃烘至七八成干后，再用 55℃～60℃烘至全干，经 2～3 昼夜即可烘干。烘干过程中，要勤换位，勤检查。烘干后除去果柄。

注意鲜果两天内不宜在中午强光下暴晒，也不宜手翻，以免变黑，影响质量。

【主要商品规格】商品依产地有宁夏枸杞、内蒙古枸杞和新疆枸杞等。商品以宁夏枸杞为主，常分为五个等级。一等：呈椭圆形或长卵圆形，果皮鲜红、紫红或红色，糖质多，质柔软滋润，味甜，每 50g 在 370 粒以内；二等：每 50g 在 580 粒以内，余同一等；三等：果皮红褐色或淡红色，糖质较少，每 50g 在 900 粒以内，余同一等；四等：每 50g 在 1100 粒以内，油果不超过 15%，余同三等；五等：色泽深浅不一，每 50g 在 1100 粒以外，破子、油果不超过 30%，余同四等。

【包装与贮藏】

1. 包装 木箱或硬纸箱内衬防潮油纸包装。

2. 贮藏 本品极易虫蛀、发霉、泛油、变色，应密闭，置阴凉、干燥处保存。要防潮、防闷热、防蛀。少量商品，可在晒干后每 0.5～1kg 为一包，贮于石灰缸内，或置于缸内再喷以白酒，可防霉蛀，大宗商品可用氯化苦或磷化铝熏。如有条件最好冷藏，在保管中应防鼠害。

【质量要求】

1. 性状 一般以粒大、色红、肉厚、质柔润、籽少、味甜者为佳。

2. 杂质检查 杂质不得超过 0.5%。

3. 水分测定 用水分测定法测定，水分不得超过 13.0%。

4. 枸杞多糖的含量测定 本品含枸杞多糖以葡萄糖（$C_6H_{12}O_6$）计，不得少于 1.8%。

5. 甜菜碱的含量测定 用薄层扫描法进行测定，本品含甜菜碱（$C_5H_{11}NO_2$）不得少于 0.30%。

栀　子

【来源】本品为茜草科植物栀子 *Gardenia jasminoides* Ellis. 的成熟果实。

【产地】主产于浙江、湖南、福建等地，江西、湖北、广东、广西等地也有生产。以浙江为道地产区。

【采收】栀子移栽第四年开始采果，每年 10 月下旬以后，果实逐渐成熟，当外果皮由青色变成红黄色时，可分期分批采收。采收后的果实运回加工。

采收应适时，过早则色素未完全形成，加工出品率低，色青不饱满，影响药材质量。

【产地加工】运回的果实不宜堆置，以免发热腐烂，应放置通风处摊开，除去果柄等杂质后，直接晒干或烘干。也可将果实放在沸水（略加明矾）中稍烫，然后取出晒干或烘干或分期分批用甑蒸至上大气后晒干。

为了使内外干燥一致，晴天可日晒夜露，待七成干时，堆置 1～2 天，任其回润，再反复 2～3 次即可。如遇阴雨天可将运回的果实用文火烘，白天烘，晚上回润，反复 2～3 次即可。也可将果实直接用隧道式远红外烘炉烤后再回润，反复 2～3 次即可。或使用炭火烘烤，火力宜先大后小，勿烘焦。在烘晒过程中要轻轻翻动，以加速其均匀干燥，直至从里到外全部干燥为止。

【主要商品规格】呈长卵圆形或椭圆形，表面红黄色或棕红色，具翅状纵棱 6 条，棱间常有一明显的纵脉纹。种子扁卵圆形，集结成团，深红色或黄红色。味微酸而苦。统货。

【包装与贮藏】

1. 包装 主要以木箱、席包、麻袋包装。

2. 贮藏 栀子容易吸潮导致虫蛀，故应置于通风、干燥处贮藏。

【质量要求】

1. 性状 一般以个小皮薄、饱满、色红、鲜艳者为佳。

2. 水分的测定 用水分测定法测定，不得超过 8.5%

3. 总灰分的测定 用灰分测定法测定，不得超过 6.0%。

4. 栀子苷薄层鉴别 以乙酸乙酯-丙酮-甲酸-水（5:5:1:1）为展开剂展开，喷以 10%硫酸乙醇溶液，110℃下加热至斑点显色清晰，在与栀子苷对照品色谱相应位置上显相同颜色的斑点。

5. 栀子苷的含量测定 用高效液相色谱法测定，本品含栀子苷（$C_{17}H_{24}O_{10}$）不得少于 1.8%。

瓜 蒌

【来源】本品为葫芦科植物栝楼 *Trichosanthes kirilowii* Maxim. 或双边栝楼 *Trichosanthes tosthornii* Hrams. 的成熟果实。

【产地】主产于四川、山东，江苏、浙江、安徽、河南等地也有生产。

【采收】秋季及初冬果实陆续成熟，当其表面有白粉并变成淡黄色时，连果梗剪下，运回加工。

瓜蒌采收应注意掌握时间，采摘过则早皮肉较薄、种子未成熟，采摘太晚则果实又变薄，均会造成减产。

【产地加工】

1. 瓜蒌皮 成熟瓜蒌摘收后，可将果柄向上，日晒夜露，每 1～2 天翻动一次，再将青皮向上，晒至橙黄色。剪去果柄，洗净，从果蒂部将果实对剖开，取出种子、瓜瓤，用纱布洗去残留种子，注意保留果肉，晒干或以 50℃～90℃烘干，至其发脆、充分干燥即可。

2. 瓜蒌仁 将瓜瓤、种子倒入罐内，待瓜瓤发酵腐烂取出，用麻布反复搓揉，除去瓜瓤，晒或烘干，拣去杂质或瘪粒。或在瓜瓤、种子内掺入草木灰拌匀，使瓜瓤发酵腐烂，用清水洗净取出种子。也可在瓜瓤内加入草木灰，用麻布反复揉搓，清水洗净，取出种子，晾干即可。

3. 全瓜蒌 为未成熟的果实。瓜蒌采收后，堆放 2～3 天，再将蒌蒂编成辫挂起阴干。或将鲜瓜蒌用纸包好，悬挂通风处晾干，用时切碎。亦有将整个果实横切片，晒干，称"瓜蒌实片"。

本品加工应轻拿轻放，切勿挤压，避免霜冻，更不能暴晒，也不能烘干，因为暴晒、烘熔都影响色泽。

【主要商品规格】

1. 瓜蒌皮 果皮皱缩，外表黄棕色或橙黄色，内表面白色，常有未去净的果肉残余。质坚脆，易折断。无腐烂，厚实，无瓤。统货。

2. 瓜蒌仁 呈扁椭圆形，表面黄棕色或灰棕色，平滑，沿边缘有一圆沟纹。种皮坚硬，破开后可见子叶 2 片，黄白色，富油性，外被灰绿色薄膜。统货。

3. 全瓜蒌 呈类圆球形，剖开后可见果瓤白色或淡黄色，多数种子黏结成团，完整时气微，剖开后气清香，味甜略酸。统货。

【包装与贮藏】

1. 包装　瓜蒌皮用竹筐，瓜蒌仁用麻袋或细密竹筐包装。

2. 贮藏　瓜蒌因其脂肪油含量达26%左右，其中不饱和脂肪酸占66.5%，饱和脂肪酸占30%。因此，将其放置于阴凉、通风、干燥处，并经常翻晒。夏季瓜蒌皮易霉烂、虫蛀，可放入坛、缸、箱子内，以酒喷洒后密封；也可用纸将瓜蒌皮包起，放入石灰箱中干燥，过夏后取出。

【质量要求】瓜蒌皮以外表黄褐色、内白色、厚实、无瓤者为佳；瓜蒌仁以种子饱满、种仁油性足者为佳；全瓜蒌以完整不破、棕黄色、皮厚、糖性足者为佳。

槟　榔

【来源】本品为棕榈科植物槟榔 *Areca catechu* L. 的成熟种子。

【产地】主产于海南屯昌、定安、陵水、琼中、琼海、万宁等地，广东湛江南部、云南南部、广西南部、福建、台湾等地也有生产。国外主产于印度尼西亚、印度、菲律宾等地。

【采收】3～6月采收成熟果实，运回加工。

【产地加工】3～6月采收成熟果实，晒3～4日，捶破或用刀剖开取出种子，晒干。也有经水煮者，熏烘7～10日，待干后剥去果皮，取出种子，烘干。果皮干燥后也可入药用，习称"大腹皮"。

【主要商品规格】本品扁球形，高1.5～3.5cm。表面淡黄棕色或淡红棕色，具稍凹下的网状沟纹，底部中心有圆形凹陷的珠孔，其旁有一明显疤痕状种脐。质坚硬不易破碎，断面可见棕色种皮与白色胚乳相间的大理石样花纹。气微，味涩微苦。一等：每千克160个以内，无枯心、破碎、杂质、虫蛀、霉变；二等：每千克160个以上，间有破碎、枯心，不超过15%，轻度虫蛀不超过3%，余同一等。

【包装与贮藏】

1. 包装　用草席或麻袋包装。

2. 贮藏　本品易虫蛀，破碎后更甚。应防潮，置干燥、通风处保存，为防蛀，可用硫黄或氯化苦熏。

【质量要求】

1. 性状　一般以个大、体重、质坚、无破裂者为佳。

2. 水分测定　含水分不得超过10.0%。

3. 槟榔碱的含量测定　用高效液相色谱法测定，本品含槟榔碱（$C_8H_{13}NO_2$）不得少于0.20%。

砂　仁

【来源】本品为姜科植物阳春砂 *Amomum villosum* Lour.、绿壳砂 *Amomum villosum* Lour. var. *xanthioides* T. L. Wu et Senjen 或海南砂 *Amomum longiligulare* T. L. Wu 的成熟果实。

【产地】阳春砂仁主产于广东阳春、阳江、罗定、信宜、恩平、徐闻及广西东兴、宁明、龙州和云南南部等地；绿壳砂仁主产于云南临沧、文山、景洪等地，国外主产于越南、泰国、缅甸、印度尼西亚等国；海南砂仁主产于海南澄迈、儋州等地。以广东阳春为阳春砂仁道地产区。

【采收】种植后 2～3 年开花结果。平原地区 7 月底至 8 月初，山区 8 月底至 9 月初，待果实由鲜红转为紫红色、种子呈黑褐色、破碎后有浓烈辛辣味时即可采收。采收时用剪刀剪断果序，运回加工。

【产地加工】除去粗长的总果柄称为"壳砂"；加工剥去果皮则称为"原砂仁"或"净砂"；剥出的果壳称为"砂壳"。

1. 阳春砂 放在筛子、竹帘或席子上用微火烘制，烘至五六成干时取出，趁热喷冷水一次，使其骤然收缩，从而果皮与种子团紧密结合，然后盖上稻草，以重物压一夜。经此法处理后保存不宜生霉。为提高品质，在果实快干时上盖一层鲜樟树叶，继用糠或木炭微火烘熏至干，经熏后香气更浓。阳春砂均加工成壳砂。

2. 绿壳砂、海南砂 多晒干或用微火烘干，后加工成"壳砂"、"净砂"、"砂壳"。

【主要商品规格】商品有国产砂仁和进口砂仁两类。

1. 国产砂仁 阳春砂、绿壳砂呈椭圆形或卵圆形，有不明显的三棱。表面棕褐色，密生刺状突起，顶端有花被残基，基部常有果梗。果皮薄而软。种子集结成团，具三钝棱，中有白色隔膜，将种子团分成三瓣，每瓣有种子 5～26 粒。种子为不规则多面体，表面棕红色或暗褐色，有细皱纹，外被淡棕色膜质假种皮；质硬，胚乳灰白色。气芳香而浓烈，味辛凉微苦。海南砂呈长椭圆形或卵圆形，有明显的三棱。表面被有片状、分枝的软刺，基部具果梗痕。果皮厚而硬。种子团较小，每瓣有种子 3～24 粒；气味稍淡。阳春砂、绿壳砂、海南砂一般均为统货。净砂：一等：种子团呈三棱状的椭圆形或卵圆形，分成三瓣，每瓣约有种子 10 数粒，籽粒饱满，每 50g 在 150 粒以内；二等：种子团较小而瘪瘦，每 50g 在 150 粒以外。

2. 进口砂仁 分壳砂和原砂仁。

【包装与贮藏】

1. 包装 木箱装或纸箱装。

2. 贮藏 本品易泛油，走失香气，应密闭，置阴凉、干燥处保存。忌暴晒、受热，以免泛油、散粒和香味走失。

【质量要求】

1. 性状 一般以果实均匀、果皮紧贴种子团、种子团饱满呈棕褐色、有润性、味辛凉而香气浓厚者为佳。

2. 水分测定 用水分测定法测定，水分不得超过 15.0%。

3. 挥发油的含量测定 阳春砂、绿壳砂种子团含挥发油不得少于 3.0%（ml/g），海南砂种子团含挥发油不得少于 1.0%（ml/g）。

豆　蔻

【来源】本品为姜科植物白豆蔻 *Amomum kravanh* Pirre ex Gagnep. 或爪哇白豆蔻

Amomum compactum Soland ex Maton 的成熟果实。

【产地】白豆蔻主产于泰国、柬埔寨、越南，称原豆蔻；爪哇白豆蔻主产于印尼、马来西亚，称印尼白蔻。现我国广东、海南、云南等地有栽培。

【采收】7～8月果实由绿色转为黄绿色但未完全成熟时采收，运回加工。

如果过于成熟，果实常会开裂而致种子失落。

【产地加工】将运回的豆蔻除去残留的花被和果柄后晒干即可。

【主要商品规格】

1. 原豆蔻 有贡蔻、拣蔻、顶紫蔻、蔻球、蔻果、枫蔻、蔻壳等规格。剥去果壳，原粒蔻团的称为蔻球，散碎蔻仁称蔻米。

2. 印尼白蔻 果实较原豆蔻个小而形稍长，色较白而暗淡，剥开后种子瘦瘪。统货。

【包装与贮藏】

1. 包装 一般用麻袋或木箱包装。

2. 贮藏 豆蔻为挥发性药材，易受潮、挥发、散失气味。为了避免返潮、发霉，干果可贮放于密封的铁箱或瓦罐中。在存贮期间，要经常注意检查，防止吸潮、霉变、泛油，应注意晾晒。

【质量要求】

1. 性状 一般以个大饱满、果皮薄而完整、香气浓者为佳。

2. 杂质的检查 原豆蔻不得超过1%，印尼白蔻不得超过2%。

3. 水分的测定 用水分测定法测定，原豆蔻不得超过11.0%，印尼白蔻不得超过12.0%。

4. 桉油精薄层鉴别 以苯-乙酸乙酯（19：1）为展开剂展开，喷以5%香草醛硫酸溶液，

5. 挥发油的含量测定 用挥发油测定法测定，原豆蔻仁含挥发油不得少于5.0%（ml/g），印尼白蔻仁不得少于4.0%（ml/g）。

6. 桉油精的含量测定 用气相色谱法测定，豆蔻仁含桉油精（$C_{10}H_{18}O$）不得少于3.0%。

薏 苡 仁

【来源】本品为禾本科植物薏苡 *Coix lacryma-jobi* L. var. *ma-yuen* (Roman) Stapf. 的成熟种仁。

【产地】我国大部分地区均产，主产于福建、广西、湖北、辽宁等地。

【采收】一般在秋季8～10月，当茎叶变枯黄、80%果实呈浅褐色或黄色成熟并充实饱满时连茎秆割下，运回加工。

薏苡花期长，果实成熟期不一致，应注意适时收获。若采收过早，果实不成熟，青秕粒多，产量低；过迟，籽粒脱落，难以采集。

【产地加工】

1. 割下的植株集中立放3～4天后再予脱粒，使尚未完全成熟的种子继续灌浆成熟，再

用打谷机脱粒，晒干，除去杂质，扬去空壳，筛净，然后用碾米机碾去外壳和种皮，再筛净，晒干即可。

2. 打下果实晾干，然后用石碾碾去外壳。用风车扇去壳皮后，再加糠麸与薏苡仁共研三次，脱去黄色的种皮，用风车吹去种皮即可。

【主要商品规格】呈圆球形或椭圆球形，基部较宽而略平，顶端钝圆，表面白色或黄白色，光滑。偶有残存的黄褐色种皮，质坚硬，断面白色，粉性，气微，味微甜。统货。

【包装与贮藏】

1. 包装 一般用双层麻袋包装，每件重 50kg。

2. 贮藏 本品含蛋白质、淀粉丰富，夏季受潮极易生虫和发霉，故应贮藏于通风、干燥处。为防止生虫和生霉，在贮藏前，筛除薏苡仁中的粉粒、碎屑，以免虫蛀。如米粒完整，含水量在 8%～10%，环境干燥，就不易生虫、发霉。

少量薏苡仁则可密封于缸内或坛中。对已发霉的可用清水洗净后再晒干；如发现虫害要及时用硫黄熏。夏季要经常检查，搬运倒垛要轻拿轻放，防止重压和撞击摔打，保持包装物完整并避免薏苡仁的破碎。

【质量要求】

1. 性状 一般以粒大、饱满、整齐均匀、色白，以及无破碎、粉屑、杂质及虫蛀者为佳。

2. 杂质的检查 不得超过 2%。

3. 水分测定 用水分测定法测定，不得超过 15.0%。

4. 总灰分测定 用灰分测定法测定，不得超过 3.0%。

5. 醇溶性浸出物的含量测定 用热浸法测定，无水乙醇作溶剂，醇溶性浸出物不得少于 5.5%。

6. 甘油三油酸酯的含量测定 用高效液相色谱法测定，本品含甘油三油酸酯（$C_{57}H_{104}O_6$）不得少于 0.50%。

益 智

【来源】本品为姜科植物益智 *Alapinia oxyphylla* Miq. 的成熟果实。

【产地】主产于海南的屯昌、澄迈、儋州、保亭、琼中、万宁、陵水、琼山等地，广东、广西、云南、福建等地也有生产。

【采收】种植后 2～3 年，于 6～7 月，当果实由绿变红、果皮茸毛脱落、果肉带甜、种子辛辣时，选择晴天将果穗剪下，运回加工。

【产地加工】将运回的益智除去果柄，铺在晒场或竹帘上晒干，如遇阴雨可用微火烘干，但以晒干者品质佳。

【主要商品规格】本品呈椭圆形，两端略尖。表面棕色或灰棕色，有纵向凹凸不平的突起棱线 13～20 条，顶端有花被残基，基部常残存果梗。果皮薄而稍韧，与种子紧贴，种子集结成团，中有隔膜将种子团分为三瓣，每瓣有种子 6～11 粒。种子呈不规则的扁圆形，略有钝棱，表面灰褐色或灰黄色，外被淡棕色膜质的假种皮；质硬，胚乳白色。有特异香气，味辛微苦。统货。

【包装与贮藏】

1. 包装 一般用麻袋装。

2. 贮藏 本品易发霉、走油，应防热，置干燥处贮存。

【质量要求】

1. 性状 一般以果实饱满、显油性、种子红棕色或灰棕色、质坚硬、气香、味辛苦者为佳。

2. 挥发油的含量测定 本品种子含挥发油不得少于 1.0%（ml/g）。

第十三章

藻、菌及地衣类中药材的采收
与产地加工

藻、菌及地衣类合称为低等植物，其采收部位大多为整个菌核或子实体，如猪苓、茯苓要采收整个菌核，灵芝和银耳以子实体入药，而冬虫夏草具有一定的特殊性，要以子座和幼虫尸体的复合体作为药用部位。

藻、菌及地衣类中药材的采收时间多集中在夏、秋季，如茯苓、银耳；也有全年可以采收的，如灵芝、猪苓，但仍以夏、秋季采收的质量较好，如冬虫夏草多在夏至前后采收，此时采收药材质量好，同时也利于发现和采挖。

藻、菌及地衣类中药材的加工主要考虑干燥环节。除茯苓外，其余药材均可采取晒干的干燥方法，在阴雨天可辅以烘干或焙干。如冬虫夏草要晒至6～7成干，灵芝排列于竹筛晒干或低温烘干，猪苓摊晒于阳光下干燥，银耳晒干或烘干，而茯苓在干燥切制前，首先要进行"发汗"，干燥方式也多采用阴干。

冬虫夏草

【来源】本品为麦角菌科真菌冬虫夏草菌 *Cordyceps sinensis*（Berk.）Sacc. 寄生在鳞翅目蝙蝠蛾科昆虫蝙蝠蛾 *Hepislus armoricanus* Oberthur. 幼虫上的子座和幼虫尸体的复合体。

【产地】主产于四川、青海、西藏、贵州、云南，甘肃、山西、湖北等地也有生产。以四川甘孜、青海玉树、西藏丁青为道地产区。

【采收】多在夏至前后，积雪尚未融化时入山采集。此时子座多露于雪面，且孢子尚未发散，连同虫体一起采挖。

寻找虫草时一定要仔细观察，一般多在早晨易找，中午难找，在最密集处一平方米可发现虫草10～20根。找到虫草后，最好使用小铁棍、小木棒或竹、木杆等工具轻轻刨开沙土，再刨挖出虫草。刨挖距离在菌苗周围一寸左右。太近或太远都容易挖断虫体或把虫体和子座刨烂，也不可用手直接拔苗采挖。将冬虫夏草挖出后，放入筐内，注意不要把虫体和子座弄断，采收后，运回加工。

【产地加工】

1. 干燥 将冬虫夏草挖起后，在虫体潮湿未干时，用水冲洗，除去外层的泥土及膜皮，晒干；或采收后，晒至六七成干时，除去纤维状附着物及泥沙等杂质，再继续晒干或低温焙干。

2. 扎把 待虫草回潮后，可用黄酒喷洒虫草表面，使之变软，整理平直，每 7~8 条用红线扎成小把，用微火烘烤至完全干透。

【主要商品规格】

1. 毛货 虫草采挖后，晾晒至六七成干时，除去纤维状附着物及泥沙等杂质，再继续晒干的药材，称为"毛货"。

2. 封装虫草 将毛货扎成小把，7~8 个小把尾对尾装入铁格，装三层，每层 16 个或以上。封装后，经过熏硫和烘干，加上商标用红丝线捆扎牢固。商品虫草干燥完全，虫体丰满肥壮，体表金黄色或黄色，有光泽，断面类白色或黄白色，子座粗短完整。无杂质，无泥土。

【包装与贮藏】

1. 包装 要求每封虫草应保持在 0.25g 左右，用木箱装，内衬一层防潮纸，外用铁带捆扎。

2. 贮藏 置通风、干燥处贮存。防潮，防霉蛀，防重压。

【质量要求】

1. 性状 一般以完整、干燥、子座短、虫身色黄发亮、丰满肥壮、断面类白色、味香者为佳。

2. 水分测定 水分不得超过 11%。

3. 灰分测定 总灰分不得过 4.5%。

4. 腺苷的含量测定 用高效液相色谱法测定，本品腺苷（$C_{10}H_{13}N_5O_4$）含量不得少于 0.01%。

【现代研究】虫草主要含粗蛋白约 25%，脂肪 8.4%，还有粗纤维、碳水化合物、维生素 B_{12}、尿嘧啶、腺嘌呤、腺嘌呤核苷、麦角甾醇等。此外，还含有虫草酸（Cordycepic acid），是奎宁酸（Quinic acid）的异构物，又含冬虫夏草素等。

1. 采收季节对药材质量的影响 虫草是一个季节性较强的药材。全国的采挖季节很不统一，大多一般在 4~5 月份。西藏由于气候条件差异，采挖季节比其他地区要推迟半月或一月左右。经调查日喀则地区的几个产区均以 6 月中、下旬采挖较为适宜。虫草的生长旺季只有 15~20 天。在旺季采挖的虫草，不但虫体充实饱满，菌苗茂盛而肥壮，且容易发现和采挖；产量、质量、药效都较高。冬虫夏草的成熟标准为幼虫体的头部长出棍棒状的子座，长 3~5cm，子座上端膨大，顶端发育成子囊果"毛笔尖"状。此时采收，正值夏至前后，山上积雪尚未融化，子座多露于雪面，易于找寻采挖。如果过早采挖，多数苗还未出土，不易寻找和采挖，过迟则积雪融化，杂草丛生，不仅不易寻找，而且菌苗萎缩或枯萎，虫体空心或腐烂，不适宜作药用。

2. 加工对药材成分的影响 虫草所含冬虫夏草素，是一种淡黄色结晶粉末，在试管内能抑制链球菌、炭疽杆菌、猪出血性败血症杆菌及葡萄状球菌的生长，在加工时不宜用水浸泡药材，否则易造成其有效成分的损失。

银　耳

【来源】本品为银耳科真菌银耳 *Tremella fuciformis* Berk. 的子实体。

【产地】主产于四川、福建、贵州，江苏、浙江、湖北、山西等地也有生产。以四川通江、福建古田等地区为道地产区。习以四川通江产品质量最优，特称"通江银耳"。

【采收】银耳的直径在 12～15cm 时可采收。成熟的银耳籽实体形似菊花，个大如碗，色白晶莹，没有小耳蕊，耳片舒展，具有弹性。多在每年 4～9 月间采收，5～8 月是其盛产期。在晴天采耳多选取早晚时分，可防止银耳的破损，阴天则可全天采收，用竹刀或骨刀从耳基处整朵刮下，切刮时勿割破朵形，采收后运回加工。

当银耳朵子变软并已经完全开放，边缘展舒，朵子已离开木段时，表明银耳已有八九分熟，此时大小均应采下，否则会腐烂成糊状，流淌木段上，影响其他银耳的生长，从而影响整批药材的质量。采收时用竹刀或骨刀，可防止损伤菌丝块。

【产地加工】

1. 清洗 将刮下的银耳放在竹筛内，用水淘洗干净，去掉泥沙杂质，分出品质差的黑色耳尖和开始腐烂者。

2. 晒干 如果采收时天气晴朗，而银耳的数量又不多，可将洗净的银耳摊在竹筛上，利用日光晒干，晒时要经常翻动。

3. 烘干 如遇阴雨天，则应采用火力或电力干燥。用火力干燥时，宜选用文火烘干，温度在 50℃～60℃。烘时先烘蒂头，待稍干后再翻动烘干上部，如此反复至干燥为止。用电力干燥时，将鲜耳摊放在烘耳筛上，送入干燥箱或干燥室，开始时温度掌握在 35℃～45℃之间，并保持吹风排湿，待耳片含水量降到一定程度时，可把温度提高至 50℃～60℃，保持 6～10 小时，待耳片接近干燥，只有耳基尚未干透时，可再将温度降至 30℃～45℃，直至烘干为止。

银耳干燥时，要注意经常翻动，使干燥均匀、色白、朵形完整美观。

【主要商品规格】银耳呈不规则的皱缩块片，有众多细小屈曲的条片组成。外表黄白色或黄褐色，微有光泽。质硬而脆，有特殊气味。统货。

【包装与贮藏】

1. 包装 银耳吸水性强，很容易吸湿回潮。晒干或烘干的银耳应立即分级装入塑料袋中，扎紧袋口，放入纸箱或木箱内，装量视具体情况而定。

2. 贮藏 存放于低温干燥处。定期检查翻晒，防潮、防霉。

【质量要求】一般以体轻、色白、质硬而脆、有光泽、易煮者为佳。

灵　芝

【来源】本品为多孔菌科真菌赤芝 *Ganoderma lucidum*（Leyss. ex Fr.）Karst. 或紫芝 *Ganoderma sinense* Zhao，Xu et Zhang 的子实体。

【产地】紫芝主产于浙江、福建、江西、湖南、广西、广东；赤芝主产于河北、安徽、山东、山西、四川、江苏，浙江、江西、贵州、云南、广西、福建、广东等地也有生产。以浙江龙泉、福建尤溪、河北太行山、安徽金寨等地区为道地产区。二者现都有人工培植。

【采收】当灵芝不再增厚，菌盖不再出现白色边缘，原有的白色也转变为赤褐色，菌盖由软变硬，下面的管孔开始向外喷射孢子时，表明已成熟，即可采收。灵芝全年均可采收，但多在秋季进行，采收时由菌柄下端拧下整个籽实体即可，采收后运回加工。

【产地加工】将采收来的灵芝，剪除附有朽木、泥沙或培养基质的下端菌柄，清除杂质，排列于竹筛晒干，或低温烘干。

【主要商品规格】灵芝干燥完全，呈伞状，菌盖呈肾形或半圆形，质地坚硬，木质，表面黄色或红褐色（紫芝呈黑色），下面白色。菌梗圆形，紫褐色。个体完整，有光泽，无虫蛀。统货。

【包装与贮藏】

1. 包装 将晒干或烘干的灵芝放凉后置于环形玻璃瓶内或者装入双层袋中，其中内层为塑料袋，外层为编织袋。装量视具体情况而定。

2. 贮藏 置通风、干燥处或干燥的仓库中保存，并随时检查，防潮、防霉、防蛀。

【质量要求】

1. 性状 一般以色棕褐、个大匀整、油润光亮者为佳。

2. 总灰分测定 本品所含总灰分不得超过 3.2%。

3. 酸不溶性灰分测定 本品所含酸不溶性灰分不得超过 0.5%。

【现代研究】灵芝含麦角甾醇（ergosterol）0.3%～0.4%、真菌溶菌酶（fungal lysozyme）、酸性蛋白酶（acid protease），在水提液中含有水溶性蛋白质、氨基酸、多肽及糖类等。此外，灵芝的孢子粉中除了含有多种氨基酸外，还有甘露醇、海藻糖等。而紫芝含麦角甾醇大约只有 0.03%、海藻糖（trehalose）约 0.2%，以及有机酸、氨基酸、树脂、多糖类等。从野生紫芝中还分离出多种生物碱，如甜菜碱（Betaine）、γ－三甲氨基丁酸等。

灵芝经低温烘后，其含水量应在 12% 左右。而新鲜灵芝的含水量通常为 63%，折干率一般为 40%～45%。灵芝在采收后的烘干过程中，温度不宜超过 55℃，通风，否则灵芝在闷热条件下，容易发生发霉现象，影响药材的质量及疗效。

茯 苓

【来源】本品为多孔菌科真菌茯苓 *Poria cocos*（Schw.）Wolf. 的菌核。

【产地】主产于云南、安徽、湖北、河南，贵州、四川、广西、福建、湖南、浙江、河北等地也产。以云南楚雄、曲靖，安徽金寨，湖北罗田等地为道地产区。安徽生产的茯苓产量最大，称为"安苓"；云南野生品种质量较好，称为"云苓"。现各省区都有栽培。

【采收】野生茯苓多在 7 月至次年 3 月间于马尾松林中采取。生有茯苓的地面多有以下几个特征：①松林中树桩附近有裂隙，敲击则有空响声；②松树周围有呈粉白膜状或粉白灰状菌丝；③树桩头腐烂后有黑红色的横线裂口；④树桩周围有不长草的地方；⑤小雨过后树桩周围干燥较快。具备以上特征，表明地下生长有茯苓，到了采收期即可采挖。采挖时茯苓应呈黄褐色，如色黄白则未成熟，如发黑则已过熟。将整个菌核挖出，采挖后运回加工。

野生茯苓的采收，在发现地面出现龟裂现象时，说明地下茯苓正在生长，用土将裂缝填好，经过一段时间不再裂缝，说明地下茯苓已成熟，即可采收；不同方法栽培的茯苓采收期不同，应随熟随采。

栽培的茯苓一般在接种 2～3 年后的七八月间采挖，茯苓的采收多在立秋后，因为采收过早会影响到药材质量和产量。

【产地加工】

1. 发汗　茯苓采收后，洗净泥土，直接堆置于屋角不通风处，用稻草围盖进行"发汗"，或放于瓦缸内，下面先铺衬一层稻草，大个的铺放 2 层，小个的铺放 3 层，将茯苓与稻草逐层铺叠，最上层铺盖稻草后再盖上厚麻袋，四周也用稻草封严，使其"发汗"。析出水分后，将其表面水珠擦去，取出，放阴凉处，待其表面干燥后，再行"发汗"，如此反复数次，至茯苓表皮长出白色绒毛状菌丝时，取出擦干净，此时其表面出现皱纹，皮色变为黑褐色，内部水分大多散失，再置阴凉干燥处晾至全干，即为"茯苓个"。

2. 切制　鲜茯苓去皮后切片，为"茯苓片"，切成的方形或长方形块状者，为"茯苓块"。将"发汗"后的茯苓趁湿切制，或取干燥茯苓以水浸润后进行切制，其先削下或剥取的外皮部分，为"茯苓皮"；去皮后，近皮处显淡红色的部分切制成的小方块或厚片，为"赤茯苓"；将茯苓菌核内部白色的部分切制成薄片或小方块，为"白茯苓"；带有松根的白色部分切成的正方形薄片，为"茯神"；"茯神"中间的松根，为"茯神木"。

采挖后的茯苓都要经过"发汗"，"发汗"可使茯苓中大部分水分散失，利于进一步的切制和贮藏保管。

切制后的各种成品，均需阴干而不能烘干或晒干。

【主要商品规格】

1. 茯苓个　质地坚实，表面皱纹深，外皮黑褐色，微带光泽，气微，味淡，嚼之黏牙。统货。

2. 茯苓片　厚约 0.2cm 的薄片，白色、淡红色或淡棕色，质地坚实，平滑细腻。统货。

3. 茯苓块　3cm 见方的粒块或厚片，白色、淡红色或淡棕色，质地坚实，平滑细腻。统货。

4. 茯苓皮　不规则的片状，外表面棕褐色至黑褐色，内表面白色或淡棕色，质轻而软，略具弹性。统货。

5. 赤茯苓　1.5cm 见方或大小不一的方块、碎块，或 0.4~0.6cm 的厚片，均为淡红色或淡棕色。统货。

6. 白茯苓　呈薄片或块状，规格不一，色白，质地坚实细腻。统货。

7. 茯神　方块状，附有切断的一块茯神木，质坚实，色白。统货。

【包装与贮藏】

1. 包装　装入塑料袋内，扎紧袋口，装量可分为 1kg、5kg、10kg，或视具体情况而定。装后，放于木箱或纸箱中。

2. 贮藏　置于阴凉处，不宜过于干燥或通风，否则会使茯苓失去黏性或发生裂隙，影响药材的质量。防潮、防霉。

【质量要求】一般以茯苓个圆、质地坚实、外皮棕褐色而略带光泽、皱纹深、断面色白细腻、黏牙力强者为佳。

猪　苓

【来源】本品为多孔菌科真菌猪苓 *Polyporus umbellatus*（Pers.）Fries. 的菌核。

【产地】主产于陕西、山西、云南，河南、甘肃、吉林、四川、浙江等地也有生产。以陕西汉中为道地产区。以野生采集为主，人工栽培为辅。

【采收】全年都可以采收，以夏秋季采收为好。常寄生于桦树等树根周围的土壤中。在夏季雨后，寻找林中的地面干燥较快处，或土壤松而凸起的地方，无论是长草或有子实体升出的地面，均可试挖 30cm 的深坑，如果挖出一层，应该继续下挖，同一处通常有 2～3 层。若在大于 50°的山坡上发现，则应沿着山坡向上、下继续寻找采挖。采挖时，挖出全部的菌材和菌核及色黑质硬的老菌核，采挖后运回加工。

猪苓适宜采收的时间较长，南方四季皆可采收；北方和较寒冷的高山地区，生长速度较慢，以夏、秋两季为多。一般认为在夏、秋季前后采收的猪苓药材质量较好。栽培的猪苓在栽培后一二年内产量不高，至三四年间生长旺盛、产量较高。所以在种植后的第三年或第四年秋季收获，此时采收的药材产量高，质量较好。

【产地加工】

采挖出猪苓后，除去其表面的泥沙，摊开，置于阳光下自然晒干，晒时经常翻动，直至药材干燥。

【主要商品规格】

1. 猪苓 干燥完全，个头大，呈不规则条状、类圆形或扁块状，外表黑色或灰褐色，断面类白色，显颗粒状。味淡。无泥沙，无杂质，无虫蛀，无发霉现象。统货。

2. 出口猪苓 一等：每千克不超过 32 个；二等：每千克不超过 80 个；三等：每千克不超过 200 个；四等：每千克 200 个以上。

【包装与贮藏】

1. 包装 将晒干后的猪苓用麻袋或竹篓装，装量视具体情况而定。

2. 贮藏 贮于阴凉干燥处，防潮，防虫蛀。

【质量要求】

1. 性状 一般以个大、皮黑、肉白、体较重，质地坚实而细腻，无黑心或空心者为佳。

2. 定性鉴别 取猪苓粉末，加入碘化钾试液显棕褐色。

3. 总灰分测定 本品所含总灰分含量不得超过 12.0%。

4. 麦角甾醇的含量测定 用高效液相色谱法测定，本品含麦角甾醇（$C_{28}H_{44}O$）不得少于 0.070%。

第十四章

树脂类中药材的加工

树脂类中药材是一类较常用的天然药物，大多数来源于植物体。因为它们具有良好的防腐、抗菌、消炎、活血、祛瘀、消肿等功效，临床上常用于芳香开窍、理气活血、舒筋止痛、消积杀虫、祛痰等。

一般认为树脂是植物体正常代谢产物或分泌产物，也可因植物受机械损伤使分泌逐渐增强，如树脂中的松油脂；也有些植物原来无分泌组织，只有受伤后才能产生新的木质部或韧皮部，并形成新的组织或树脂道，从而渗出树脂，如吐鲁香树、安息香树、苏合香树等。

树脂类中药材的采收，通常是通过简单的切割加工而得到，一次切割可以流出树脂数日甚至数月。切割的方法随植株的大小而定，最佳方法是自下而上作等距离切口，在切口下端放收集桶，必要时可插竹片或引流物而使树脂流入桶中。

苏 合 香

【来源】本品为金缕梅科植物苏合香树 *Liquidambar orientalis* Mill. 的树干渗出的香树脂。

【产地】主产于欧、亚、非三洲交界的土耳其、叙利亚、埃及、索马里和波斯湾附近各国。现我国广西、云南有引种。

【采收】初夏将树皮击伤或割破至木部，使产生香树脂，渗入树皮内，秋季割下树皮和边材外层，运回加工。

【产地加工】

1. 天然苏合香　将采收的药材加水煮后，用布袋压榨过滤，除去水分即为天然苏合香。

2. 精制苏合香　将天然苏合香溶解于乙醇中，滤过，滤液蒸去乙醇，则成精制苏合香。

【主要商品规格】

1. 天然苏合香　灰黄色至棕灰色的黏稠状半流体，具浓郁香气。

2. 精制苏合香　棕黄色至暗棕色半透明状半流体，具吐鲁脂样愉快香气。

【包装与贮藏】

1. 包装　贮于铁桶中，并灌以清水浸之，以防香气走失。

2. 贮藏　置于阴凉处保存。

【质量要求】

1. 性状　呈半流动性的浓稠液体，灰棕色、黄棕色或暗棕色，半透明。以质细腻、黏稠度大为佳。

2. 酸值、皂化值　本品酸值应为52~76，皂化值应为160~190。

3. 肉桂酸的含量测定　用高效液相色谱法测定，本品含肉桂酸（$C_9H_8O_2$）不得少于 5.0%。

乳　香

【来源】本品为橄榄科植物乳香树 *Boswellia caterii* Birdwood 及同属其他数种植物皮部切伤后渗出的油状树脂。

【产地】主产于索马里、埃塞俄比亚及阿拉伯半岛南部。土耳其、利比亚、苏丹、埃及也产。我国广西地区有少量引种。

【采收】乳香树干的皮部有离生树脂道，通常以春季为盛产期。采收时，于树干的皮部由下向上顺序切伤，开一狭沟，使树脂从伤口处渗出，流入沟中，数天后拧成硬块，即可采取，运回加工。

【产地加工】除去杂质即可。

【主要商品规格】国内销售分乳香珠和原乳香两种，其规格分为原乳香、一号乳香珠、二号乳香珠、豆乳香、统乳香。

1. 原乳香　乳头状，透明，淡黄色，无沙泥及杂质，品质最佳。

2. 一号乳香珠　乳头状，粒大均匀，乳白色及淡黄色，有光泽，无杂质。

3. 二号乳香珠　粒不均匀，淡黄色带赤色，其他标准同一号乳香珠。

4. 豆乳香　粒小，成小碎块，形似小豆，黄白色及乳白色，粒均匀，无杂质。

5. 统乳香　乳头状、珠状或块状均有，粒不均匀，乳白色或淡黄色，有光泽，无杂质。

进口标准分索马里乳香和埃塞俄比亚乳香两种，再各分为乳香珠和原乳香两种规格。

【包装与贮藏】

1. 包装　一般塑料袋装后置木箱内。

2. 贮藏　贮干燥容器中，密闭，置于阴凉处，防潮。

【质量要求】以质脆、色淡黄、搓之粉末黏手、颗粒状、半透明、无杂质、气芳香者为佳。

没　药

【来源】本品为橄榄科植物地丁树 *Commiphora myrrha* Engler（*C. molmol* Engler）及同属他种植物树干渗出的油胶树脂。

【产地】主产于非洲东北部的索马里、埃塞俄比亚、阿拉伯半岛南部及印度等地。

【采收】11月至次年2月将树刺伤，树脂由伤口或裂缝处自然渗出，初为淡黄白色液体，在空气中渐变为红棕色硬块，即可采收，运回加工。

【产地加工】采后拣去杂质即可。

【主要商品规格】商品分为天然没药和胶质没药。

1. 天然没药　呈不规则颗粒性团块，大小不等，大者长达6cm。表面黄棕色或红棕色，有的具半透明，部分显棕黑色，富油性，被有黄色粉尘。质坚而脆，破碎而不整齐。有特异香气，味苦而微辛。

2. 胶质没药　呈不规则片状，多黏结成大小不等的团块。表面深棕色，不透明，质坚实或疏松，破碎面不整齐。有特异香气，味苦而有黏性。

【包装与贮藏】

1. 包装　一般塑料袋包装后置木箱内。

2. 贮藏　密闭，贮阴凉处，防潮。

【质量要求】以块大、色红棕透明、微黏手、香气浓而持久、杂质少者为佳。

安　息　香

【来源】本品为安息香科植物白花树 *Styrax tonkinensis*（Pirre）Craib ex Hart 的树脂。

【产地】主产于广西、云南、广东等地。进口安息香主产于印度尼西亚、泰国。

【采收】夏、秋二季选择 5～10 年树干，在离地 40cm 处的树干周围割数个三角形切口，深度以达木质部为止。割后 7～10 天有少量黄色树脂流出，取下后流出白色树脂，干后收集。每隔一月至一个半月在上次割脂上方 4cm 处同样割 4 个切口，继续前后左右采割，收集乳白色固体安息香，运回加工。

【产地加工】采后除去杂质即可。

【主要商品规格】

1. 国产安息香　呈不规则小块，稍扁平，有时黏成团块状，表面橙黄色，具蜡样光泽（自然出脂）。或为不规则圆柱状、扁平块状，表面灰白色至淡黄白色（人工割脂）。质脆易碎，断面平坦乳白色。放置后颜色变深。气芳香、味微辛，嚼之有砂粒感。

2. 进口安息香　进口安息香主要有以下几种：

（1）泰国安息香：主要由越南、老挝、泰国进口。商品为扁平颗粒或结成团块，颗粒直径 1～5cm，表面黄棕色，内面乳白色。本品含总香脂酸约 39%，其中绝大部分为苯甲酸，肉桂酸含量极少。

（2）苏门答腊安息香：分布于印度尼西亚苏门答腊。商品为球状颗粒或团块，表面不平坦，红棕色或灰棕色，嵌有黄白色不透明杏仁状碎粒，常温时质脆，加热软化，有香气，嚼之带砂性。本品含总香脂酸 26%～35%。

【包装与贮藏】

1. 包装　一般塑料包装后置木箱内。

2. 贮藏　置阴凉干燥处。

【质量要求】

1. 干燥失重　减失重量不得超过 2.0%。

2. 总灰分　不得超过 0.50%。

3. 醇中不溶物　不得超过 2.0%。

4. 总香脂酸的含量测定　用高效液相色谱法测定，本品含总香脂酸以苯甲酸（$C_7H_6O_2$）计，不得少于 27.0%。

血　　竭

【来源】本品为棕榈科植物麒麟竭 *Daemonorops draco* Bl. 果实中渗出的树脂。

【产地】麒麟竭分布于印度尼西亚的爪哇和苏门答腊及印度、马来西亚等国。

【采收】采集成熟果实，运回加工。

【产地加工】麒麟竭果实被硬质小鳞片，鳞片间分泌红色树脂，几将鳞片全部遮住，充分晒干，加贝壳同入笼中强力振摇，则松脆的树脂块即脱落，筛去果实鳞片杂质，用布包起，入热水中使软化成团，取出放冷，即为原装血竭；加入辅料如达玛树脂、原白树脂等，称加工血竭。

【包装与贮藏】

1. 包装 箱装或袋装。

2. 贮藏 置阴凉干燥处。

【主要商品规格】

1. 原装血竭 为纯用印尼等国进口血竭原料（不加辅料）制成者。呈四方形或不定型块状，大小不等，表面铁黑色或黑红色，常附有因摩擦而成的红粉。断面有光泽或粗糙而无光泽，黑红色，研成粉末血红色，无臭味淡。

2. 加工血竭 为用血竭原料掺入辅料原白树脂加工炼制而成者。呈类圆四方形或方砖形，顶端有加工成型而形成的折纹，表面暗红色，有光泽，附有因摩擦而成的红粉。质硬而脆，破碎面红色而粉末呈砖红色。

【质量要求】

1. 性状 一般以外色黑似铁、研粉红似血、火燃呛鼻、有苯甲酸样香气为佳。

2. 总灰分 不得超过 6.0%。

3. 松香 在其石油醚提取液中加 0.5% 醋酸铜溶液，石油醚层不得显绿色。

4. 醇不溶物 不得超过 25.0%。

5. 血竭素的含量测定 用高效液相色谱法测定，本品含血竭素（$C_{17}H_{14}O_3$）不得少于 1.0%。

第十五章

其他植物来源类中药材的采收与产地加工

其他植物来源类中药材是指本教材上述各章未收载的植物来源类中药材，均直接或间接来源于植物体。包括以植物体的某一部分或间接使用植物的某些制品为原料，经不同加工处理得到的产品，如冰片、芦荟、青黛、儿茶等；或植物器官因昆虫的寄生而形成的虫瘿等。

由于植物来源和性质不同，其他植物来源类中药材的加工方法各有特点，应根据药材质量要求，适时采收，合理加工，按照药材来源、形态、颜色和质量等划分规格等级，常采用塑料袋、纸袋、玻璃瓶、金属盒等密封，采用袋或箱包装，置阴凉干燥处贮藏。

青　黛

【来源】本品为爵床科植物马蓝 *Baphicacanthus cusia*（Nees）Bremek.、蓼科植物蓼蓝 *Polygonum tinctorium* Ait. 或十字花科植物菘蓝 *Isatis indigotica* Fort. 的叶或茎叶经加工制得的粉末或团块。

【产地】建青黛，主产于福建仙游，用马蓝叶制成；由菘蓝制成的青黛，主产于江苏武进、如皋、江阴等地；以蓼蓝制成的青黛，主产于河北安国、蓟县等地。

【采收】选择冬播或春播生长旺盛的、手抓发脆并有响声的叶片，趁早晨有露水时割取，运回加工。

【产地加工】取鲜叶拣去杂质，洗净，投入备用的木桶或大缸内。根据容器大小，按1：7或1：8比例加入清水浸泡，用竹帘压盖，至叶片全部浸于水中为宜。浸泡时间随气温而定，一般气温在25℃～30℃，浸泡20～24小时；气温在25℃以下，适当延长；30℃以上则浸泡时间缩短。浸泡程度以叶片由灰白色转为老黄色，叶主脉和叶柄发软为度。捞取叶渣后，在浸泡液中加入贝壳石灰或熟石灰（8～10kg/100kg），充分搅拌，当浸泡液由深绿色转为紫红色时，捞出液面泡沫，取出上清液后，在烈日下晒干即为上青黛。上清液再搅拌，第二次产生的泡沫捞出后晒干即为质量较次的青黛。

制作时，掌握茎叶浸泡时间及加入石灰量很重要，直接影响青黛的产量和质量。上清液应及时加工，防止变质。

【主要商品规格】以色泽和重量分。一等：色纯青、体轻；二等：色较差，带灰白色，体较重。商品一般为统货。建青黛历史悠久，一般认为质量较好，分为上青黛、顶青黛。上青黛色深为第一次靛蓝，粉细、体轻、质干、无灰杂；顶青黛质较次。

【包装与贮藏】

1. 包装　装入塑料袋内密封。

2. 贮藏　置干燥处，防潮，防霉，防灰尘。

【质量要求】

1. 性状　一般以体轻、粉细、色深蓝、质轻而松、能浮水面、燃烧时产生紫红色火焰、嚼之无砂石感者为佳。

2. 水分检查　用水分测定烘干法测定，不得超过 7.0%。

3. 水溶性色素检查　取本品 0.5g，加水 10ml，振摇后放置片刻，水层不得显深蓝色。

4. 靛蓝的含量测定　用高效液相色谱法测定，本品含靛蓝（$C_{16}H_{10}N_2O_2$）不得少于 2.0%。

5. 靛玉红的含量测定　用高效液相色谱法测定，本品含靛玉红（$C_{16}H_{10}N_2O_2$）不得少于 0.13%。

儿　茶

【来源】本品为豆科植物儿茶 *Acacia catechu*（L. f.）Willd. 的去皮、枝干的煎膏。

【产地】主产于云南西双版纳地区，以勐龙产量最大，是国产儿茶商品唯一产区。

【采收】儿茶树种植 15～20 年后于旱季砍伐，一般在 12 月至次年 3 月进行，砍伐后运回加工。

旱季儿茶树落叶停止生长，次生代谢产物的转化也相对停止，儿茶膏的含量达到一年中的最高水平。同时旱季空气干燥，加工出来的儿茶膏水分含量低，不易霉变，有利于储存。

【产地加工】

1. 原料粉碎　将儿茶树枝、干去皮，取深色心材粉碎，现多采用普通车床或简易车床车削，将坚硬的木质部车削成长而薄的松散碎片（宽 8～10mm，厚 1.5～2.0mm），以利于浸提。

2. 浸提　采用煮沸浸提法。一般将碎片放入浸提容器中，加 4 倍量水，煮沸提取 6 次，每次浸提 1～1.5 小时。

3. 浓缩干燥　将浸提液滤过，浓缩至稠膏状，倾入容器中，待冷却后凝固至适当硬度时，切成方块状，晒干或阴干。

【主要商品规格】商品一般为统货。呈不规则块状。表面黑褐色或棕黑色，稍具光泽。质硬，易碎，断面具光泽，有细孔，遇潮有黏性。无臭，味涩、苦，略回甜。

【包装与贮藏】

1. 包装　装入塑料袋内密封或贮密闭容器中。

2. 贮藏　置阴凉干燥处，防热、防潮。

【质量要求】

1. 性状　一般以黑色略带红色，有光泽，稍黏，苦涩味浓者为佳。

2. 水分检查　用甲苯法测定，不得超过 17.0%。

3. 儿茶素和表儿茶素的含量测定　用高效液相色谱法测定，本品含儿茶素（$C_{15}H_{14}O_6$）

和表儿茶素（$C_{15}H_{14}O_6$）的总量不得少于 21.0%。

冰 片

【来源】 天然冰片（右旋龙脑）为龙脑香科龙脑香 *Dryobalanops aromatica* Gaerin. f. 的树脂或树干的加工品；冰片（合成龙脑）为松节油、樟脑等原料的化学合成品；艾片为菊科植物艾纳香 *Blumea balsamifera* DC. 的鲜叶加工品。

【产地】 天然冰片主产于印度尼西亚苏门答腊、婆罗洲、南洋等地，原装龙脑冰片多经香港进口，改装为不同的规格等级，我国台湾、海南等地也有出产；冰片主产于上海、南京、广州、天津等地的香料厂或制药厂；艾片主产于贵州罗甸、广东、广西、云南等地。

【采收】 艾片：艾纳香于霜降前几天或有枯黄叶时，可陆续收集，11 月进入正式采收期，可延续至翌年 2 月上旬。采收可与初加工同时进行，晴天上午露水未干时，收集受潮软化的枯落叶，下午采收青叶和刈割嫩梢（15cm 左右），运回加工地摊晾至八成干即可加工。如远离加工厂，可离地留桩 50cm 砍下带叶茎秆，靠于桩上，晾晒 3～7 天至八成干时，即可将叶片和顶梢从茎秆上割下，用加压机压缩打包，运回加工。

【产地加工】

1. 天然冰片 从龙脑香树干的裂缝处，采取干燥的树脂，遇空气结成团块。或砍下树干及树枝，切成碎片，经水蒸气蒸馏升华，冷却后得到的结晶。

2. 冰片 自松节油蒸馏得的蒎烯，加接触剂偏硼酸，与无水草酸作用，直接生成龙脑草酸酯，再以氢氧化钠加热水解为粗龙脑，然后用汽油重结晶精制。

3. 艾片 艾纳香的叶经水蒸气蒸馏，冷却得到的灰白色粉状物再经去油得到艾粉，并提炼成块状结晶，经劈削成片状，即为艾片。

【主要商品规格】 商品一般为统货。天然冰片主要成分为右旋龙脑，为冰片正品，品质优良。有进口大梅、二梅、三梅、四梅、百草大梅、小三梅、原装等规格；艾片主要成分为左旋龙脑，为冰片副品，品质稍逊于天然冰片。冰片为人工化学合成结晶体，主要成分为消旋龙脑，为冰片副品，为目前商品冰片的主要来源，分广州大梅、二梅、统装等规格。

【包装与贮藏】

1. 包装 纸包后外加玻璃纸密封，置小木箱内；或装入塑料袋，置铁桶内密封。

2. 贮藏 置阴凉干燥处，避热，密封保存，谨防漏气挥发。

【质量要求】

1. 性状 天然冰片以片大而薄、色洁白、质松脆、清香纯正者为佳；冰片以片大而薄、色洁白、质松脆、清香纯正者为佳。艾片以片大、洁白、质松脆、清香浓烈者为佳。

（1）天然冰片：为白色结晶性粉末或片状结晶体。气清香，味辛、凉；具挥发性，点燃时有浓烟，火焰呈黄色。

（2）冰片：为无色透明或白色半透明的片状松脆结晶；气清香，味辛、凉；具有挥发性，点燃发生浓烟，并有带光的火焰。

（3）艾片：为深蓝色的粉末，体轻，易飞扬；或呈不规则多空性的团块，用手搓捻即成细末。微有草腥气，味淡。

2. 鉴别

（1）取冰片 10mg，加乙醇数滴使其溶解，加新制的 1‰香草醛硫酸溶液 1～2 滴，即显紫色。

（2）取冰片 3g，加硝酸 10ml，即产生红棕色的气体，待气体产生停止后，加水 20ml，振摇，滤过，滤渣用水洗净后有樟脑臭。

（3）天然冰片右旋龙脑薄层色谱鉴别：以正己烷-乙酸乙酯（17：3）为展开剂展开。供试品色谱中，在与右旋龙脑对照品色谱相应的位置上不得显斑点。

3. 检查

（1）冰片 pH 值检查：取冰片 2.5g，研细，加水 25ml，振摇，滤过，分取滤液两份，每份 10 ml，一份加甲基红指示液 2 滴，另一份加酚酞指示液 2 滴，均不得显红色。

（2）天然冰片异龙脑薄层色谱检查：以正己烷-乙酸乙酯（17：3）为展开剂展开。供试品色谱中，在与右旋龙脑对照品色谱相应的位置上显相同颜色的斑点。

（3）冰片不挥发物检查：冰片遗留残渣不得超过 3.5mg（0.035％）。

（4）冰片水分检查：取冰片 1g，加石油醚 10 ml，振摇使溶解，溶液应澄清。

（5）冰片重金属检查：冰片含重金属不得超过百万分之五。

（6）冰片砷盐检查：冰片含砷盐不得超过百万分之二。

（7）含量测定：用气相色谱法测定，天然冰片含右旋龙脑（$C_{10}H_{18}O$）不得少于 95.0％，冰片含龙脑（$C_{10}H_{18}O$）不得少于 55.0％。

【现代研究】天然冰片从植物的树叶中提取挥发油制备，而树叶的生长周期短，江西省林科所科研人员利用樟树龙脑樟的树叶生产天然冰片，是目前我国冰片最佳的天然植物资源。

五 倍 子

【来源】本品为漆树科植物盐肤木 *Rhus chinensis* Mill.、青麸杨 *Rhus potaninii* Maxim. 或红麸杨 *Rhus punjabensis* Stew. var. *sinica*（*Diels*）Rehd. et Wils. 叶上的虫瘿，主要由五倍子蚜 *Melaphis chinensis*（Bell）Baker 寄生而形成。

【产地】主产于贵州、重庆、四川、湖北、湖南、陕西等地。

【采收】五倍子的成熟期因倍蚜的种类不同而异。蚜虫寄生在盐肤木上形成的角倍在 9～10 月成熟或在寒露前几天采摘，即当地五倍子常年爆裂盛期的前 1～2 周（9 月下旬至 10 月中旬）采摘。倍蛋蚜寄生在青麸杨和红麸杨上形成的肚倍在 7 月前后成熟或在夏至以后 10 天左右采摘（即 6 月下旬至 7 月上旬），运回加工。

适时采收五倍子是提高其产量和质量的关键，应以手工方法为主，在倍子成熟期及倍子开裂之前，必须坚持边成熟边采摘的原则，应尽量保持倍子完好。如采收过早则嫩五倍子多、个头小、影响产量，并减少了次年的蚜虫来源。采收过晚，五倍子虫破壳而飞，倍子掸落，成为废物；或大量爆裂，颜色加深，质量下降。

从颜色看，当五倍子由青绿色变为葱绿色或葱白色，向着阳光的倍壁呈鲜红色或微红色时，即成熟。若掌握不了颜色判定标准，可剖开倍子检查。若倍内蚜虫虫体为黄色，无翅，则倍子未成熟；若倍内蚜虫有翅长出，腹部由黄色变墨绿色时，则倍子已经成熟。

鉴别五倍子成熟度最简易的方法是：每 500g 的个体数，一般角倍为 50～100 个，肚倍在 90 个以内。

【产地加工】

1. 开水浸烫或淋烫

(1) 浸烫：把鲜倍投入沸水中杀青。为保证质量，浸烫时，水要多，水沸时投入鲜倍（一次投鲜倍不要太多），边煮边搅拌，3～5 分钟后，待五倍子表面由黄褐色变为灰色，取出，晒干、阴干或微火烘干。

(2) 淋烫：用盛具装好鲜倍，用烧沸的水，慢慢淋烫，筛动几下，再淋一次，至鲜倍变色为止，滤干后，晒干、微火烘干或在 30℃～35℃ 的烘箱中烘干。

鲜五倍子多，浸烫较好；鲜五倍子少，也可淋烫。经浸烫、淋烫的五倍子，一定要迅速晒干或烘干，否则容易霉烂变质。烫过的五倍子干得快，商品药材外观好，无霉烂，不易吸潮，好保管。

2. 直接晒干或烘干 鲜五倍子直接晒干或烤干，所需时间长，有些五倍子还会出现爆裂现象，裂倍易霉烂，颜色灰暗，而且容易回潮。在天气好、鲜五倍子少的情况下，可以采用此方法。

3. 蒸汽处理鲜倍 把鲜五倍子用蒸汽蒸 10～20 分钟，当变色时取出晾晒或烘烤，五倍子用蒸汽处理，容易变软而粘连，影响摊晒或烘烤。

【主要商品规格】商品分角倍和肚倍两种规格，一般为统货。肚倍质优，角倍质次。

1. 肚倍 呈长圆形或纺锤形膨大。表面灰褐或灰棕色，有柔毛。一级每 500g 在 54～68 个，夹杂物小于 0.6%；二级每 500g 在 69～90 个，夹杂物小于 1.0%。

2. 角倍 呈棱形，具不规则的角状分枝。质硬而脆，易破碎，断面角质样，有光泽，内壁光滑，有黑色死蚜及灰粉色排泄物。气特异，味涩。一级每 500g 在 68～86 个，夹杂物小于 0.6%；二级每 500g 在 87～120 个，夹杂物小于 1.0%。

【包装与贮藏】

1. 包装 一般采用麻袋、纸箱或木箱包装，或用内衬席子的树条筐盛装。

2. 贮藏 置通风干燥处，防潮、防虫、防压。

【质量要求】

1. 性状 以个大、完整、壁厚、色灰褐者为佳。

2. 水分检查 用水分测定法烘干法测定，不得超过 12.0%。

3. 总灰分检查 不得超过 3.5%。

4. 鞣质的含量测定 用鞣质含量测定法测定，本品含鞣质不得少于 50.0%。

5. 没食子酸的含量测定 用高效液相色谱法测定，本品含鞣质以水解的没食子酸（$C_7H_6O_5$）计，不得少于 50.0%。

【现代研究】通过探讨虫瘿发育规律及其发育过程单宁酸含量的变化，确认肚倍采收期应选择在 7 月 12 日之后的数天内。五倍子倍蚜虫的瘿内生活期 80 天左右。虫瘿的发育在前期速度较快，后期较缓，并出现 2～3 次短期的停滞生长；肚倍成熟爆裂最初出现在 7 月 12

日，最晚为 7 月 30 日，肚倍成熟爆裂时间与雏期虫瘿的出现时间及后期虫瘿外形大小无关，而与雏期虫瘿发育状况相关，即前期发育快，成熟时间早，前期发育慢，成熟时间晚。

芦　荟

【来源】本品为百合科植物库拉索芦荟 Aloe barbadensis Miller.、好望角芦荟 Aloe fer-ox Miller 或同属其他近缘植物叶的汁液浓缩物。

【产地】库拉索芦荟为进口药材，主产于南美洲的西印度群岛；好望角芦荟为进口药材，主产于非洲南部。

【采收】种植 1～3 年的芦荟即可采收，全年均可采收。一般在早晨采收，从植株下部开始采取成熟叶片，采收时可先在叶片下部叶鞘处轻划一刀，然后顺势剥下，既不伤芦荟植株，又可保持叶片完整。每次每株可采割 1～3 片，但要留足上部嫩叶 8～9 片。采下的叶片放在塑料筐或纸板箱中，运回加工。

采收时的注意事项：

1. 采收时，不应碰伤未采收的嫩叶，叶片割口不宜离茎过远或伤口过大，否则会流出黏液。

2. 采收成熟叶片。简易判别方法为剖析叶皮，若叶内凝胶透明度低，其有效成分含量高，达到成熟标准。嫩叶不要收割，否则对芦荟种植生长不良，影响产量。

3. 芦荟叶采收后，不可过久地挤压在一起，会引起损伤腐烂。鲜叶装箱（筐）时应注意勿使芦荟叶边缘齿互相刺伤叶片，造成叶汁外流和叶片生出伤斑。为了避免叶边缘齿互相刺伤，装箱（筐）时可将芦荟叶片分层排列整齐，在各层之间放隔层的稻草或铺上旧报纸，每箱（筐）也不宜装得太多，以免叶片互相挤压损伤。芦荟叶片压伤后，会流出汁液，并在空气中氧化成红黑色，影响外观，也增加工厂加工处理的困难。在采收、包装和运输过程中如发现损坏的芦荟叶片，应及时挑出，以免损坏其他的叶片。同时各箱（筐）堆码装车时也不能互相挤压，避免压坏芦荟叶片。

4. 采收数量由工厂加工能力而定，采收太多，造成芦荟叶片处理不及时，影响芦荟新鲜程度；采收太少，芦荟加工单位开工不足。故应尽量使种植、采收、加工相互配合，衔接良好，减少浪费。

【产地加工】

1. 老芦荟　将切下的叶片放在一 V 形槽中，切口部向下斜摆在槽边上，V 形槽应当斜放，以便能从一端流出叶汁。当摆在 V 形槽下端的容器装满后，把叶汁倒入一个铜制的容器中加热蒸发，趁热将其倒入容器中，逐渐冷却凝固即可。

2. 新芦荟　先在地面上挖一圆形坑，坑内衬帆布或山羊皮。将切下的芦荟叶片 200 片左右摆放在坑边，切口向下，大约 6 小时，即可收集叶汁完毕。将这些叶汁倒入一大容器中，明火煮沸 4 小时，再用纱布过滤，把澄清的过滤液放入锅中加热蒸发至黏稠状，倒入模型内，迅速冷却凝固后，烘干或在太阳下暴晒至干。

3. 海南地区芦荟加工法　将割下的新鲜叶片用清水洗去泥土，横切成片，加入与叶片同重量的水，用猛火煎煮 3～4 小时，再用纱布过滤，把澄清的滤液加热蒸发至稠膏状，倾入容器，烘干或晒干。

4. 近代的加工方法　将芦荟的鲜叶去皮后，将叶肉打浆、过滤，然后在 40℃～60℃真空浓缩，经灭菌，得到不同浓度的产品，有芦荟原汁、2 倍浓缩物、10 倍浓缩物、40 倍浓缩物、200 倍浓缩物等种类。

【主要商品规格】商品分老芦荟和新芦荟两种，库拉索芦荟习称老芦荟，好望角芦荟习称新芦荟。一般为统货。进口品分为 1～2 等，经验认为老芦荟质量好。

1. 老芦荟　呈不规则块状，常破裂为多角形，大小不一。表面呈暗红褐色或深褐色，无光泽。体轻，质硬，不易破碎，断面粗糙或显麻纹。富吸湿性。有特殊臭气，味极苦。

2. 新芦荟　表面暗褐色，略显绿色，有光泽。体轻，质松，易碎，断面玻璃样而有光泽。

【包装与贮藏】

1. 包装　用塑料袋密封，盛入木箱或木桶内。

2. 贮藏　置阴凉通风干燥处，防热，防潮，避光。

【质量要求】

1. 性状　一般以色墨绿、质脆、有光泽、气味浓、溶于水、无杂质者为佳。

2. 水分检查　用水分测定法烘干法测定，不得超过 12.0%。

3. 总灰分检查　不得超过 4.0%。

4. 酸不溶性灰分检查　不得超过 1.0%。

5. 醇溶性浸出物的含量测定　用热浸法测定，乙醇作溶剂，醇溶性浸出物含量不得少于 60.0%。

6. 芦荟苷的含量测定　用高效液相色谱法测定，本品含芦荟苷（$C_{21}H_{22}O_9$）库拉索芦荟不得少于 18.0%，好望角芦荟不得少于 6.0%。

【现代研究】

1. 采用超临界二氧化碳技术，配合温和的加工条件生产芦荟汁，其颜色不会降解，多聚糖含量与新鲜芦荟汁相当，能有效杀菌，不需要添加任何防腐剂，不需要冷藏即可得到理想的货架期。

2. 采用膜分离技术加工芦荟，能避免芦荟原汁中活性成分在长时间加热或深度冷冻时受到严重破坏。

3. 国际芦荟科学协会对芦荟加工提出采摘叶片要达到三年以上生长期的要求，以确保各种养分的聚合；从叶片采摘到加工出叶汁不能超过 4 小时。

第十六章

动物类中药材的采收与产地加工

药用动物是指以其身体的全体或局部等可以供药用的动物，它们所产生的药物即称之为动物药。我国土地辽阔，地形复杂，气候多样，所以我国的药用动物种类繁多，资源丰富。据统计，我国已知药用动物超过 1500 种，其中脊椎动物占 60％以上。中医历来认为，动物药属"血肉有情之品"，应用于人体则更易产生"同气相求"之效。特别是某些来源于高等动物的动物药，所含化学成分常与人体中的某些物质相似，因而可直接改善和调节人体的生理功能，具有独特疗效。动物药具有显效、特需、紧缺等特点。牛黄、麝香等是动物药中最有代表性的药物。

近年来，由于生态系统平衡失调，药用动物资源已遭到了严重的破坏，野生药用动物日渐减少，某些珍稀药用动物已濒于灭绝，一些地区大量捕杀野生药用动物，致使收集少量样品也难以得到。国家中医药管理局早在 1983 年公布的 140 种紧缺药材中，动物药占 60％。由此可见，动物药材的紧缺是中医药面临的一个严重问题。动物资源是一种可再生资源，如利用得当，可持续地造福于人类。面对难以满足的需求，有计划地开展人工驯养、繁殖，可以成为减轻对野外种群压力和满足药用需求的一种重要手段。此外，人工合成也为寻找更有价值的代用品提供线索和科学依据。例如，鹿茸是一种常用药材，野外种群稀少，通过驯养繁殖，现鹿茸产量不仅满足了药用的需求，还可部分出口。

动物药相对于植物药、矿物药，加工操作较为复杂，根据其种类的不同主要分为四大类。

1. 昆虫类 必须掌握季节，因虫的孵化发育皆有定时。如桑螵蛸应在三月中旬前采收，过时卵鞘就已孵化；以成虫入药的，均应在活动期捕捉，如土鳖虫等；有翅昆虫，在清晨露水未干时捕捉，因此时昆虫不易起飞，如红娘子、青娘子、斑蝥等。

2. 两栖类 夏、秋两季捕捉，如蕲蛇、乌梢蛇、金钱白花蛇、蟾酥等；白露前后捕捉，如黑龙江林蛙、蛤蟆等。

3. 脊椎动物 大多数均可全年采收，如龟甲、鸡内金、狗肾、夜明砂、五灵脂、穿山甲、象皮、刺猬皮、玳瑁等。

4. 生理、病理产物 捕捉后或在屠宰场采收，如麝香、熊胆、牛黄、马宝、猴枣等；但鹿茸需在清明后 45～60 天（5 月中旬至 7 月下旬）锯取，过时则骨化；鹿角多在春季拾取。

地 龙

【来源】本品为钜蚓科动物参环毛蚓 *Pheretima aspergillum*（E. Perrier）、通俗环毛蚓 *Pheretima vulgaris* Chen.、威廉环毛蚓 *Pheretima guillelmi*（Michaelsen）或栉盲环毛蚓 *Pheretima pectinifera* Michaelsen 的全体。前一种习称"广地龙"，后三种习称"沪地龙"。

【产地】广地龙主产于广西、广东、福建，沪地龙主产于江苏及上海郊区各县。广地龙以广西横县，广东南海、灵山为道地产区。

【采收】多在夏、秋季捕捉。捕捉的方法可根据具体情况而定。在潮湿、腐殖质多的泥土（如菜园、耕地、沟渠旁）中采挖。采挖时，用齿耙将蚯蚓挖出；或将鲜辣蓼草捣烂成糊状加入茶卤和清水，淋灌在蚯蚓较多的地方，使其爬出地面后捕捉；或在夏季天气闷热的傍晚以后，待其自行爬出地面后点灯捕捉，运回加工。

【产地加工】

1. 广地龙　将捕捉而来的参环毛蚓与稻草灰搅拌在一起，用温水稍微浸泡后取出，用小刀或剪刀将其腹部由头至尾剖开，除去内脏，洗净泥沙、杂质，拉直后摊晒至干或焙干。

2. 沪地龙　将捕捉而来的蚯蚓用草木灰呛死后，去除其表面的灰尘，晒干或烘干；或以锥将蚯蚓固定在木板上，纵向剖开，除去内脏，拉直摊晒至干。

广地龙在加工过程中，需与草木灰拌匀后再用温水浸泡，以除去体表的黏液，利于干燥和进一步加工。

【主要商品规格】

1. 广地龙　呈薄片状，头尾保持原状。全体弯曲不直，体背棕红或灰红色，腹部较淡，前端有一白色环带，体壁较厚，相对不易折断。断面黄色，气腥，味微咸。无泥沙，无杂质，无烘焦，无虫蛀，无霉变。统货。

2. 沪地龙　呈条状薄片，全体具环节，体完整，背部棕褐色，腹部浅黄棕色。质脆，易折断。无烘焦，无虫蛀，无霉变。统货。

【包装与贮藏】

1. 包装　将干燥好的地龙装入麻袋内，装量视具体情况而定。

2. 贮藏　贮干燥容器内，密闭。置通风阴凉干燥处。防霉，防蛀。

【质量要求】

1. 性状　一般以条大、肉厚、身干、色鲜、无臭味者为佳。其中广地龙条长片大，肉厚，洁净，比土地龙质量好。

2. 重金属的含量测定　本品重金属含量不得超过30%。

3. 水溶性浸出物的含量测定　用热浸法测定，水溶性浸出物不得少于16.0%。

【现代研究】广地龙中所含有的次黄嘌呤，具有扩张支气管、平喘的作用；琥珀酸和L-谷氨酸具有平喘和镇静的作用；蚯蚓解热碱有解热的作用；蚯蚓素则有溶血作用；而蚯蚓毒素为其有毒成分。土地龙中主要含有胶原、天冬氨酸、蛋氨酸、苯丙氨酸、亮氨酸等多种氨基酸，另有尿酸、蚯蚓氨酸、磷酸蚯蚓氨酸、6-氧嘌呤等。近来研究表明，地龙的平喘有效成分琥珀酸（钠盐）能溶于水，且可因加热而被破坏，故加工时，不宜用过热的水直接浸泡，以免使琥珀酸含量下降，影响药材质量，进而影响药物疗效。

水　蛭

【来源】本品为水蛭科动物蚂蟥 *Whitmania pigra* Whitman. 、水蛭 *Hirudo nipponica* Whitman. 或柳叶蚂蟥 *Whitmania acranulata* Whitman 的全体。

【产地】全国大部分地区的湖泊、池塘以及水田中均有出产。

【采收】每年9~10月捕捉。具体方法如下：

1. 兜捕　在水稻田、池塘、水渠等水域，无论白天、黑夜均可捕捉，水蛭对水的动静十分敏感，只要用网兜在水中搅几下，水蛭即会从泥土中、水草间游出来，此时可用网兜捕捉。收后运回加工。

2. 猪血诱捕　先将干稻草扎成两头紧中间松的草把，然后将生猪血（每亩大田用0.5kg）注入草把内，横放在大田进水口处，进水不宜过大，一般以水能通过草把慢慢流入大田为宜。让水慢慢冲洗猪血成丝状漂散全田，利用血的腥味把田中水蛭引诱到草把中吸取尚未流出的猪血，待水蛭吃饱、身体膨大时，就很难再爬出来。放入草把后4~5小时即可取出草把，收取水蛭。如无生猪血，也可用鸡、鸭、鹅血等代替。收后运回加工。

【产地加工】

1. 生晒法　将水蛭用线绳穿起，悬吊在阳光下暴晒至干。

2. 水烫法　将水蛭集中放入盆中，将开水突然倒入，以淹没水蛭5~8cm深为宜，20分钟左右捞出烫死的水蛭，洗净，晾晒至干。

3. 碱烧法　将食用碱粉撒入器皿内，用双手将水蛭上下翻动，边翻边揉搓。在碱粉作用下，水蛭逐渐收缩变小，最后冲洗干净晒干。

4. 石灰法　将水蛭堆入石灰中，埋20分钟左右，水蛭即中毒死亡，筛去石灰粉，然后晒干或烘干。

5. 烟丝法　将水蛭埋入烟丝中，约半小时后即死亡，洗净，晒干。

6. 烘干法　采用低温（70℃）烘干。

【主要商品规格】商品分小水蛭、宽水蛭、长条水蛭等三种。蚂蟥呈扁平纺锤形，有多数环节，长4~10cm，宽0.5~2cm。背部黑褐色或黑棕色，稍隆起。用水浸后，可见黑色斑点排成五条纵纹；腹部平坦，棕黄色。两侧棕黄色，前端略尖，后端钝圆，两端各具一吸盘，前吸盘不显著，后吸盘较大。质脆，易折断，断面胶质状，气微腥。水蛭为扁长圆柱形，体多弯曲扭转，长2~5cm，宽0.2~0.3cm；柳叶蚂蟥为狭长而扁，长5~12cm，宽0.1~0.5cm。统货。

【包装与贮藏】

1. 包装　用木箱或塑料编织袋包装。

2. 贮藏　本品易虫蛀，应置干燥、通风处保存。在包装时若撒放一些花椒，可防蛀。大宗商品可用硫黄、氯化苦或磷化铝熏。

【质量要求】一般以条粗、黑棕色、断面有光泽、无杂质者为佳。习惯认为小水蛭为佳。

石 决 明

【来源】本品为鲍科动物杂色鲍 *Haliotis diversicolor* Reeve、皱纹盘鲍 *Haliotis discus hannai* Ino、羊鲍 *Haliotis ovina* Gmelin、澳洲鲍 *Haliotis ruber*（Leach）、耳鲍 *Haliotis asinina* Linnaeus 或白鲍 *Haliotis laevigata*（Donovan）的贝壳。

【产地】主产于广东湛江、陵水、徐闻，山东青岛、长山岛，福建漳浦、平潭，辽宁大连、旅顺，海南及台湾等沿海地区的海域。

【采收】每年夏秋二季下海捕捉，运回加工。

【产地加工】将捕捉的鲍鱼剥去肉，取其贝壳，洗净粘附的杂质，晒干。

【主要商品规格】商品按来源可分为光底石决明（杂色鲍的贝壳）、毛底石决明（皱纹盘鲍的贝壳）2 种；按产地分有真海决（主产于广东、海南等地）、关海决（生产于东北及山东、渤海等地）、大洋石决明（主产于山东）3 种。

1. 光底石决明 壳呈椭圆形，内面呈耳形，大小不一，一般长 7～9cm，宽 5～6cm。外表暗红色或灰棕色，洁净，略平滑，螺肋末端 6～9 孔，内外相通，孔口与壳面平。壳内表面具珍珠样彩色光泽。质坚硬，不易破碎，气无，味微咸。

2. 毛底石决明 壳呈椭圆形，内面呈耳形，大小不一，一般长 5～12 cm，宽 3～8 cm。外表灰棕色或灰黄色，常附有苔藓类或石灰虫、苔藓虫等杂质而呈绿色或棕色。凹凸不平，极为粗糙，肋状纹理不明显。螺肋末端 4～5 孔开口，孔口突出于壳面。气无，味微咸。

商品一般为统货，不分等级。

【包装与贮藏】

1. 包装 本品以麻袋或竹篓包装。

2. 贮藏 本品置干燥处，防潮、防尘。

【质量要求】一般以个大、壳厚、外表洁净、内表面有彩色光泽者为佳。昔以贝壳有吸收孔 9 个者，质量上乘，故又名九孔决明。具体以光底石决明质量佳，毛底石决明质量次之。

珍 珠

【来源】本品为珍珠贝科动物马氏珍珠贝 *Pteria martensii*（Dunker）、蚌科动物三角帆蚌 *Hyriopsis cumingii*（Lea）或褶纹冠蚌 *Cristaria plicata*（Leach）等双壳类动物受刺激形成的珍珠。

【产地】海水珍珠主产于广东合浦、廉州及浙江、广西、海南、上海、台湾等沿海地区；淡水珍珠主产于安徽宣城、芜湖、当涂，浙江诸暨、金华，湖南益阳、常德，江苏武进等地的江河湖泊。

【采收】人工养殖的珍珠，一般在接种后养殖一年以上的，即可捞取珠蚌；野生的天然珍珠多生活于波浪较为平静的海湾，沙泥、岩礁或石砾较多的海底，从海中捕捞珠蚌，运回加工。

人工养殖的珍珠，以养殖二年采收的珍珠质量较佳，因珠蚌分泌珍珠质主要是 4～11

月，故采收的适宜时间为秋末。野生的天然珍珠可全年下海捕捞珠蚌，以 12 月为多。

【产地加工】将捞起的珠蚌剖开或剥开，从体内取出珍珠，洗净，晾干。

【主要商品规格】本品呈类球形、长圆形、卵圆形或棒形，直径 1.5～8mm。表面类白色、浅粉红色、浅黄绿色或浅蓝色，半透明，光滑或微有凹凸，具特有的彩色光泽。质坚硬，破碎面现层纹。无臭、无味。国产珍珠分为淡水珠 1～4 等，海水珠 1～4 等。

【包装与贮藏】

1. 包装　软纸、软布包好，置玻璃瓶、瓷瓶内，或以绸布、天鹅绒包好，置木盒或铁盒内。忌用内壁粗糙的容器盛放。大颗者宜单独存放，以防互相摩擦受损。

2. 贮藏　置干燥处保存。

【质量要求】一般以粒大、形圆、珠光闪耀、平滑细腻、断面有层纹者为佳。

全　蝎

【来源】本品为钳蝎科动物东亚钳蝎 *Buthus martensii* Karsch 的全体。

【产地】主产于河南、山东、河北、辽宁，湖北、安徽、云南、浙江、江苏、陕西等地也产。以河南南阳、山东沂蒙等地为道地产区。

【采收】春、夏、秋季都可以采收。捕捉时，注意穿好长靴，戴上手套，并准备好氨水，以防被全蝎刺伤后立即涂抹。就采收时间而言，于清明至谷雨之间捕获者，为"春蝎"，因其未食泥土，质较佳；于夏末秋初捕获者，为"伏蝎"，因已食泥土，质较次。将全蝎捕捉后，运回加工。

【产地加工】

1. 盐水蝎

（1）将捕捉到的活蝎放入盐水中浸泡 6～12 小时，使其吐出污物后，捞入竹筛，将浸过蝎的盐水滤去泥水污物，置锅内煮沸后去除泡沫，再放入用盐水浸过的全蝎，用大火煮，并随时添加水，煮 3 小时左右，改用文火，不再添水，经常翻动全蝎，煮至基本水尽，全蝎脊背抽沟，全身僵挺，色泽光亮，置通风、干燥处晾干。

活蝎：食盐：水（水温 20℃～25℃）＝10：1.5：40

（2）将全蝎放入冷水盆中洗净泥沙并使排出粪便，洗净后，放入装有盐水的锅或缸内浸泡 2 小时，取出。取新盐水放入锅内加热，再放入全蝎，煮沸 20 分钟，捞出，摊干，置于通风处阴干。

2. 清水蝎　也叫淡水蝎。先将全蝎放入冷水盆中洗泡，捞出，放入沸水中继续加热，待水再沸时可取出晾干。此法加工的成品较易发霉变质，故少用。

经阴干或晾干后的全蝎成品，为避免虫体发脆易碎，忌在太阳下暴晒。

【主要商品规格】

1. 淡全蝎　干爽，色黄，完整成个，腹中无杂质。统货。

2. 盐全蝎　干爽，盐霜少，个完整，无杂质，无虫蛀，无霉坏。统货。

【包装与贮藏】

1. 包装　将阴干或晾干的全蝎放入大缸内或纸箱中，装箱前先铺一层软纸，装入全蝎，不超过箱口平面，盖好，封严，防止吸潮，或装入纤维袋内，扎紧袋口。用密封方法保存的全蝎干湿相当，不碎，质量较好。装量视具体情况而定，如是出口商品要求小木箱装，每件净重 10kg。

2. 贮藏 贮阴凉、干燥处，防霉、防潮、防虫蛀、防干裂。

【质量要求】

1. 性状 一般以完整、色黄褐、盐霜少者为佳。

2. 醇溶性浸出物的含量测定 用热浸法测定，稀乙醇作溶剂，本品含醇溶性浸出物不得少于 20.0%。

【现代研究】 全蝎主含蝎毒素，是一种含碳、氢、氮、硫等元素的毒性蛋白，与蛇的神经毒素类似，但含硫量较高。无论是盐水蝎还是淡水蝎的加工，都需要通过加工煮沸的过程，使其毒性蛋白变性，以降低药物的毒性。在采用第二种方法加工盐全蝎时，注意将全蝎放入冷水盆中的时间不宜过长，以防淹死全蝎，避免在下一步用盐水浸泡时，全蝎不能将污物吐出，影响药材的质量。现代还有采用远红外辐射干燥法和流通蒸汽法等进行初加工。

蜈　蚣

【来源】 本品为蜈蚣科动物少棘巨蜈蚣 *Scolopendra subspinipes mutilans* L.　Koch 的虫体。

【产地】 主产于浙江、湖北、江苏、湖南、安徽、河南、陕西等地，以湖北、浙江产量大。

【采收】 人工饲养的蜈蚣，一般在 7～8 月捕收；野生蜈蚣，在夏季雨后根据其栖息环境而翻土扒石寻捕。采后，运回加工。

【产地加工】 将蜈蚣倒入盆或桶中，用热水烫死，再将尾剪开，挤出肠粪和卵。然后取长宽与蜈蚣相等、两端削尖的薄竹片，一端刺入下颚，一端扎入尾部上端，借竹片弹力，使其伸直、晒干。

【主要商品规格】 商品按其大小分为大、小条两等，并有把装与散装之别。大条为 10～16cm 长，小条为 10cm 以下。产于浙江、江苏一带的足为赤色，少有白色；产于湖北和湖南者足为黄色，少有红色或白色。

【包装与贮藏】

1. 包装 木箱或硬纸箱包装。每 100 条为一包，100 包为一箱。

2. 贮藏 本品易生虫、发霉、泛油，应密封，置阴凉、干燥处保存。为防蛀，少量药材可拌放一些大蒜头、置于石灰缸内，大宗商品可用氯化苦或磷化铝熏。

【质量要求】

1. 性状 一般以虫体条大、完整、腹干瘪者为佳。

2. 总灰分测定 总灰分不得超过 5.0%。

3. 醇溶性浸出物含量测定 用热浸法测定，稀乙醇为溶剂，本品含醇溶性浸出物不得少于 20.0%。

土 鳖 虫

【来源】本品为鳖蠊科昆虫地鳖 *Eupolyphaga sinensis* Walker. 或冀地鳖 *Steleophaga phancyi*（Boleny）的雌虫体。

【产地】主产于江苏苏州、南通，浙江杭州、海宁，湖北襄阳，湖南双峰、涟源；河南南阳、信阳、新乡等地也有生产。

【采收】每年5～8月间捕捉，以伏天为盛产期。用炒麦麸撒于地上诱捕，或晚上用灯光诱捕。采后，运回加工。

【产地加工】加工时先用沸水烫土鳖虫，然后用清水漂洗干净。在阳光下暴晒2～3天至干燥。如遇阴天，则用文火烘干。

烘干时要注意控制火候，以50℃为宜，并要经常翻动，不能烘焦，以免影响药效。

【主要商品规格】商品按其来源有地鳖和冀地鳖两种。

地鳖呈扁平卵形，长1.3～3cm，宽1.2～2.4cm。前端较窄，后端较宽，背部紫褐色，具光泽，无翅。前胸背板较发达，盖住头部；腹背板9节，呈覆瓦状排列。头部较小，有丝状触角1对，常脱落，胸部有足3对，具细毛和刺。腹面红棕色，腹部有横环节。质松脆，易碎。气腥臭，味微咸。统货。

冀地鳖长2.2～3.7cm，宽1.4～2.5cm。背部黑棕色，通常在边缘带有淡黄褐色斑块及黑色小点。统货。

【包装与贮藏】

1. 包装 木箱内衬防潮油纸包装。

2. 贮藏 本品易蛀、发霉、变色，应置干燥、通风处密闭保存。箱内若撒放一些花椒，可防虫蛀，入夏为防生虫，可用硫黄、氯化苦熏。

【质量要求】

1. 性状 一般以虫体完整、背部有光泽、色紫褐、虫体饱满、断面实心呈黄白色、整齐不碎者为佳。

2. 总灰分测定 总灰分不得超过13.0%。

3. 酸不溶性灰分测定 酸不溶性灰分不得超过5.0%。

4. 水溶性浸出物的含量测定 用热浸法测定，水溶性浸出物不得少于22.0%。

斑 蝥

【来源】本品为芫青科昆虫南方大斑蝥 *Mylabris phalerata* pallas. 或黄黑小斑蝥 *Mylabris cichorii* L. 的虫体。

【产地】主产于河南、广西、安徽、江苏、贵州等全国大部分地区也有生产。以河南信阳、新乡，广西贵县为道地产区。

【采收】每年7～8月间为捕捉期。一般在清晨露水未干、斑蝥翅湿不能起飞时，在豆科植物及棉花、茄子、芝麻、瓜类等植物上进行捕捉。捕捉时，戴好手套和口罩，用纱布做成的网兜兜捕，或用蝇拍将其打落，用竹筷夹入网兜或布袋中，捕捉后，运回加工。

【产地加工】将捕捉来的斑蝥闷死或放入沸水中烫死，倒出摊开在阳光下晒至全干。如遇阴雨天，也可焙干。

由于斑蝥有大毒，对皮肤、黏膜有强烈的刺激性，能引起充血、发赤、发泡，因此在捕捉斑蝥时，要戴好手套和口罩，避免刺激皮肤。

【主要商品规格】斑蝥干燥完全，呈长圆形，鞘翅有黄黑间纹，色光亮，个完整，无破碎，无杂质，无虫蛀，无霉变。统货。

【包装与贮藏】

1. 包装 将晒干后的斑蝥用塑料袋装好，扎紧袋口，装入木箱或纸箱中，装量视具体情况而定。

2. 贮藏 按剧毒药品管理，单独隔离存放于干燥处，本品易虫蛀，应密封，少量药材可与花椒同贮，防霉。

【质量要求】

1. 性状 一般以身干个大、完整、有棕黄色花斑、颜色鲜明、无油败气味者为佳。

2. 斑蝥素定性 取斑蝥粉末的升华物加入硫酸后，滴入对-二甲氨基苯甲醛硫酸溶液显樱红色或紫红色。

3. 斑蝥素的含量测定 用高效液相色谱法测定，本品含斑蝥素（$C_{10}H_{12}O_4$）不得少于 0.35%。

【现代研究】

1. 产地加工对药材成分的影响 南方大斑蝥中主含斑蝥素 1%～1.2%，并含有脂肪油、树脂、蚁酸、色素等，黄黑小斑蝥含斑蝥素 0.97%～1.3%。斑蝥素为其主要的毒性和刺激性成分，对皮肤、黏膜有强烈的刺激作用，能引起充血、发赤和起泡，口服毒性很大，会导致恶心、腹部绞痛、血尿、中毒性肾炎等，往往引起肾衰竭或循环衰竭而死亡。由于斑蝥素的升华点为 110℃，而沸水的温度为 100℃，初加工后，对斑蝥素的含量影响不大。因此，斑蝥经初步加工后不能内服，只能外用。

2. 不同产地对药材成分的影响 通过用甲醇法测定不同产地的斑蝥素含量，结果 42 个地区的大斑蝥中的斑蝥素含量在 0.427%～1.459% 之间，17 个地区小斑蝥的斑蝥素含量在 0.564%～2.163% 之间，用气相色谱法测定 7 个地区的斑蝥素含量在 0.55%～1.44% 之间，无一地区数据相同，表明不同产地斑蝥中的斑蝥素含量有一定差异。

僵 蚕

【来源】本品为蚕蛾科昆虫家蚕 *Bombyx mori* L. 的 4～5 龄幼虫因感染（或人工接种）白僵菌 *Beauveria bassiana* （Bals.） Vuillant 而致死的僵化的虫体。

【产地】主产于浙江、江苏、四川、广东等养蚕区，多为自然病死者，某些非蚕区也进行人工培植，如川陕地区等。以江苏镇江、常州，浙江吴兴、德清为道地产区。

【采收】选取 4～5 龄蚕喷施白僵菌，并加温增湿，促进白僵菌繁殖，侵入蚕体，使之发病毙僵，3～4 天后即可采集。也可拾取自然僵死的蚕，采收后，运回加工。

【产地加工】将收集而来的死蚕倒入石灰中拌匀，取出后晒干或用炭火烘干；也可将死蚕放入冷却的石灰溶液中浸泡 1~2 天，然后取出晒干。

蚕僵死后应及时拾起，另外放置，以保持一定的温度和湿度，使其充分发僵。放入石灰中拌匀或石灰液中浸泡，可吸去部分水分，利于僵蚕的进一步干燥，从而保证药材的质量。

【主要商品规格】僵蚕呈圆柱形，多弯曲皱缩，表面灰黄色，被有白色粉霜，质硬而脆，易折断。断面中间有亮棕色或亮黑色的丝腺环 4 个，气微腥，味微咸。表面无白色粉霜、中空者不可入药。统货。

【包装与贮藏】

1. 包装　将晒干或烘干的僵蚕放入塑料袋内，扎紧袋口，装入木箱或纸箱中，装量视具体情况而定。

2. 贮藏　贮于阴凉干燥处，防霉、防虫蛀。

【质量要求】

1. 性状　一般以条粗、色白、质硬、断面光亮者为佳。

2. 总灰分含量测定　本品所含总灰分含量不得超过 7.0%。

【现代研究】僵蚕含蛋白质 67.44%、脂肪 4.38%。其中蛋白质有刺激肾上腺皮质的作用。

近年来，国内有以蚕蛹为底物，经用白僵菌发酵而制成"白僵蛹"作为僵蚕的代用品。僵蛹为不规则的块状而呈蚕蛹形，表面黄白色，质地轻脆易折，带有蚕蛹的腥气，并有霉菌味。僵蛹既含有白僵菌对蚕蛹成分的分解产物及菌的代谢产物，又保留了蚕蛹的有效成分。蚕蛹的成分主要含有促脱皮甾酮、蛹油甾醇、蛹醇及多种不饱和脂肪酸、氨基酸等。经药理及临床实验证明，其抗惊厥作用优于僵蚕，对肿瘤及多种细菌均有抑制作用，临床功效与僵蚕相似，可考虑作为僵蚕的代用品。

蜂　蜜

【来源】本品为蜜蜂科昆虫中华蜜蜂 *Apis cerana* Fabricius. 或意大利蜂 *Apis mellifera* Linnaeus. 所酿的蜜。

【产地】全国各地均产，主产于湖北、浙江、江苏、广东、河南、云南等地。野生和养殖均有。

【采收】多在春、夏、秋三季采收，运回加工。

【产地加工】

1. 人工养殖品　将人工蜂巢中营蜜的格子取出，放入离心机内把蜜摇出，过滤，除去蜂蜡的碎片及其他杂质。

2. 野生品　先将蜂巢用刀割下，置于洁净布袋中，将蜜挤出。

【主要商品规格】本品呈黏稠性透明或半透明液体，白色至淡黄色或橘黄色至黄褐色，微有光泽，放久或遇冷有白色颗粒结晶析出。气芳香，味极甜。

蜂蜜的蜜源植物众多，故蜂蜜品质差别较大，各地划分等级的方法也不相同。有按花种分等的；有按采收季节和颜色分等的；有按浓度（含水量的多少）分等的；也有按统货处理不分等级的。

【包装与贮藏】

1. 包装 置有色玻璃瓶、瓷罐等有盖的牢固容器内，盖紧。

2. 贮藏 本品易酸败变味，应密闭、避光、避热。置阴凉干燥处（10℃或10℃以下）保存。为防"涌潮"（夏季天热，蜂蜜易发酵上浮，习称"涌潮"，甚至会把密闭的容器胀破），可事先用生姜片撒布蜂蜜上（每100kg蜜用生姜片2～3kg），然后盖严封闭，即可免"涌潮"的发生。如事先未用此法防止，发现"涌潮"上涨时，也可用生姜汁滴入容器内，"涌潮"即可低落，然后再放些生姜片，贮于荫凉处，可防"涌潮"再起。

【质量要求】

1. 性状 一般以水分少，有油性，稠如凝脂，用木棒挑起时蜜汁下流如丝状不断，且盘曲如折叠状，味甜不酸，气芳香，洁净无杂质者为佳。

2. 还原糖的含量测定 用碱性酒石酸铜试液标定滴定法测定，本品含还原糖不得少于64.0%。

蟾 酥

【来源】本品为蟾蜍科动物中华大蟾蜍 *Bufo bufo gargarizans* Cantor 或黑眶蟾蜍 *Bufo melanostictus* Schneider 的分泌物。

【产地】主产于江苏镇江、泰兴、苏州，山东莒南、临沂，河北玉田，天津蓟县，浙江绍兴、萧山等地；四川、湖南、湖北等地也有生产。

【采收】每年5～10月捕捉蟾蜍。采后，运回加工。

【产地加工】捕捉蟾蜍后洗净泥土，晾干，然后一手大拇指放在蟾蜍颈部，余指握住蟾体，一手执特制的挤浆夹夹挤耳后腺，不需过分用力，即可将白色浆液夹出，亦可用竹刀适当用力刮耳后腺，刮取白色浆液，置于瓷罐或瓷盘中（切不可接触铁器，否则色变黑）。先将浆液用铜筛滤净泥土及杂质，然后放入圆形的模型中晒干，取出，呈扁圆形团块称为"团蟾酥"；呈棋子状称为"棋子酥"。亦有将滤净的浆液涂在玻璃板或瓷盆上晒干的，取下呈薄片状，统称为"片蟾酥"。若过干不易取出时，可待其回潮后，从翘起处慢慢撕下。

【主要商品规格】本品呈扁圆形团块或片状，棕褐色或红棕色。团块状者质坚，不易折断，断面棕褐色，角质状，微有光泽；片状者质脆，易碎，断面红棕色，半透明。气微腥，味初甜而后有持久的麻辣感，粉末嗅之作嚏。

1. 团酥（东酥、块酥） 呈圆形饼状，边缘较薄，中央较厚或上面凸出，下面凹入，直径6～10cm，中央厚2～3cm，每块重67～100g，大多为出口商品蟾酥。统货。

2. 片酥（片子酥、盆酥） 又分两种：一种是圆形浅盘状，边缘交起，中央平坦，分层、半透明、坚而脆；另一种是长方形片状，四边和中央厚度基本一致，厚2～3cm，不透明，每块重约15g。统货。

3. 棋子酥（杜酥） 呈扁圆形，似围棋棋子形状，每块重约15g。统货。

【包装与贮藏】

1. 包装 以纸包装，装硬纸盒或小木盒内。

2. 贮藏 本品易发霉、黏结，应密封，置干燥处保存，防潮。

【质量要求】

1. 性状 一般以红色或紫黑色、半透明、断面光亮角质样、有光泽者为佳。

2. 总灰分测定 总灰分不得超过 5.0%。

3. 酸不溶性灰分测定 酸不溶性灰分不得超过 2.0%。

4. 华蟾酥毒基和脂蟾毒配基的含量测定 用高效液相色谱法测定，本品含华蟾酥毒基（$C_{26}H_{34}O_6$）和脂蟾毒配基（$C_{24}H_{32}O_4$）的总量不得少于 6.0%。

哈 蟆 油

【来源】 本品为蛙科动物中国林蛙 *Rana temporaria chensinensis* David. 雌蛙的输卵管。

【产地】 主产于东北各地，以吉林抚松、桦甸、磐石、延吉、珲春、汪清、靖宇，辽宁清原、新宾、本溪、桓仁、抚顺、宽甸、凤城及黑龙江为多。以吉林的产品为佳。

【采收】 于白露前后捕捉，选肥大的雌蛙，用绳从口部串起，挂于通风处风干，即得"哈士蟆"。

【产地加工】 "哈士蟆"在贯穿悬挂初期，因后肢挣扎活动，使腹内油脂凝集成块。干燥时不能用火烤、水烫或打死，以免影响油的质量。一般于翌年 1～5 月剥油，将干燥的雌蛙铺放在地板或木板上，然后喷洒温水使其湿透，装入麻袋，放在温暖的室内 8～10 小时，待皮肤和肌肉变得潮湿柔软，将林蛙腹部向上剖开，将输卵管轻轻取出，除净卵子及内脏，同时除去黑子（卵细胞）。刚取的油含水分较多，比较潮湿，应于通风阴凉处干燥，即得"哈蟆油"。

【主要商品规格】 本品呈不规则块状，弯曲而重叠，表面黄白色，呈脂肪样光泽，偶有带灰白色薄膜状干皮。摸之有滑腻感，在温水中浸泡后体积可膨胀。气腥，味微甘，嚼之有黏滑感。一等：油色呈金黄色，块大整齐，有光泽而透明，干净，无肌、卵等杂物；二等：油色呈淡黄色，皮、子及其他杂物不超过 1%，无碎末；三等：油色不纯白，不变质，碎块和皮肉等杂物不超过 5%，无碎末。四等：为不符合一、二、三等者，保管不良为黑红色，杂物不得超过 10%。

【包装与贮藏】

1. 包装 以铁盒或木箱包装。

2. 贮藏 本品易虫蛀、发霉、泛油，应置阴凉、干燥处密闭保存。

【质量要求】

1. 性状 一般以块大、肥厚、质干、色白、有光泽、无皮膜者为佳。

2. 膨胀度测定 用膨胀度测定法测定，膨胀度不得低于 55。

龟 甲

【来源】 本品为龟科动物乌龟 *Chinemys reevesii*（Gray）的腹甲及背甲。

【产地】 主产于浙江、江苏、安徽、湖北、湖南等地。

【采收】 人工养殖的龟甲全年均可捕收。野生龟甲全年均可捕捉，但以秋、冬二季为多。捕捉时以蝇虫、小鱼为诱饵，在龟栖息的川泽湖池处兜捕或钓捕，运回加工。

【产地加工】

1. 血板 将乌龟杀死,取其腹甲与背甲,用利器剔除、刮净筋肉,洗净,晒干或晾干。

2. 烫板 先将乌龟用沸水烫死,取其腹甲与背甲,用利器剔除、刮净筋肉,晒干。

【主要商品规格】因加工方法不同而有血板、烫板之分。血板,表面光滑,外皮尚存,有时略带血痕。烫板,无光泽,皮已脱落。质坚硬,气腥,味微咸。统货装,不分等级。

【包装与贮藏】

1. 包装 将干燥的龟甲用塑料袋装好,扎紧袋口,装入麻袋、竹篓或硬纸箱内。装量视具体情况而定。

2. 贮藏 贮于阴凉干燥处,防虫蛀。

【质量要求】

1. 性状 一般以块大、完整、洁净、无腐肉者为佳。习惯认为血板质优。

2. 水溶性浸出物的含量测定 用热浸法测定,本品含水溶性浸出物不得少于4.5%。

鳖 甲

【来源】本品为鳖科动物鳖 *Trionyx sinensis* Wiegmann 的背甲。

【产地】主产于湖北、湖南、江苏、浙江、安徽等省。除宁夏、青海、西藏、新疆外,全国各地江河湖泊均有分布。

【采收】人工养殖的鳖,全年均可捕收。野生的一般多秋、冬二季捕捉。捕捉时,可以动物内脏作诱饵,内藏钓钩,置湖泊、小河或池塘中,利用动物内脏的腥臭味,引其咬食而捕获,运回加工。

【产地加工】将鳖用刀砍去鳖头,然后将鳖身置沸水中煮烫1～2小时,至甲上硬皮脱落时取出,剥取背甲,刮净残留皮肉,洗净,晒干。

【主要商品规格】完整的鳖甲呈卵圆形或椭圆形,长10～20cm,宽7～15cm,厚约5mm。质坚硬,易自衔接缝处断裂。气微腥、味微咸。统货。

【包装与贮藏】

1. 包装 将干燥的龟甲用塑料袋装好,扎紧袋口,装入麻袋、竹篓或硬纸箱内。装量视具体情况而定。

2. 贮藏 贮于阴凉干燥处,防虫蛀。

【质量要求】

1. 性状 一般以个大、甲厚、无残肉、无腥臭味者为佳。

2. 醇溶性浸出物的含量测定 用热浸法测定,稀乙醇为溶剂,本品含醇溶性浸出物不得少于5.0%。

蛤 蚧

【来源】本品为壁虎科动物蛤蚧 *Gekko gecko* Linnaeus 的全体。

【产地】主产于广西南宁、梧州、大新、崇左、百色,广东肇庆、怀集及云南、贵州等地也有生产。

【采收】每年均可捕捉，以 5～9 月为旺产期。捕捉方法有三种：

1. 光照法 晚上用强光照射，蛤蚧见强光则不动，即可捕获。

2. 引触法 在竹竿梢处扎上头发，伸向石缝或树缝洞中引触，蛤蚧遇发则咬紧不放，迅速拉出，即可捕获。

3. 针刺法 在竹竿上扎上铁针，乘蛤蚧夜出时刺住捕获。

【产地加工】

1. 撑腹 用小铁锤把活蛤蚧击昏，以锋利的铁钉刺穿下唇，腹部朝上钉在木桌边，用左手抓住蛤蚧两只后腿，右手持利剪，从肛门处剪开腹部至颈部，除去内脏，用白布抹净腹内血迹，用小圆竹条将前后腿撑直，但不要撑破足掌。以蛤蚧前腿锁骨处至粪门为长度，按其长度剪两块约 0.5mm 厚的薄竹片，用一块将蛤蚧前半身撑开，另一块后缘角剪圆，再把后半身撑开成半椭圆形，把全身拉开绷紧，竹片平直，边缘不破皮为适宜。最后，用一条长的小圆竹穿过竹片内，插入头部下方，用纱纸把尾巴绑扎在竹条上。

2. 烘干 撑好的蛤蚧要及时烘干，烘炉是在室内用砖砌成长 150cm×宽 100cm×高 60cm，内腔离地面 40cm 处，每隔 15cm 横架一条钢筋，铺上铁丝网。烘烤时，在炉腔内点燃两堆炭火（每堆炭约 2kg），待烧至通红时，用草灰盖住火苗，然后将蛤蚧头朝下，数十条为一行放在铁丝网上，排成数行，烘烤 12～15 小时，炉内温度保持 50℃～60℃，检查头部也全烘干，即可出炉。

3. 扎对装箱 将烘干的蛤蚧，按不同的规格等级，每两只腹部相对称贴紧，用纱布条把颈部和尾巴捆扎配成对，然后每 5 对或 10 对交接排在一起，再扎成把，放入内壁有多层纱纸的木箱内，置干燥处，注意勤检查，防虫蛀。

【主要商品规格】本品呈扁片状，头略呈扁三角状，两眼多凹陷成窟窿，口内有细齿，生于颚的边缘，无异型大齿。吻部半圆形，吻鳞不切鼻孔，与鼻鳞相连，上鼻鳞左右各 1 片，上唇鳞 12～14 对，下唇鳞 21 片。腹背部呈椭圆形，腹薄。背部呈灰黑色或银灰色，有黄白色或灰绿色斑点散在或密集成不显著的斑纹，脊椎骨及两侧肋骨突起。四足均具 5 趾；趾间仅具蹼迹，足趾底有吸盘。尾细而坚实，微显骨节，与背部颜色相同，有 6～7 个明显的银灰色环带。全身密被圆形或多角形微有光泽的细鳞，气腥，味微咸。

商品以对为单位，原以雌雄为对，捆在一起。现多以一只长尾、一只短尾搭配成对出售。规格有断尾、全尾两种。均分特装、5 对装、10 对装、20 对装和 30 对装。特装：全尾，长 9.5cm 以上；5 对装：全尾，长 8.5～9.49cm；10 对装：全尾，长 8～8.49cm；20 对装：全尾，长 7.5～7.9cm；30 对装：全尾，长 7～7.49cm。

【包装与贮藏】

1. 包装 用铁盒或木箱包装。出口规格要求木箱装，每箱 50 对。

2. 贮藏 本品易虫蛀、发霉、泛油，应密封，置阴凉、干燥处保存。为防虫，箱内可放一些花椒。少量药材可放于石灰缸内，大宗商品可用氯化苦熏。

【质量要求】一般以体肥壮、尾全者为佳。

金钱白花蛇

【来源】本品为眼镜蛇科动物银环蛇 *Bungarus multicinctus* Blyth. 的幼蛇体。

【产地】主产于广西百色、田东、都安、龙津，广东汕头，浙江温州、丽水等地。

【采收】多在夏、秋二季进行捕捉。捕捉时，用 2 米长左右的竹竿，打通竹节，内穿铁丝，在竹竿前端的铁丝上打一个圈套，见蛇静止不动时，用铁丝圈套住蛇的颈部，用手拉紧手端的铁丝，将蛇套住。或以专用的蛇钳出其不意地钳住蛇的颈部，再抓起蛇即可，运回加工。

【产地加工】先将蛇吊起，拔去毒牙，用利刀剖开蛇的腹部，除去内脏，洗净，稍稍风干或放入酒精中浸 3 天后，用竹片把蛇的腹部撑开，以头为中心，把蛇身绕成圆盘形，尾含于口中，在盘绕相连处用针线或竹签横穿固定，烘干，再拆除线和竹片。或不用竹片，将蛇盘成圆形后直接炭火焙干。

【主要商品规格】本品呈圆盘状，盘径 3～15cm，蛇体直径 0.2～2cm，头盘在中间，尾细，纳于蛇口内。背部黑色或灰黑色，微有光泽，有 45～58 个宽为 1～2 鳞的白色环纹，并有 1 条显著突起的脊棱。脊棱、鳞片较大，呈六角形；背鳞细密；腹部黄白色鳞片稍大；尾部鳞片单行。气微腥，味微咸。商品按盘径大小分大条（圆盘直径 10～15 cm）、中条（圆盘直径 6～7 cm）、小条（圆盘直径 3～3.5 cm）三种规格。

【包装与贮藏】

1. 包装　将烘（焙）干后的金钱白花蛇装入塑料袋内，扎紧袋口，装入木箱或瓦缸内。装量视具体情况而定。

2. 贮藏　贮藏于石灰缸内，或与花椒、丹皮、茴香等药材同贮，或喷少许酒精，密封，置于阴凉通风干燥处（30℃以下）。防霉、防蛀、防鼠。

【质量要求】

1. 性状　一般以头尾齐全、盘径小、身干、花纹明亮、鳞片有光泽、肉黄白色、不蛀、不霉、不泛油、不臭者为佳。

2. 醇溶性浸出物的含量测定　用热浸法测定，稀乙醇作溶剂，本品含醇溶性浸出物不得少于 15.0%。

【现代研究】金钱白花蛇主含蛋白质、脂肪、氨基酸及钙、磷、镁、铁、锌等多种元素。在产地加工时，要保留其头部，但入药时，必须将其头部去除。因为头部毒腺中含神经性毒素等，对呼吸肌、神经系统尤其是呼吸中枢有抑制作用，能引起呼吸麻痹，循环衰竭而死亡。

蕲　蛇

【来源】本品为蝰科动物五步蛇 *Agkistrodon acutus*（Guenther）的全体。

【产地】主产于安徽、江西、湖北、浙江、福建，湖南、贵州、广东、广西、台湾等地也有生产。以安徽祁门、江西上饶、湖北蕲春、浙江金华为道地产区。

【采收】多在夏、秋季进行捕捉，以六月份为多。捕捉时，用 2 米长左右的竹竿，打通竹节，内穿铁丝，铁丝上打一个圈套，见蛇在睡眠或静止不动时，用铁丝圈套住蛇的颈部，用手拉紧上端的铁丝，将蛇套住。或者出其不意地用专用的蛇钳钳住蛇的颈部，再抓起蛇即可，捕捉后，运回加工。

【产地加工】先将捕捉而来的蛇杀死，用利刀剖开蛇的腹部，除去内脏，洗净，稍微风干后，用竹片把蛇的腹部撑开，把蛇身绕成圆盘状，在盘绕相连处用针线固定，烘干，再拆除线和竹片。或不用竹片撑开，直接焙干。

【主要商品规格】呈圆盘状，圆盘直径约为34cm。头在中间稍向上，呈三角形而扁平，吻端向上；背部两侧各有黑褐色与浅棕色组成的"V"形斑纹；腹部灰白色，有黑色类圆形斑点；腹内壁黄白色；脊骨突起；肚皮撑开盘圆；尾部骤细，末端有三角形深灰色角质鳞片1枚。统货。

【包装与贮藏】

1. 包装　将烘干后的蕲蛇用塑料袋装好，扎紧袋口，装入木箱内。装量视具体情况而定。

2. 贮藏　贮存于石灰缸内，或与花椒共贮，或喷少许酒精，密闭，置通风干燥处，防霉、防蛀。

【质量要求】

1. 性状　一般以身干、头尾齐全、条大、花斑明显、肉色黄白、内壁洁净、无臭气、无虫蛀者为佳。

2. 醇溶性浸出物的含量测定　用热浸法测定，稀乙醇作溶剂，本品含醇溶性浸出物不得少于10.0%。

【现代研究】蕲蛇主含蛋白质、脂肪及肽类等。在初加工过程中，要保留其头部，但入药时，必须将其头部去除，因为头部毒腺中含多量出血性毒素、微量的溶血成分及促进血液凝固成分，干蛇的毒牙仍然有毒，能引起广泛的内脏出血。

乌 梢 蛇

【来源】本品为游蛇科动物乌梢蛇 *Zaocys dhumnades* (Cantor) 的全体。

【产地】主产于浙江，江苏、江西、湖南、福建、湖北、安徽、云南、四川、河北等地也有生产。

【采收】多在夏、秋二季捕捉，以4～9月为多。捕捉时，用2米长左右竹竿，打通竹节，内穿铁丝，在竹竿的前端铁丝上打一个圈套，见蛇静止不动时，用铁丝圈套住蛇的颈部，用手拉紧手端的铁丝，将蛇套住。或者以专用的蛇钳出其不意地钳住蛇的颈部，再抓起蛇即可，运回加工。

【产地加工】先将蛇摔死，用利刀剖开蛇的腹部，除去内脏，洗净，以头为中心将蛇身绕成圆盘状，尾插入外缘腹腔内，以针线或竹签固定；置铁丝拧成的格架上以柴火熏干，经常翻动，至表面略呈黑色为度，但切勿熏焦，再晒干或烘干，拆除线或竹签。也可不经盘圆而将蛇体折成长为20～30cm的回形而直接熏后晒干或烘干。

【主要商品规格】

1. 盘蛇　圆盘形，盘径约16cm。头扁圆形，口内有多数刺状小牙，眼大而下凹陷，有光泽。全体黑褐色或绿黑色。密被菱形背鳞，脊棱高耸成尾脊状，俗称"剑脊"。腹部剖开，边缘向内卷曲，背鳞行数成双。脊肌肉厚，黄白色或淡棕色，可见排列整齐的肋骨。质坚韧，气腥，味淡。统货。

2. 蛇棍 系加工时未绕成圆盘状者，蛇体为长 20～30cm 的回形。余同盘蛇。

【包装与贮藏】

1. 包装 将干燥后的乌梢蛇装入塑料袋中，扎紧袋口，装入木箱或瓦缸内。装量视具体情况而定。

2. 贮藏 贮藏于石灰缸内，或与花椒、丹皮、茴香等药材同贮，或喷少许酒精，密闭，置阴凉通风干燥处。防霉、防蛀、防鼠。

【质量要求】

1. 性状 一般以头尾齐全，皮黑肉黄、脊背有棱、质坚实者为佳。

2. 醇溶性浸出物的含量测定 用热浸法测定，稀乙醇作溶剂，本品含醇溶性浸出物不得少于 12.0%。

熊 胆

【来源】本品为熊科动物黑熊 *Selenarctos thibetanus* Guvier、棕熊 *Ursus arctos* Linnaeus 的胆。

【产地】主产于东北大小兴安岭、长白山；云南丽江、兰坪、维西、德钦；贵州黎平、罗甸；四川雅安、阿坝等地，青海、西藏、新疆、甘肃等地也产。其中以云南产者质最优，习称"云胆"；东北产量较大，习称"东胆"。

【采收】四季均可采收，一般以冬季胆汁最多。人工取汁的方法是：将熊关于笼中，手术前禁食 24 小时，仅供清洁饮水。在剑突下方先刮去毛，后消毒。用麻醉药麻醉，切开皮肤，找到胆囊，将其固定在切口处，抽出胆汁，切开胆囊，插入导管，缝合切口，并固定好导管，反复冲洗胆囊。术后要用抗生素预防感染，术后当天即可采胆汁一次，以后每天上午喂食前采一次。

【产地加工】一般采用真空干燥和 40℃恒温干燥，干后收藏。

【主要商品规格】呈不规则碎片或颗粒状，棕黄色或深棕色，半透明，气清香微腥，口尝先略甜后极苦。统货。

【包装与贮藏】

1. 包装 将原个或胆仁先用纱布包好，铁盒包装。

2. 贮藏 本品易虫蛀、发霉、泛油，应密封，置阴凉、干燥处保存。为防虫，箱内可放一些花椒，少量药材可放于石灰缸内，大宗商品可用氯化苦熏。

【质量要求】

1. 性状 一般以个大、皮薄、仁多者为佳。

2. 口尝 清凉黏舌，苦味能很快扩散咽喉部，有窜喉感。

3. 水试 取熊胆少许，投入盛有清水的杯中，迅速旋转并逐渐溶解，有黄线下垂直至杯底而不扩散。

【现代研究】天然熊胆主要含胆汁酸、氨基酸、胆色素、胆固醇、脂肪、磷脂、微量元素等。结合型胆汁酸中，牛黄熊去氧胆酸（Taurousodeoxycholic acid，TUDCA）为熊胆特异性主要成分。另有牛黄鹅去氧胆酸（Taurochenodeoxycholic acid，TCDCA）、牛黄去氧胆酸（Taurodeoxycholic acid，TDCA）及游离胆汁酸。

引流熊胆化学成分与天然熊胆基本相似，主含结合型熊去氧胆酸、鹅去氧胆酸及少量游离型胆汁酸、氨基酸、胆红素、胆固醇和多种微量元素。

熊胆所含成分及其含量，因产地、捕杀或取汁季节、加工方法的不同，以及天然胆汁和人工引流胆汁之间存在一定的差异。曾有报道，对105只黑熊进行了试验观察，用统计学方法分析季节、性别、饲料、胆囊大小、取胆方式等因素对黑熊胆汁产量的影响。认为季节、性别、饲料、胆囊大小、取胆方式对产量有显著影响，7～9月产量较高，1～3月最低；公熊比母熊产量高；胆囊越大产量越高；引流取汁方式的产量最高。

阿 胶

【来源】本品为马科动物驴 *Equus asinus* L. 的皮经过煎熬、浓缩而成的胶块。

【产地】主产于山东、浙江，上海、北京、天津、辽宁、河北等地也有生产。以山东东阿为道地产区。

【采收】多在每年冬至后宰杀毛驴，剥取驴皮，采收后，运回加工。

冬至后采收驴皮较厚，质量较好。

【产地加工】

1. 水洗 将采收来的驴皮放在清水中浸泡2～3天，每天换水1～2次，浸软后取出，去除附着的毛及污垢，切成小块，再洗净。

2. 水煮 将洗净的驴皮放入沸水中煮15分钟，煮至皮卷成筒状时取出，放入另一带盖的锅内，用5倍量的清水煎熬，煮至液汁稠厚时取出，加水再煮，反复5～6次后，直至驴皮溶化成胶状溶液为止。

3. 出胶 将所得到的胶状溶液用细铜筛过滤，滤液中加入少量白矾粉搅匀，静置数小时，待杂质沉淀后，取上清液，加热浓缩。在出胶前2小时加入黄酒、冰糖（驴皮：黄酒：冰糖＝100：7.5：7.5)，继续煮至锅面起大泡时，改用文火继续熬胶，熬至浓度达到用铲挑起少许，断续成片落下，此时再加入适量香油，立即停火出胶。

4. 切制 待胶凝固后，取出切成大小适中的小块。

5. 晾晒 将阿胶块放在网架上晾晒，每隔2～3天翻动一次，以免两面凹凸不平，7～8天后整齐放入木箱中，压平后密闭，待表面回软后取出摊晾，干后再闷，再晾。在包装前用湿布擦去表面膜状物，盖上朱砂印。

在加工阿胶时，出胶前加入黄酒和冰糖，可减轻驴皮本身的腥臭味。熬胶时，应不断搅动以防止结底烧焦。

阿胶习惯以山东东阿县东阿井中之水熬成的胶质量最佳，故称阿胶。

【主要商品规格】阿胶呈整齐的长方形块状，表面棕黑色或乌黑色，平滑，有光泽，对光照射显半透明琥珀色，质地坚脆，易碎，断面棕黑色或乌黑色，平滑而有光泽，气微，味微甘甜。统货。

【包装与贮藏】

1. 包装　本品受热会产生裂纹或崩口，如若受潮，会使阿胶发霉，所以宜采用密闭包装。先用纸将阿胶块包好，再放入密闭的木箱中。此外，还可以锡箔纸密闭包装，再放置包装纸盒中，每盒装量为250kg。

2. 贮藏　置阴凉干燥处贮藏。防潮、防霉、防裂。

【质量要求】

1. 性状　一般以乌黑光亮、透明、色匀、质脆、断面光亮、无腥气、经夏不软者为佳。

2. 水分测定　含水量不得超过15%。

3. 总灰分测定　总灰分含量不得超过10%。

4. 重金属含量测定　重金属含量不得超过百万分之三十。

5. 砷盐含量测定　砷盐含量不得超过百万分之三。

6. 挥发性碱性物质的含量测定　用半微量氮测定法测定，每100g样品中挥发性碱性物质含量以氮（N）计，不得超过100mg。

【现代研究】阿胶由骨胶原及部分水解产物组成，含总氮量约16%，主要为蛋白质。水解生成的氨基酸有赖氨酸、精氨酸、组氨酸等，钙的含量为0.079%～0.118%。有研究表明，不同产地阿胶的微量元素及氨基酸含量各有不同，其中无锡产阿胶Mo、Cr、Mn元素含量较高，河北产阿胶Cu、Sn、Fe、Co元素含量较高，山东产阿胶Zn、Ni元素含量最高，而蛋白质和水解氨基酸总量以山东产含量最高，北京产最低。

麝　香

【来源】本品为鹿科动物林麝 *Moschus berezovskii* Flerov.、马麝 *Moschus sifanicus* Przewalski. 或原麝 *Moschus moschiferus* Linnaeus. 成熟雄体香囊中的分泌物。

【产地】主产于四川阿坝、汶川、小金、甘孜、康定，陕西汉中、安康、石泉，西藏昌都，贵州施秉、铜仁，甘肃甘南、陇南、武威，青海大通、湟源；云南、内蒙古、东北大小兴安岭等地也有生产。

【采收】麝在3岁以后产香最多，每年8～9月为泌香盛期，10月至翌年2月泌香较少。取麝香分猎麝取香和活麝取香两种。

1. 猎麝取香　捕到野生成年雄麝后，将腺囊连皮割下，将毛剪短，阴干，习称"毛壳麝香"、"毛香"；剖开香囊，除去囊壳，习称"麝香仁"。

2. 活麝取香　在人工饲养条件下进行。目前，普遍采用快速取香法，即将麝直接固定在抓麝者的腿上，略剪去覆盖香囊口的毛，乙醇消毒，用挖勺伸入囊内徐徐转动，再向外抽出，挖出麝香。取香后，除去杂质，放在干燥器内，干后置棕色密闭的玻璃器里保存。

【产地加工】麝香加工分为毛壳麝香（或称整麝香）和麝香仁（或称散香）两类。

1. 毛壳麝香　是原香囊毛皮包裹着的干燥麝香。将麝香囊连皮割下，除去周围多余的肉和皮膜，用短竹片或树枝将内侧囊皮绷紧，用纸条插入囊孔，引流吸湿，或插入导管通气。然后，将香囊装入小竹笼内，外加纱罩悬空阴干。如果空气过于潮湿，可用热草木灰慢慢煨干，但不能烧着皮毛。干燥后，将毛剪短即可。

2. 麝香仁 为剖开香囊、除去囊壳和内层皮膜（即银皮）的内含物。加工时，只需去净毛和皮膜，用吸湿纸除去多余水分阴干或用干燥器干燥即可。

因本品含有挥发性成分，所以不宜在太阳下暴晒或在空气中放置时间过久后进行干燥。

【主要商品规格】毛壳麝香为扁圆形或类椭圆形的囊状体，直径 3～7cm，厚 2～4cm。开口面的皮革质，棕褐色，略平，密生白色或棕色短毛，从两侧围绕中心排列，中间有一小囊孔。另一面为棕褐色略带紫的皮膜，微皱缩，偶显肌肉纤维，略有弹性，剖开后可见中层皮膜呈棕褐色或灰褐色，半透明，内层皮膜呈棕色，内含颗粒状、粉末状的麝香仁和少量细毛及脱落的内层皮膜（习称"银皮"）。麝香仁中野生者质软，油润，疏松；其中颗粒状者习称"当门子"，呈不规则圆球形或颗粒状，表面多呈紫黑色，油润光亮，微有麻纹，断面深棕色或黄棕色；粉末状者多呈棕褐色或黄棕色，并有少量脱落的内层皮膜和细毛。饲养者呈颗粒状、短条形或不规则的团块；表面不平，紫黑色或深棕色，显油性，微有光泽并有少量毛和脱落的内层皮膜。气香浓烈而特异，味微辣、微苦带咸。

1. 按产地分类 有西麝香（陕西、甘肃等地）、川麝香（四川、云南、青海等地）、口麝香（主产内蒙古及东北）。

2. 按性状分类 为毛壳和净香两个规格。

（1）毛壳：呈球形或扁球形，囊壳完整，剪净革质盖皮周围的边皮、面皮，灰褐色，囊口周围有灰白色及棕褐色的短毛。内囊皮膜质，无毛，棕褐色。内有饱满柔软的香仁和粉末，质油润。囊内间有少许细柔毛及彩色膜皮、香气特异、浓厚，味微苦辛。统货。

（2）净香：为去净外壳的净麝香。有颗粒状香仁和粉末。香仁表面光滑、油润、黑褐色；断面黑红色。粉末呈黄棕色、紫红或棕褐色，间有薄膜，俗称银皮。香气浓厚，味微苦、辛。统货。

【包装与贮藏】

1. 包装 壳麝香以油纸包好，置于小铁盒内。净香仁置于小口瓷瓶内，以蜡密封。

2. 贮藏 本品易发霉和散失香气，应密闭、防潮、避光，置阴凉干燥处保存。壳麝香用当归围坞，如有条件最好冷藏。

【质量要求】

1. 性状 一般以当门子多、质柔润、香气浓烈者为佳。

2. 杂质检查 不得检出动植物组织、矿物和其他掺伪物，不得有霉变。

3. 干燥失重 减失重量不得超过 35.0%。

4. 总灰分测定 总灰分不得超过 6.5%。

5. 麝香酮的含量测定 用气相色谱法测定，本品含麝香酮（$C_{16}H_{30}O$）不得少于 2.0%。

鹿 茸

【来源】本品为鹿科动物梅花鹿 *Cervus nippon* Temminck 或马鹿 *Cervus elaphus* L. 的雄鹿未骨化密生茸毛的幼角。前者习称"花鹿茸（黄毛茸）"，后者习称"马鹿茸（青毛茸）"。

【产地】花鹿茸主产于吉林、辽宁、河北等地；马鹿茸主产于新疆、黑龙江、内蒙古、吉林、青海、云南、四川、甘肃等地。花鹿茸以吉林双辽、辽宁西丰为道地产区；马鹿茸以新疆尉犁、黑龙江林口、内蒙古赤峰为道地产区。

【采收】分为锯茸和砍茸两种方法。

1. 锯茸

（1）时间：花鹿茸一般又分为二杠茸和三叉茸。二杠茸每年可采收两次，三叉茸只采收一次。一般从第三年的鹿开始锯茸。二杠茸的采收第一次是在清明后 45～50 天，又称头茬茸；采后 50～60 天采第二次，称二茬茸。三叉茸的采收则在每年 7 月下旬。在头天傍晚验完欲采收鹿的基础上，于次日清晨早饲前锯茸。此时鹿空腹，环境安静，便于锯茸鹿的恢复和锯后鹿茸的防腐干燥处理。

（2）部位：用特制的茸锯在珍珠盘上侧 1.5～2cm 处下锯。锯口平面与珍珠盘平行。

（3）止血：以七厘散、氧化锌混合均匀研成粉末作为止血药。锯茸后，将止血药放在厚纸片上，手托厚纸片将药扣于锯口，用手捻压药物，均匀涂在锯口上。个别出血严重时，可将止血药在锯口捻压均匀后，用小塑料布覆盖锯口，再用草绳绑在角基上止血。

2. 砍茸　此法已较少应用，仅适用于生长 6～10 年的老鹿或病鹿、死鹿。一般在每年 6～7 月间采收。先将鹿头砍下，再将鹿茸连脑盖骨锯下。

在采收鹿茸过程中，锯时动作要迅速，锯口平面要与珍珠盘平行，否则会损伤角基，导致生茸的基础被破坏。锯完后应立即给伤口敷上止血药，出血严重时，应用小塑料和草绳绑在角基上止血，但应在 24 小时内将塑料布和草绳取下，不然会因时间过长而造成角基坏死，同样失去生茸能力。

【产地加工】为保证鹿茸的质量，采收的鹿茸要立即进行加工。

1. 锯茸

（1）水煮：先将锯下鹿茸上的不洁物洗去，并挤去一部分血液。将鹿茸锯口朝上，放入煮锅中，煮 2 小时后提出水面晾干，通过自然的胀缩，使之排出茸血，保持茸色。

（2）烘制：将煮后晾干的鹿茸放在 60℃～70℃烘箱中烘 3～4 小时。

（3）风干：将烘烤过的鹿茸挂在干燥、通风处进行风干，以防止腐败和虫蛀。

（4）回水：经过第一次水煮之后再次水煮叫回水。一般需要连续回水 3～5 次，回水的时间要比第一次煮的时间短，回水之后再烘烤及风干。

（5）煮头：经过几次水煮、烘烤和风干之后，鹿茸即将干透，此时，只煮鹿茸的顶头部，防止空头，以保持茸的外形美观。

2. 砍茸　将锯下的连同脑盖骨的鹿茸刮除残肉、筋膜。绷紧脑皮，然后与加工锯茸的方法相同，分别进行水煮、烘烤及风干，但水煮的时间较长，煮后需彻底挖尽筋肉，最后阴干及修正。

【主要商品规格】

1. 花鹿茸

（1）锯茸：可分为二杠茸（包括头茬茸和二茬茸）和三叉茸。根据质量不同又可分为特等、一等、二等、三等等规格。

①头茬茸：呈圆柱形，多有 1～2 个侧枝，外皮红棕色或棕色，有红黄色或棕黄色致密

茸毛，分叉间饱满，或有一条短的黑色筋脉，锯口面黄白色，有细蜂窝状小孔，外围无骨质，体轻，气微腥，味微咸。

②二茬茸：与头茬茸近似，但主枝不圆或下粗上细，或粗细长短不等。虎口凹陷，下部有纵棱筋。虎口封口线多延伸到主枝上，线端及两旁色黑，光滑无毛，边缘茸毛紧锁，类似针缝状。毛较粗糙，体较重，锯口外围多已骨化。

③三叉茸：具有两个侧枝，直径较二杠茸略细，略呈弓形而微扁，分枝长而先端尖，下部有纵棱线及小疙瘩，皮呈红黄色，绒毛较稀而粗，气微腥，味微咸。

（2）砍茸：为留有头骨的茸。茸形与锯茸相同。外附脑皮，皮上密生茸毛。统货。

2. 马鹿茸　马鹿茸的商品也分为锯茸和砍茸两种。锯茸可分为单门、莲花、三叉、四叉等，其中以单门、莲花为多。砍茸与花鹿茸砍茸相似。统货。

（1）单门：较花茸粗大，具一个侧枝，外表青灰色或灰白黄色，锯口色较深，常见骨质。稍有腥气，味微咸。

（2）莲花：具有两个侧枝的马鹿茸，下部有棱筋，质不老，茸口面蜂窝小、孔稍大。

（3）三叉：具有三个侧枝的马鹿茸，皮色深，质地较老。

（4）四叉：具有四个侧枝的马鹿茸，皮色深，质地更老。

【包装与贮藏】

1. 包装　本品易生虫和变色，受热还会使茸皮产生裂纹或崩口，如若受潮，会使茸皮变黑并生白斑。因此，鹿茸加工后，用温碱水、肥皂水、清水依次刷洗一遍，擦去水分，刷洗时一定不要沾水，然后风干一天，再用纸包好，包装宜采用密闭的木箱或铁皮箱。包装时先将茸箱内用软纸填塞，同时放入花椒或冰片，密闭保存，装量视具体情况而定。

2. 贮藏　置阴凉干燥处贮藏，密闭，防蛀。如果已经生虫，可用烘晒的方法处理。应作为贵重药材，专人保管。

【质量要求】

1. 性状　花鹿茸以粗壮、主枝圆、顶端丰满、质嫩、茸毛细密、皮红棕色、有油润光泽者为佳；马鹿茸以饱满、体轻、毛灰褐色、下部无棱线者为佳。

2. 定性鉴别　本品水浸液与茚三酮试液显蓝紫色。

3. 水分测定　梅花鹿茸各部位综合平均含水量为 $10.43\% \sim 11.42\%$，马鹿茸为 11.25%，各个等级鹿茸含水量不应超过 18%。

【现代研究】

1. 采收时间对药材质量的影响　$8 \sim 10$ 月龄的雄性小梅花鹿及马鹿，额部开始突起，形成长茸基础，2 足岁以后，鹿茸分岔。鹿茸以 $3 \sim 6$ 年所生的为佳。鹿茸须在清明后适时采收，过时则角化，影响药材质量。

2. 产地对药材质量的影响　全世界的鹿有 40 多种，分布在我国的有 19 种。梅花鹿、马鹿是我国主要的茸用鹿。东北梅花鹿采收的茸被称为"花鹿茸"，质量最优；东北马鹿采收的茸被称为"东马茸"，品质较优；而西北所产的叫"西马茸"，品质较次。鹿茸含有脑素约 1.25%，少量的雌酮、氨基酸、酸性多糖及多种微量元素。其中氨基酸以谷氨酸、脯氨酸和赖氨酸为多，酸性多糖主要是硫酸软骨素 A，灰分中的微量元素主要有钙、磷、镁等。

此外，鹿茸中还含有多胺类化合物，具有刺激 RNA 和蛋白质合成的作用，不同产地的鹿茸成分及其含量有一定差异，从而造成药材质量的不同。

3. 不同等级对药材成分的影响 研究表明，东北产的鹿茸分为上、中、下三等，顺次含水分 12.91%、11.01%、10.82%；有机物 60.44%、51.85%、49.07%；水溶性浸出物 12%、8.77%、7.02%；醇溶性浸出物 2.31%、1.08%、0.89%；醚溶性浸出物 1.16%、0.64%、0.61 %；灰分 26.65%、37.79%、40.11%。上等鹿茸无论在水分、有机物、水溶性浸出物、醇溶性浸出物及醚溶性浸出物含量都要高于中、下等鹿茸，而灰分含量低于后两者。

牛 黄

【来源】本品为牛科动物牛 *Bostaurus domesticus* Gmelin 的胆结石。

【产地】主产于北京，天津，新疆乌鲁木齐、伊犁、昌都，青海，内蒙古包头、呼和浩特，河南洛阳、南阳，西藏等地。

【采收】全年均可收集，杀牛时取出肝脏，注意检查胆囊、肝管及胆管等有无结石，如发现立即取出。天然牛黄因来自个别病牛体，产量甚微，供不应求。

目前采用人工培植牛黄，取得很好效果。凡计划施行手术的牛，要做术前检查，牛种不限，公、母均可。术前应绝食 8～12 小时，但饮水不限。术前准备好手术器械，核体（即埋入胆囊内的异物）一般采用塑料制成。手术的进行可按常规外科方法处理。培核一年左右便可取黄。取黄方法与培植手术相同，可以再次埋入核体，作第二次培植。

【产地加工】

1. 天然牛黄 去净附着的薄膜，用灯心草包上，外用纸包好，置于阴凉处阴干。切忌风吹、日晒、火烘，以防变质。

2. 人工培植牛黄

（1）去除残留物：从牛胆囊中取出埋植物后，用纱布或吸水纸轻擦表面，把粘在埋植物上的黏液和血污擦去（动作要轻快，防止把牛黄擦掉）。

（2）熏硫：取一个密闭的小缸，用箅子在中间隔开，取硫黄 10g 左右，点燃后放在箅子下层，将埋植物放在箅子上熏蒸 5～10 分钟，以防止氧化。

（3）干燥：即将硫黄熏蒸过的埋植物快速干燥：①烘箱烘干：温度控制在 50℃～60℃；也可用灯泡烘干；②石灰干燥：在一个容器内，下面铺放干石灰，上面放上用纸裹好的埋植物，再在上方盖上纸，这样干燥的牛黄颜色和质量均较好。

（4）收集：将干燥后的牛黄连网架取出，打开外面裹的纸，用手轻揉或用刀刮取网架外套上的牛黄，刮下的牛黄多为碎片状或粉末状。用棕色瓶收集刮下的牛黄，密封保存或研粉后备用。

【主要商品规格】天然品多呈卵形、类球形、三角形或四方形，大小不一，少数呈管状或碎片。表面黄红色至棕黄色，有的表面挂有一层黑色光亮的薄膜，习称"乌金衣"；有的粗糙，具疣状突起；有的具龟裂纹。体轻，质酥脆，易分层剥落，断面金黄色，可见细密的同心层纹，有的夹有白心。气清香，味苦而后甘，有清凉感，嚼之易碎，不黏牙。

1. 按产地分类 有京牛黄（北京、内蒙古一带）、东牛黄（东北地区）、西牛黄（西北及河南一带）、金山牛黄（加拿大、阿根廷等国）、印度牛黄（印度产）。

2. 按其出处和性状不同分类 分胆黄和管黄两种。大多取自于胆囊的称"胆黄"；少数取自于胆管或肝管者称"管黄"。

天然牛黄分一等、二等两个等级。一等：呈卵形、类球形或三角形，表面金黄色或黄褐色，有光泽，质松脆，断面棕黄色或金黄色，有自然形成层，气清香、味微苦后甘，大小块不分，间有碎块；二等：呈管状或胆汁渗入的各种块黄，表面黄褐色或棕褐色，断面棕褐色，其余同上。

【包装与贮藏】

1. 包装 用玻璃纸包好，或装入干燥的玻璃瓶中。

2. 贮藏 密闭置干燥处。本品属贵重药材，专柜存放。

【质量要求】

1. 性状 一般以表面有光泽而细腻、体轻而质松、断面层纹薄而整齐、无白膜、嚼之不黏牙、味先苦后甘、气清香而有凉感者为佳。以天然胆黄质最佳。人工合成牛黄仅用于一般制剂。

2. 水分测定 用烘干法测定，本品含水分不得超过 9.0%。

3. 胆酸的含量测定 用薄层扫描法测定，本品含胆酸（$C_{24}H_{40}O_5$）不得少于 4.0%。

4. 胆红素的含量测定 用分光光度法测定，本品含胆红素（$C_{33}H_{36}N_4O_6$）不得少于 35.0%。

【现代研究】

天然牛黄为珍稀药材之一，长期以来市场紧缺。为解决供应不足的问题，我国科技人员已通过外科手术在牛的胆囊中埋植异物，产生了人工培植牛黄。此外，还研制成功了人工合成牛黄，是由牛、羊或猪的胆汁提取有效成分经加工制成，其功能与天然牛黄相同，但作用弱。

胆红素是牛黄的主要成分之一，也是评价牛黄品质优劣的依据之一。天然牛黄胆红素含量大于培植牛黄。另外，培植牛黄的胆红素含量，个体间差异较大。

紫 河 车

【来源】本品为健康人的胎盘。

【产地】全国各地均产。

【采收】收集健康产妇的新鲜胎盘，运回加工。

【产地加工】新鲜胎盘以清水漂洗，剪去脐带，剔除筋膜，挑破脐带周围的血管，挤出血液，反复漂洗多次，并轻轻揉洗至完全洁净，然后用细铁丝圈在里面绷紧，四周用线缝合，置沸水锅中煮至胎盘浮起时取出，剪除边上不整齐的羊膜，放在铁丝网上用炭火烘烤10~20小时至微黄色、干燥为度。

【主要商品规格】本品呈圆形或碟状椭圆形，厚薄不一。黄色或黄棕色，一面凹凸不平，有不规则沟纹，另一面较平滑，常附有残余的脐带，其四周有细血管。质硬脆，有腥气。统货。

【包装与贮藏】

1. 包装　木箱包装。

2. 贮藏　本品易虫蛀，应密封，置干燥处保存。因其腥气浓烈，易生虫，受潮易烂变质，少量药材干燥后可伴细辛或花椒装入袋内，置石灰缸内密封贮存。每隔 1～2 月检查一次。大量商品可用氯化苦或磷化铝熏。

【质量要求】一般以胎盘完整、色黄、洁净、血管内无残血者为佳。不健康产妇的胎盘不可入药。习惯认为以第一胎的胎盘为最佳。

第十七章

矿物类中药材的采收与产地加工

矿物类中药材多来源于天然矿物、人造矿物或古代动物骨齿的化石，均蕴藏在一定的地质结构中，分布也有一定的地域特点，一般全年均可采挖。采挖后进行加工时，除去沙石、泥土等杂质即可。

朱　砂

【来源】本品为硫化物类矿物辰砂族辰砂（Cinnabaris）的矿石。

【产地】主产于湖南新晃、沅陵、凤凰，贵州铜仁，江西婺源及四川、广西、云南等地。

【采收】本品分布石灰岩、石英、板岩、黄铁矿和砂岩中，以板岩、砂岩及石灰岩为最多，呈细脉状或散点状。采收时劈开岩石，将含有辰砂的矿物岩石凿碎后，分离出含有朱砂粒的矿石，运回加工。

【产地加工】将运回含有朱砂的矿石，粉碎成小颗粒状或板片状，置于淘洗盘内，在水中旋转淘洗，依比重不同，除去上面的杂石与泥沙，分离出朱砂粒，用磁石吸去含铁杂质。

本品加工后依形状不同，分为镜面砂、朱宝砂和豆瓣砂。

【主要商品规格】

1. 镜面砂　呈板片状、斜方形或长条形，5～15mm 不等，边缘不齐，色鲜红，断面光亮如镜，微透明。质脆、易破碎。统货。

2. 朱宝砂　不规则团块状细粒，长 0.5～3mm，体轻、色红、具闪烁的光泽，触之不染手。统货。

3. 豆瓣砂　呈多角形或方圆形，团块较大，深红色或红褐色，质地坚硬，不易破碎。统货。

【包装与贮藏】

1. 包装　镜面砂、朱宝砂多以硬纸盒包装，豆瓣砂多以纸包封，然后装入木箱中。

2. 贮藏　置干燥处，防潮、防尘。

【质量要求】

1. 性状　一般以色鲜红、有光泽、微透明、不染手、质脆、体重者为佳。

2. 硫化汞含量测定　以硫氰酸铵滴定液滴定法测定，本品含硫化汞（HgS）不得少于 96.0%。

3. 铁盐检查　以药典方法制成的样品液与标准铁溶液制成的对照液比较，不得更深

（0.1%）。

雄　黄

【来源】本品为硫化物类矿物雄黄族雄黄（Realgar）的矿石。

【产地】主产于甘肃临夏、武都、成县、宕昌，湖南石门、临武及云南、贵州、陕西、山西、河南等地。以甘肃产者质佳，湖南产量最大。

【采收】本品存在于低温热液矿脉内，常与雌黄、辉锑矿共生，温泉及火山附近的黏土中也有存在，系由含砷物质升华凝结而成。在矿中质软如泥，遇空气质地立即变坚硬，一般用竹刀或木片剔取其熟透的部分，采收后，运回加工。

【产地加工】取采收后含有雄黄的矿石，除去其中沙石、泥土等杂质。或由低品位矿石浮选生产精矿粉。

【主要商品规格】

1. 雄黄　呈不规则块状，大小不一，全体深红色或橙红色，以手触之易被染成橙黄色。断面有树脂样光泽，晶面有金刚石样光泽，断面暗红色。体重，质松，易碎。统货。

2. 明雄黄　又名"腰黄"、"雄黄精"，系熟透的雄黄，多呈块状，色鲜红，半透明，有光泽，松脆，质佳，但产量甚少。统货。

【包装与贮藏】

1. 包装　多以木箱、瓷罐或干燥容器内密闭包装。

2. 贮藏　置凉爽干燥处，密闭。本品遇火易燃，应注意单独存放并防火。高温情况下，本品主要成分易转化为三氧化二砷（As_2O_3），后者毒性极强，故贮存时忌高温。

【质量要求】

1. 性状　一般以色红鲜艳、块大、质松脆、有光泽者为佳。

2. 二硫化二砷的含量测定　本品以滴定法测定，含砷量以二硫化二砷（As_2S_2）计，不得少于90.0%。

【现代研究】本品主要成分为二硫化二砷（As_2S_2），经光谱全分析，雄黄还含有 Ca、Al、Si、Fe、Mn 等16种元素。

雄黄中含有剧毒性化合物三氧化二砷（As_2O_3），采用不同的浓度、不同比例的酸洗、水洗后，As_2O_3 可基本除净，其含量低于规定限量。

自　然　铜

【来源】本品为硫化物类矿物黄铁矿族黄铁矿（Pyritum）的矿石。

【产地】主产于四川、湖南、湖北、江苏、云南、山东、辽宁、安徽等地，习惯以四川都江堰产者为佳，为道地产区。

【采收】本品为分布较广的硫化物类矿物，能在各种地质条件下形成。常见于金属矿脉中、沉积岩与火成岩接触带及铜硫化物矿床氧化带内。采挖后除去杂石及黑褐色锈，选取色黄明亮者药用。全年均可采挖。采收后，运回加工。

【产地加工】除去砂石、泥土等杂质，洗净，干燥，砸碎。

【主要商品规格】呈立方体、八面体、五角十二面体等多种晶形，晶面上有条纹，浅黄铜色，断口呈参差状，有时为贝壳状。统货。

【包装与贮藏】

1. 包装 多以塑料袋包装，置于木箱内。

2. 贮藏 置干燥处，防尘。

【质量要求】一般以块整齐、色黄亮、质坚、表面光滑、断面有金属样光泽者为佳。

【现代研究】本品主要成分为二硫化铁（FeS_2）及少量的铜，此外，还有少量的 Al、Ca、Mg、Si、As 及微量的 Pb、Zn、Mn 等金属元素。

褐铁矿为黄铁矿经风化作用后形成的次生矿物，表面黄褐色或黑褐色，内部夹有发亮的淡黄铜色黄铁矿，主要成分为含水三氧化二铁（$Fe_2O_3 \cdot H_2O$），一般认为其质量较差，采收加工时应注意区别。

炉 甘 石

【来源】本品为碳酸盐类矿物方解石族菱锌矿（Smithsonitum）的矿石。

【产地】主产于广西、湖南、辽宁、四川、山西、云南等地。

【采收】本品是由闪锌矿物经氧化作用或蚀变而形成的次生矿，常与水锌矿共生。主要来源于原生铅锌矿、闪锌矿床的氧化带内，多呈土块状、钟乳状或多孔块状等，颜色因杂质而不同，含铁者呈褐色，含铅者呈深绿色。水锌矿属单斜晶系，集合体呈肾状、多孔块状或土块状，白色、灰白色或浅褐色，不透明。采挖后运回加工。

【产地加工】将采收后运回的菱锌矿矿石，除去沙石、泥土等杂质，砸成碎粒即可。

【主要商品规格】本品为不规则方块或圆块状，微黄色，质地坚硬。又有按来源分为广西、四川、湖南 1～2 等及统货。

【包装与贮藏】

1. 包装 多以木箱或其他干燥容器包装。

2. 贮藏 置干燥处，防尘，防潮。

【质量要求】

1. 性状 一般以块大、质地松脆、色白者为佳。

2. 氧化锌的含量测定 以滴定法测定，本品含氧化锌（ZnO）不得少于 40.0%。

【现代研究】本品主要成分为碳酸锌（$ZnCO_3$），此外尚含有少量的 Al、Mg、Fe 等元素及毒副作用成分 Pb。

不同产地来源的炉甘石，其主要成分差异很大。2000 版《中国药典》规定其主要成分氧化锌（ZnO）的含量不得少于 40.0%，从来源于北京、重庆、山东等不同地区的样品检验结果来看，其含量最低低于 20%，最高高于 70%，Pb 的含量也从 0.42%～2.90% 不等，因此购销及使用之前应进行含量及限量测定。

水锌矿所含的主要成分亦为碳酸锌（$ZnCO_3$），其他元素有 Ca、Mg、Mn、Pb、Fe、Cd 等，市场上以水锌矿为来源的炉甘石正逐渐占据主要地位。

石　膏

【来源】本品为硫酸盐类矿物硬石膏族石膏（Gypsum）的矿石。

【产地】全国各地均有分布，主产于湖北应城、安徽凤阳、河南新安等地，四川、甘肃、湖南、广西、广东、云南、新疆等地也有生产。

【采收】本品属单斜晶系，呈板块状、柱状或燕尾状双晶。集合体呈纤维状、块状、片状，无色透明，或因含杂质而成灰白色或浅红色。主要分布于海湾盐湖和内陆湖泊形成的沉积岩中，常与石盐、硬石膏共生。一般冬季采挖后，运回加工。

【产地加工】取采收运回的石膏，去净泥土、沙石等杂质，洗净，干燥即可。

【主要商品规格】不规则块状或粉末，白色、灰白色或黄白色，纵断面纤维状或板状，并有绢丝样光泽，半透明，体重，质坚硬，无臭，味淡。统货。

【包装与贮藏】

1. 包装　多以塑料袋或其他材料密闭包装，置于木箱或干燥容器内。

2. 贮藏　置阴凉干燥处，防潮，防尘。

【质量要求】

1. 性状　一般以色白、块大、质松脆、纵断面如绢丝、无夹层、无杂石者为佳。

2. 硫酸钙的含量测定　以滴定法测定，本品含水硫酸钙（$CaSO_4 \cdot H_2O$）不得少于 95.0%。

3. 重金属及砷盐的限量　含重金属不得超过百万分之十，含砷盐不得超过百万分之二。

【现代研究】本品主要成分为含水硫酸钙（$CaSO_4 \cdot H_2O$），其含量在 95.0% 以上，经光谱全分析表明，尚含有 Fe、Mg、Al 等金属元素。

目前商品中，石膏表层的红棕色、灰黄色矿物杂质及次生硬石膏中含砷盐量较高，接近2010 年版《中国药典》规定的限量，为确保其质量和临床疗效，加工时应去净杂质。

芒　硝

【来源】本品为硫酸盐类矿物芒硝族芒硝（Mirabilite）经加工精制而成的结晶体。

【产地】主产于江苏、四川、山东、青海、河北、河南、山西、内蒙古、新疆、云南、贵州等地。

【采收】多形成于富含钠离子和硫酸根离子饱和溶液的内陆近干涸盐湖中、碱土地带、沿海盐场附近及潮湿的山洞中，常与食盐、泥土混合而生。本品全年均可采收，但以秋季为佳，因低温易形成结晶。采收后，运回加工。

【产地加工】取采收后的天然芒硝，溶解于水中，静置，使杂质沉淀，过滤，滤液加热浓缩，放冷后析出结晶，取出晾干即得。若结晶不纯，可重复上述操作，直至得到洁净的芒硝结晶。

取重结晶之芒硝，置于平底盆内或用纸包裹露置于通风干燥处，令其风化，使结晶水分消失，变成白色粉末，称之为风化硝或玄明粉。

【主要商品规格】芒硝呈棱柱状或颗粒状，断面具玻璃样光泽。统货。

【包装与贮藏】

1. 包装 以塑料袋、瓷缸或其他材料密闭包装，置于木箱或干燥容器内。

2. 贮藏 置阴凉、干燥处，在30℃以下为好，防风化，防潮，防尘。

【质量要求】

1. 性状 一般以结晶成冰条状、棱柱状、无色透明、具玻璃样光泽、洁净者为佳。

2. 硫酸钠的含量测定 本品按干燥品计算，含硫酸钠（Na_2SO_4）不得少于99.0%。

3. 重金属及砷盐限量 含重金属不得超过百万分之十，含砷量不得超过百万分之十。

4. 干燥失重测定 取本品在105℃高温下干燥至恒重，减失重量应为51.0%～57.0%。

【现代研究】本品主含含水硫酸钠（$Na_2SO_4 \cdot 10H_2O$），并夹杂有氯化钠、硫酸钙、硫酸镁等无机成分。

温度对本品加工过程中结晶得率的影响比较大。研究结果表明：0℃～4℃时，芒硝在水中的溶解度比较小，有利于其结晶的析出，同时达到与杂质分离、洁净药物的目的。

龙 骨

【来源】本品为古代哺乳动物如象类、犀牛类、三趾马等的骨骼化石，或象类门齿的化石。前者习称"龙骨"，后者习称"五花龙骨"。

【产地】主产于山西、内蒙古、河南、河北、陕西、甘肃、青海、山东、湖北、四川、云南、广西等地。

【采收】本品为古代各地质时期哺乳动物骨骼埋藏于地下经长期矿化作用变成的化石，多存在于第四纪疏松的风化层、坚硬的黄土层及硬砂层中。埋藏于更古老的中生代地质层中的骨骼化石则完全石化，不能作药用。龙骨全年均可采挖，但以冬、春两季较多。"龙骨"常与"五花龙骨"伴生，采挖后立即除掉泥土沙石等杂质，常用毛边纸粘贴包裹，运回加工。

【产地加工】取采收后的龙骨，以挑选、刀刮或水洗等方式除去泥土、石心及体重、色青、不黏舌的骨化石（青骨），分离龙骨与五花龙骨，打碎。

【主要商品规格】

1. 五花龙骨 呈不规则块状，大小不一；全体类白色、灰白色或浅黄色，夹有蓝灰色、棕色或棕褐色花纹及斑点，体质较轻，质酥脆，易成片状剥落的碎粒，吸湿性强，舔之具吸舌力。统货。

2. 青花龙骨 呈圆锥和方柱形，黏舌，间有碎块。统货。

3. 土龙骨 呈不规则节条，类白色或灰白色，体重，质坚硬，多具蜂窝状小孔，有吸湿性。统货。

【包装与贮藏】

1. 包装 以塑料袋或隔潮纸袋密闭包装，五花龙骨宜装入木箱中。

2. 贮藏 本品吸湿性强，置干燥处，避风、防潮保存。

【质量要求】

1. 性状 一般以体轻、质脆及具蓝灰、黄、红、棕、褐色（五花色）、吸舌性强者为佳。

2. 显微检查　取龙骨或五花龙骨磨成薄片，显微镜下观察，龙骨可见到骨组织（骨管、骨板和骨细胞等）的构造，五花龙骨则呈致密的层状结构。

【现代研究】本品主含碳酸钙（$CaCO_3 \cdot 10H_2O$）、磷酸钙〔$Ca_3(PO_4)_2$〕并夹杂有 Fe、K、Na、Cl 等。

来源于不同地质时期和不同动物骨骼化石的龙骨，其各种成分含量有明显的不同，药用龙骨多为新生代第三、第四纪的地层中古代哺乳动物如象类、犀牛类、三趾马等的骨骼化石，或象类门齿的化石，部分地区有以古代海洋生大型生物的骨骼化石作龙骨药用，目前对其疗效还未充分研究肯定，应注意区别应用。

附录

中药材中文名索引

二画

丁香 ………… 153
八角茴香 ……… 166
人参 …………… 74
儿茶 …………… 202

三画

三七 …………… 80
土鳖虫 ………… 214
干姜 …………… 118
大黄 …………… 60
大血藤 ………… 144
大青叶 ………… 124
山药 …………… 118
山楂 …………… 169
山茱萸 ………… 179
川乌 …………… 63
川芎 …………… 86
川贝母 ………… 107
川木通 ………… 144
广藿香 ………… 126
马钱子 ………… 182
女贞子 ………… 182

四画

天冬 …………… 114
天麻 …………… 121
天南星 ………… 104
木瓜 …………… 168

木香 …………… 101
五加皮 ………… 141
五味子 ………… 165
五倍子 ………… 204
牛黄 …………… 229
牛膝 …………… 63
化橘红 ………… 176
乌梅 …………… 171
乌梢蛇 ………… 222
丹参 …………… 92
巴豆 …………… 178
巴戟天 ………… 95
水蛭 …………… 210

五画

玉竹 …………… 111
甘草 …………… 70
石斛 …………… 148
石膏 …………… 235
石决明 ………… 211
龙胆 …………… 90
龙骨 …………… 236
北沙参 ………… 89
白术 …………… 99
白芍 …………… 66
白芷 …………… 81
瓜蒌 …………… 185
冬虫夏草 ……… 191
半夏 …………… 105

六画

地龙 …………… 209
地骨皮 ………… 142
地黄 …………… 94
芒硝 …………… 235
西红花 ………… 162
西洋参 ………… 79
百合 …………… 112
百部 …………… 107
当归 …………… 83
肉桂 …………… 137
肉豆蔻 ………… 167
肉苁蓉 ………… 128
朱砂 …………… 232
自燃铜 ………… 233
血竭 …………… 199
全蝎 …………… 212
冰片 …………… 203
安息香 ………… 199
红花 …………… 160

七画

麦冬 …………… 114
远志 …………… 72
芫花 …………… 152
豆蔻 …………… 187
芦荟 …………… 206
苍术 …………… 100
苏木 …………… 145

苏合香 …………… 197
杜仲 ……………… 139
连翘 ……………… 180
吴茱萸 …………… 177
朱砂 ……………… 232
牡丹皮 …………… 133
何首乌 …………… 61
龟甲 ……………… 218
延胡索 …………… 69
没药 ……………… 198
沉香 ……………… 147
羌活 ……………… 84
辛夷 ……………… 150
补骨脂 …………… 173
灵芝 ……………… 193
阿胶 ……………… 224
陈皮 ……………… 175
附子 ……………… 64
鸡血藤 …………… 146

八画

青蒿 ……………… 130
青黛 ……………… 201
苦杏仁 …………… 170
枇杷叶 …………… 124
郁金 ……………… 121
侧柏叶 …………… 123
知母 ……………… 116
金钱草 …………… 126
金银花 …………… 153
金樱子 …………… 172
金钱白花蛇 ……… 220
狗脊 ……………… 58
乳香 ……………… 198
泽泻 ……………… 102
炉甘石 …………… 234
姜黄 ……………… 120
细辛 ……………… 59

九画

珍珠 ……………… 211
茵陈 ……………… 129
茯苓 ……………… 194
枳壳 ……………… 174
枳实 ……………… 174
栀子 ……………… 184
枸杞子 …………… 183
厚朴 ……………… 134
砂仁 ……………… 186
哈蟆油 …………… 218
香附 ……………… 104
独活 ……………… 85
钩藤 ……………… 147
穿心莲 …………… 128
前胡 ……………… 87

十画

秦艽 ……………… 91
桔梗 ……………… 96
桃仁 ……………… 170
莪术 ……………… 119
柴胡 ……………… 88
党参 ……………… 98
浙贝母 …………… 109
益智 ……………… 189
桑寄生 …………… 143

十一画

黄芩 ……………… 93
黄芪 ……………… 71
黄连 ……………… 67
黄柏 ……………… 141
黄精 ……………… 110
菊花 ……………… 156
银耳 ……………… 192
猪苓 ……………… 195

鹿茸 ……………… 226
麻黄 ……………… 125
淡竹叶 …………… 130

十二画

斑蝥 ……………… 214
款冬花 …………… 155
葛根 ……………… 72
雄黄 ……………… 233
紫苏叶 …………… 125
紫河车 …………… 230
蛤蚧 ……………… 219

十三画

蒲黄 ……………… 163
槐花 ……………… 151
蜈蚣 ……………… 213
蜂蜜 ……………… 216

十四画

槟榔 ……………… 186
酸枣仁 …………… 178
熊胆 ……………… 223

十五画

蕲蛇 ……………… 221
僵蚕 ……………… 215

十六画

薄荷 ……………… 127
薏苡仁 …………… 188

十九画

鳖甲 ……………… 219
蟾酥 ……………… 217

二十一画

麝香 ……………… 225